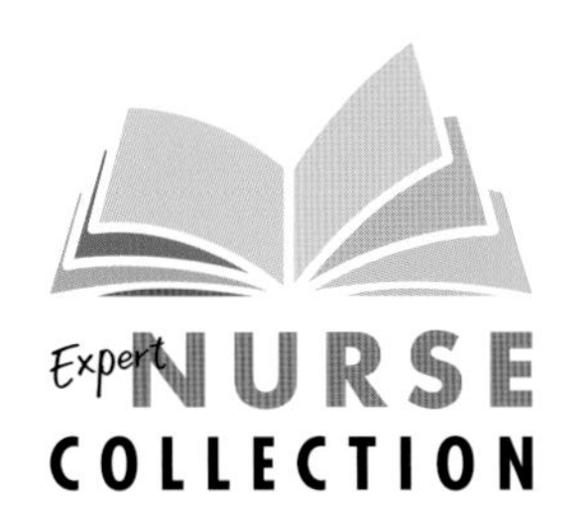

気づいて動ける
急変対応

編集
木澤晃代

照林社

はじめに

「急変には、かならず予兆（サイン）があります」。

急変に初めて対応したとき、「まったく動けなかった……」という無力感や罪悪感、自信喪失などは、看護師であれば誰しも経験することだと思います。

少しでも臨床経験があれば、患者さんのサイン（警報）に気づいている場合があります。あとから振り返れば、「やっぱり様子が変だった」ということも、しばしばあります。

臨床現場では、医師や同僚への報告を阻む落とし穴があります。深夜帯の医師への報告タイミングの見極め、「なんでそんなこといちいち報告するの」と言われるかもしれないことへの不安、「患者さんの観察項目がわからない」という自信のなさ、何となく「大丈夫だろう」という楽観視等々で、報告が遅れることがあります。一方で、「医師には報告していたのに」と報告の仕方や内容、タイミングによって患者さんの状況が伝わらず、対応が遅れる場合もあります。その場にいない医師に、いかに患者さんのサイン（警報）が伝わるように報告するか、そのための客観的で的確な情報取集はどのようにして臨床判断するかが重要です。本書は、『エキスパートナース』2018年4月号からの2年間の連載「“急変サイン”を見逃さないための「ここ診て！」重要観察ポイント」をまとめて書籍化したものです。

症状や徴候から、いち早く患者さんのサイン（警報）に気づき、どこに着眼して何を考え、どう行動するかについて、ベテランナースの思考の道筋（臨床推論）を紐解いてみました。「あれ、いつもと違う」「何か変だ」という懸念を大切にしてください。自信をもって報告することが難しければ、まずは勇気をもって報告することを心がけてください。

患者さんが発しているサイン（警報）にいかに早く気づいて行動できるかが、患者さんの命を救う鍵になります。

2023年2月

木澤晃代

PART 1 痛みが起こった

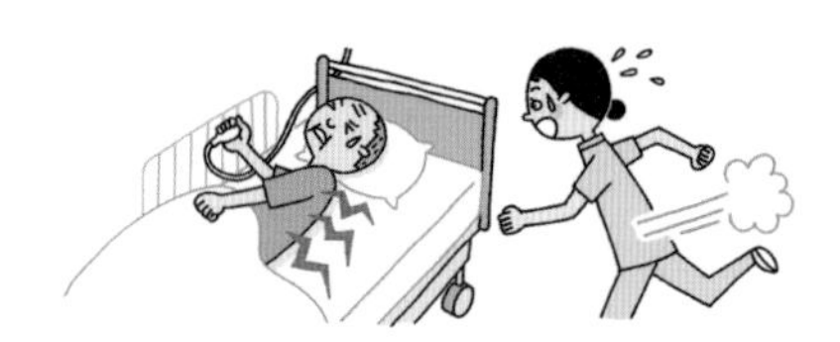

PART 2 突然生じた症状や徴候

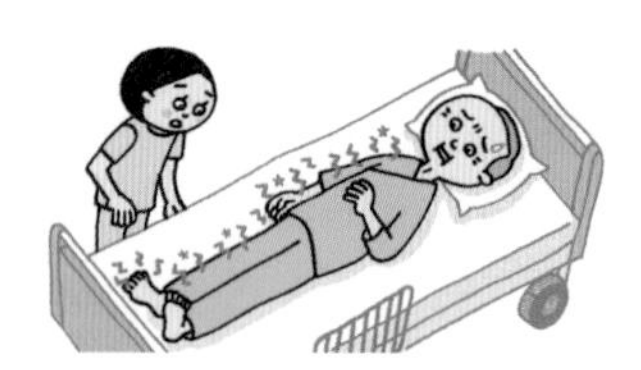

PART 3 バイタルサイン・検査値の異常が出た

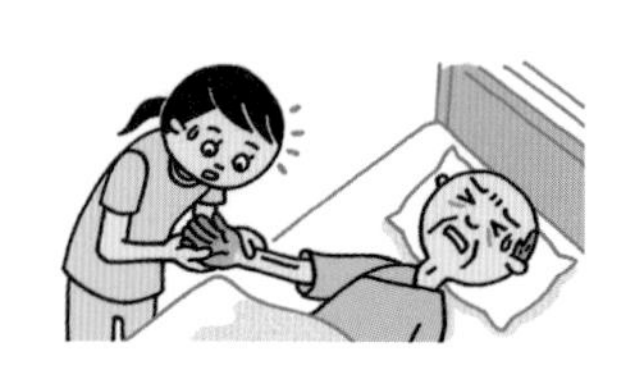

PART 4 ライン・ドレーン類が抜去された

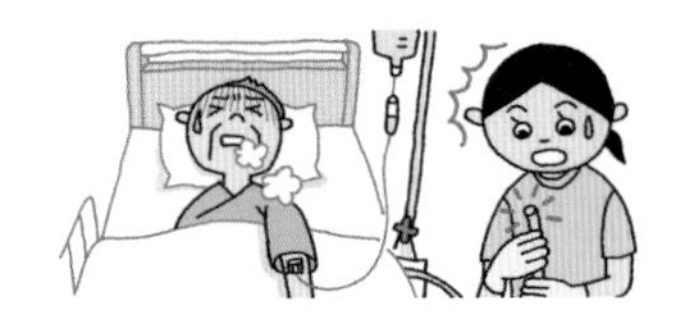

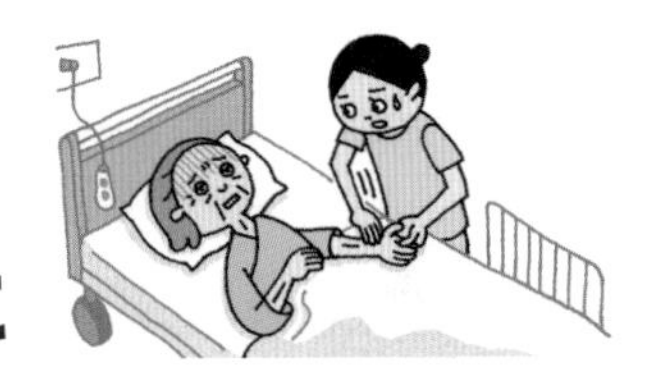

PART 5 治療後に異常が発現した

装丁・本文デザイン：山崎平太（ヘイタデザイン）
カバーイラスト：pai
本文イラスト：秋葉あきこ、今﨑和広、島内美和子
本文DTP：明昌堂

- 本書で紹介している手技やアセスメント方法などは、実践により得られた方法を普遍化すべく努力していますが、万一本書の記載内容によって不測の事故が起こった場合、著者、出版社はその責を負いかねますことをご了承ください。
- 本書に記載している薬剤や医療機器等の選択・使用方法についての情報は、2023年２月現在のものです。使用にあたっては、個々の添付文書や取扱説明書、各学会ガイドライン、規約などを参照し、適応・使用方法等は常にご確認ください。
- 基準値等は測定法によって異なり、各施設でそれぞれ設定されているものも多くあります。本書を活用する際には、あくまでも参考となる値としてご利用ください。

執筆者一覧 （敬称略）

編 集

木澤晃代　元・日本大学病院看護部長
公益社団法人 日本看護協会 常任理事

執 筆 者（掲載順）

吉田強志　一般財団法人 脳神経疾患研究所
在宅看護センター結の学校
南東北福島訪問看護ステーション結
救急看護認定看護師

平柳和奈　高度・急性期医療センター 公立昭和病院
救命救急センター 救急看護認定看護師

橋本多門　杏林大学医学部付属病院看護部
高度救命救急センター 副看護主任

涌井幸恵　新潟県立中央病院 救急・内視鏡センター
救急看護認定看護師

須藤由紀子　河北総合病院 救急医療センター ICU
救急看護認定看護師

山崎　誠　愛媛県立中央病院 高度救命救急センター ICU
救急看護認定看護師

小島圭太　新潟県立燕労災病院 外来部門
救急看護認定看護師

福島麻利子　千葉市立青葉病院救急外来
救急看護認定看護師

譜久村 翔　WLIFE（ワライフ）訪問看護センター所長
救急看護認定看護師

印東真奈美　NPO法人ジャパンハート
スマイルスマイルプロジェクト事業部
救急看護認定看護師

井上隆治　広島大学病院 高度救命救急センター ICU
副看護師長、クリティカルケア認定看護師

平山幸枝　帝京大学医学部附属病院 10階西入院室
救急看護認定看護師

富阪幸子　川崎医科大学総合医療センター ICU
看護主任、クリティカルケア認定看護師

石井恵利佳　獨協医科大学埼玉医療センター
看護副部長、救急看護認定看護師

濵本　龍　独立行政法人国立病院機構
東広島医療センター３病棟
救急看護認定看護師

赤松有紀子　大阪府済生会野江病院 集中治療室救急診療
副看護師長、クリティカルケア認定看護師

古謝真紀　社会医療法人 仁愛会 浦添総合病院 看護管理室
師長、集中ケア認定看護師/特定看護師

小暮佳奈　SUBARU健康保険組合 太田記念病院
救命救急センターHCU 救急看護認定看護師

向後房江　地方独立行政法人 総合病院 国保旭中央病院
救命救急センター 集中ケア認定看護師

梅本麻衣子　社会福祉法人恩賜財団 済生会支部
済生会長崎病院 外来
師長、救急看護認定看護師

山本由美　高度・急性期医療センター 公立昭和病院 看護部
看護部長、集中ケア認定看護師/特定看護師、
認定看護管理者

中村明美　独立行政法人 地域医療機能推進機構（JCHO）
大阪病院 看護部
副看護部長、クリティカルケア認定看護師

村中烈子　医療法人徳洲会 八尾徳洲会総合病院 ICU
師長、クリティカルケア認定看護師

諸岡健一郎　社会医療法人 雪の聖母会 聖マリア病院
救命救急センター 救急室
主任看護師、救急看護認定看護師/
救急・集中ケアモデル特定行為研修修了看護師

PART 1

痛みが起こった

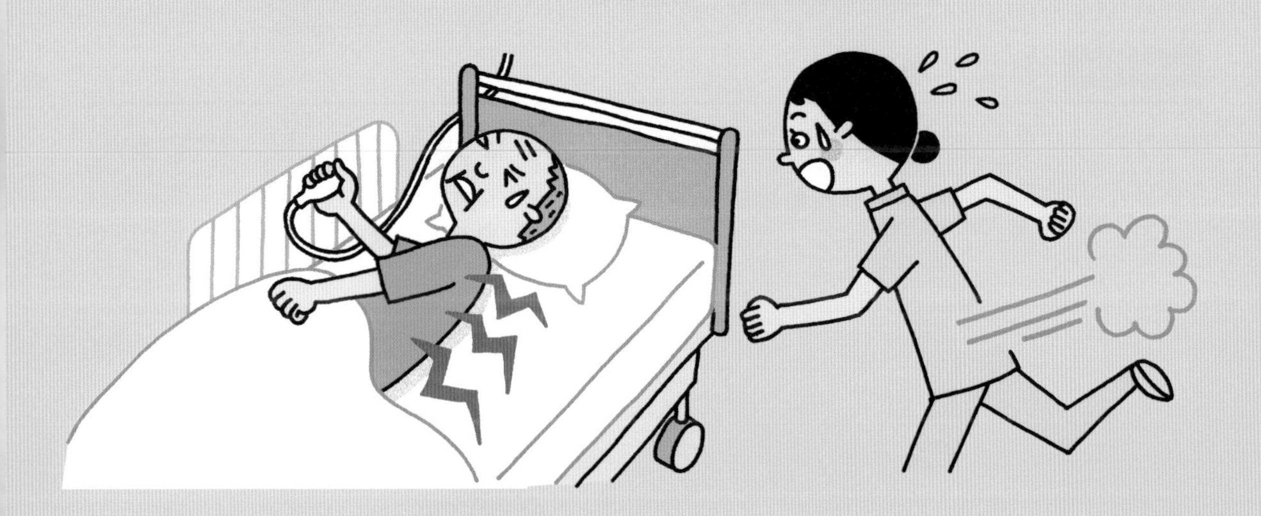

PART 1

CONTENTS

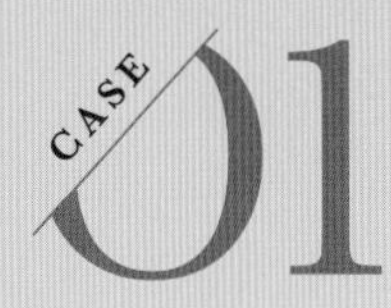

頭が痛い

吉田強志

1 既往に高血圧と糖尿病をもつ60歳代の男性患者さん。肺炎で入院中ですが、退院間近です。家での喫煙と飲酒を楽しみにしています。

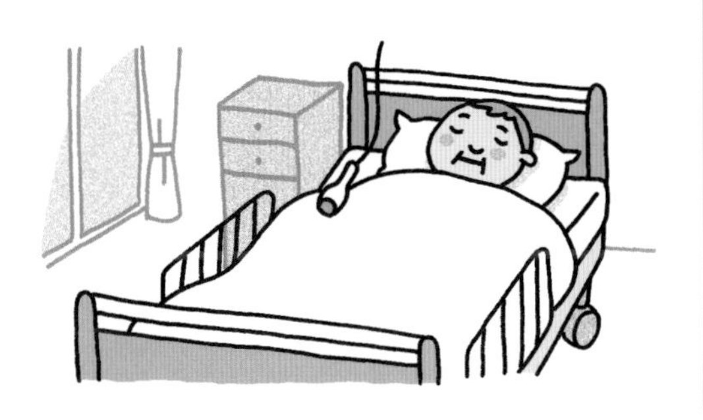

2 あなたが夜勤に入り、定時のラウンドをしていると、患者さんの部屋からナースコールが鳴りました。

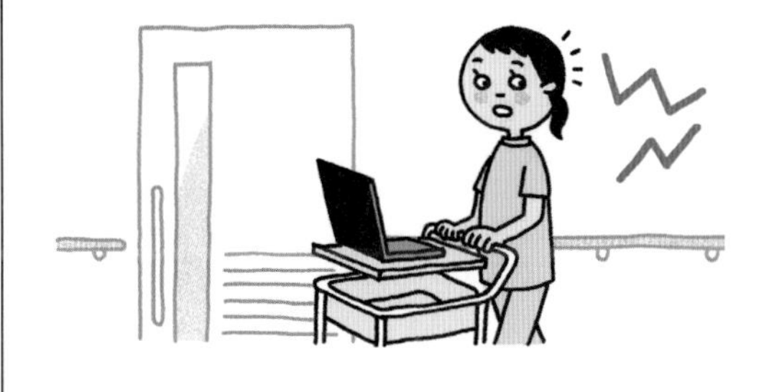

3 患者さんは「頭が痛い……」と訴えています。

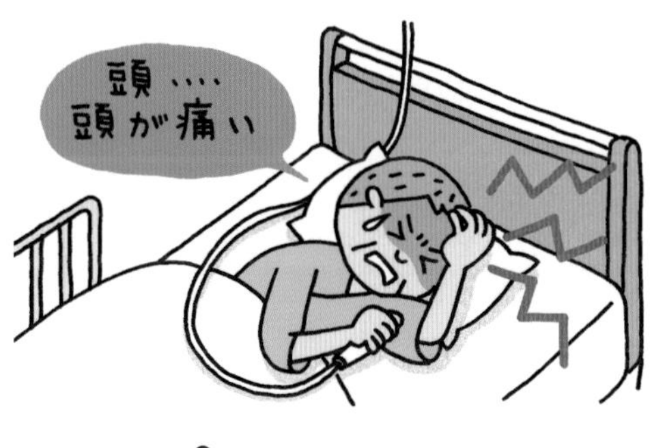

4 あなたは急いで患者さんの部屋に向かいました。このとき予見される“最も危険な状態”は？　何をどう観察する？

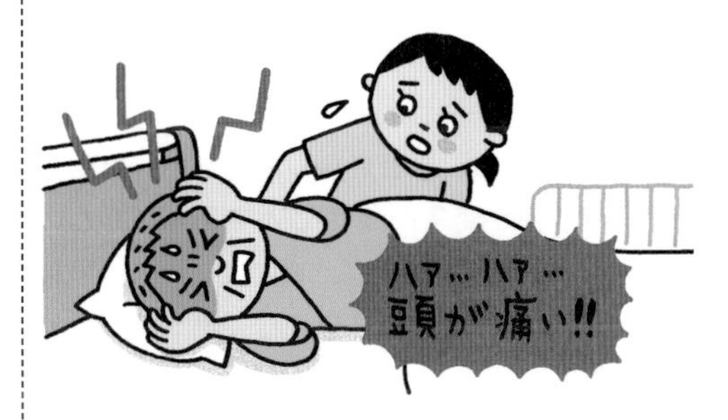

最も危険な病態・疾患

①くも膜下出血
②脳出血

次に危険な病態・疾患

①髄膜炎

このケースについて…

夜勤のラウンドの際などに、患者さんのサインが気になることはありませんか？　患者さんの訴えや様子には急変につながるさまざまなサインが含まれています。私たちはそれを「何か変だ」と感じることがありますが、適切に対応をしないと、翌朝急変してしまって、「なぜあのときに気づけなかったんだろう」と悔やむことになってしまうこともあります。そこで、「何か変だ！」を「何が変？」に変換して思考し、看護行為につなげていくことができるように、頭痛を訴える患者さんのポイントを紹介しましょう。

頭痛の訴えから考えたいこと

1 まずは迅速評価を行うために、ABCDをみる

どのような訴えであっても、まずは第一印象から、以下のようにABCD評価を行います。

A：気道「会話ができているから、気道は開通している？」「嗄声（させい）や気道狭窄しているサインはない？」
B：呼吸「頻呼吸の有無は？」「肩呼吸や呼吸補助筋の使用などの努力様呼吸は？」
C：循環「蒼白・冷汗・虚脱・脈拍触知不能・呼吸不全などのショックの5徴候の有無は？」
D：意識・中枢神経「意識障害は？」

迅速評価でABCDのどれかに異常がある場合は緊急度が高く、気道・呼吸・循環の安定化を図れるように、すみやかに処置や治療、観察の継続などの介入を行います。その場合は、**早急に医師・夜勤リーダーに報告し、人員の確保**を行います。

ここで大切なのは、患者さんの訴えや自分自身が感じた「何かおかしいな」「何だろうな」「何か変？」ということを、ABCDという視点をもって五感を使って把握し、思考してみることです。そして、**早急な対応が必要なのか、その後の問診や身体所見の観察を含む評価へ移ることができるのかを判断する**ことが重要です。

ABCDに明らかな異常が認められないときは、問診・身体所見の観察を含む評価に移ります。

2 大切なのは、緊急度・重症度ともに高い二次性頭痛でないかを明らかにすること

頭痛は、**一次性頭痛、二次性頭痛、その他の頭痛**に分類されます。一次性頭痛は、頭痛自体が疾患の本態であり、片頭痛、緊張型頭痛、群発頭痛が含まれます。二次性頭痛は、器質的疾患や外因によって生じる頭痛であり、く

も膜下出血、脳出血、髄膜炎など緊急性が高い危険な疾患が含まれます。頭痛の分類を**表1**に示します。

頭痛の緊急度・重症度を思考し病態を鑑別するうえで、まず大切なのは問診・病歴聴取です。問診をして病歴を確認していくなかで、患者さんが訴えている頭痛の緊急度・重症度や病態を思考し、**「Critical(見逃してはいけない緊急度・重症度の高い)な疾患か」「Common(頻度の高い)な疾患か」**を頭に浮かべていきます。問診・病歴聴取の助けとなるツールに、**OPQRST(表2)、SAMPLER(表3)、SNOOP(表4)**があります。

表1 頭痛の分類

一次性頭痛
●片頭痛 ●緊張型頭痛(TTH) ●群発頭痛およびその他の三叉神経・自律神経性頭痛
二次性頭痛
●頭頸部外傷による頭痛 ●頭頸部血管障害による頭痛 ●非血管性頭蓋内疾患による頭痛 ●物質またはその離脱による頭痛 ●感染症による頭痛 ●ホメオスターシスの障害による頭痛 ●頭蓋骨、頸、眼、耳、鼻、副鼻腔、歯、口あるいはその他の顔面・頭蓋の構成組織の障害に起因する頭痛あるいは顔面痛 ●精神疾患による頭痛
頭部神経痛、中枢性・一次性顔面痛およびその他の頭痛
●頭部神経痛および中枢性顔面痛 ●その他の頭痛、頭部神経痛、中枢性あるいは原発性顔面痛

(文献1を参考に作成)

表2 OPQRST

O	Onset:発症様式
P	Palliative/Provocative:増悪/寛解因子
Q	Quality/Quantity:症状の性質/強さ
R	Region/Radiation:場所/放散の有無
S	Associated symptom:随伴症状
T	Time course:時間経過

表3 SAMPLER

S	Signs&Symptoms:どのような症状か?
A	Allergy:アレルギー歴は?
M	Medications:内服薬、市販薬、ドラッグ
P	Pertinent past medical history:症状と関連のある既往歴
L	Last oral intake:最後の経口摂取は?
E	Events preceding:いつ、何が、どのように起こったのか
R	Risk factors:リスクファクター(環境、社会的、精神心理的、家族・生活など)

表4 SNOOP

S	Systematic symptoms/disease:全身症状・全身性疾患
N	Neurological symptoms/signs:神経学的異常・微候
O	Onset sudden:突然の頭痛
O	Onset after older 40 years:40歳以上の初発頭痛
P	Pattern change:以前と異なる頭痛の性状 ①Progressive headache with loss of headache-free periods:高頻度 ②Precipitated by Valsalva maneuver:Valsalva法で誘発される ③Postural aggravation:立位や臥位で悪化 ④Papilledema:乳頭浮腫(視覚障害や複視を伴う)

(文献2より引用、一部改変)

「突然の発症」「今までで最悪」「増悪している」などの３つのサインやSNOOPに当てはまる場合は、緊急度・重症度が高いCriticalな病態（**表5**）の可能性が高いです。早急に報告して、画像検査など精査を進めましょう。

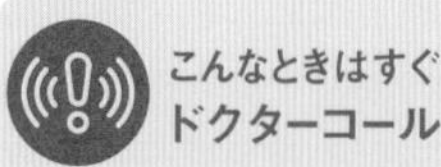

- 突然の発症
- 今までで最悪
- 増悪している
- SNOOPに当てはまる場合

表5 頭痛の鑑別すべき病態（疾患）

Critical（見逃してはいけない疾患）		Common（頻度の高い疾患）	
★くも膜下出血	★脳出血	★片頭痛	★緊張型頭痛
★髄膜炎・脳炎	★側頭動脈炎	★群発頭痛	★うつ病
★急性閉塞性隅角性緑内障	★脳腫瘍	★三叉神経痛	★薬物乱用頭痛
★一酸化炭素中毒			

赤字は、今回取り上げた疾患

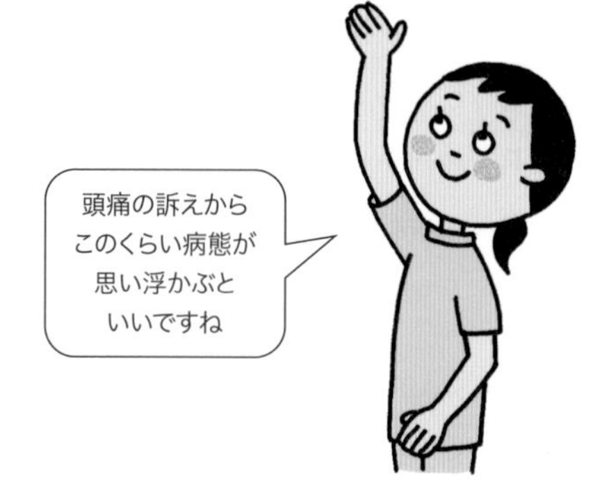

最も危険な病態・疾患は…
①くも膜下出血
②脳出血

①くも膜下出血を疑う

▶くも膜下出血とは

脳動脈瘤、脳動静脈奇形、解離性脳動脈瘤などが破綻することにより、くも膜下腔に出血が起きた状態です。大きく「**突発性**」と「**外傷性**」に分けられ、大部分は「**突発性くも膜下出血**」です。

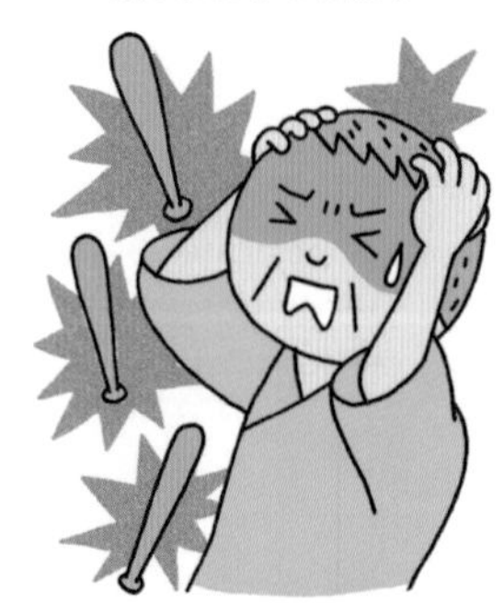

突然バットで殴られたような痛み

▶なぜ疑う？

「くも膜下出血は、発症すると約1/3が亡くなり、約1/3が後遺症を残し、残りの約1/3が後遺症も残さずに回復する」といわれています[3]。脳卒中ガイドラインにも「脳動脈瘤破裂によるくも膜下出血は診断の遅れが転帰の悪化につながるため、迅速で的確な診断と専門医による治療を行うよう勧められる」[4]とあるように、防ぎ得た死や後遺症を回避するためにも早急な対応が求められるため、まず頭に浮かべるべき病態です。

▶情報収集のポイント

①問診（発症様式）

胸痛ならばまず「急性冠症候群」を疑うように、頭痛ではまず「くも膜下出血」を疑います。問診の際に重要なのは、病歴の聴取のところで述べたように、**「突発」「最悪」「増悪」**の3つのサインのうち、当てはまるものがないかどうかを確認することです。くも膜下出血の際によく表現されるのは、「突然、バットで殴られたような痛み」といわれます。突然発症を確認するためには、「頭痛の程度が最大となるまでの時間」を確認します。1分以内に最大の痛みに達したものを**「雷鳴様頭痛」**といいます。

②身体所見とバイタルサイン

くも膜下出血では、約80%に頭痛が出現します。また、10～50%に数週間前に先行する**警告頭痛**があるとされ、24時間以内に消失します。

頭痛を伴わないくも膜下出血もあり、**「頸部痛」「めまい」「悪心・嘔吐」「けいれん」「うっ血乳頭」「項部硬直、ケルニッヒ徴候、ブルジンスキー徴候などの髄膜刺激症状」**（図1）**「意識障害」**の有無についても、同時に確認していきます。バイタルサインの測定で血圧変動や、脈拍・呼吸回数の増加・減少、体温上昇・低下、呼吸様式の変化などの所見がないかも確認します。

ここ観察！

- 数週間前に先行する「警告頭痛」
- 頭痛を伴わない場合は以下をみる

- [ ] 頸部痛
- [ ] めまい
- [ ] 悪心・嘔吐
- [ ] けいれん
- [ ] うっ血乳頭
- [ ] 髄膜刺激症状
- [ ] 意識障害

図1 髄膜刺激症状

- くも膜下出血や髄膜炎などで髄膜が刺激されたときにみられる。

項部硬直

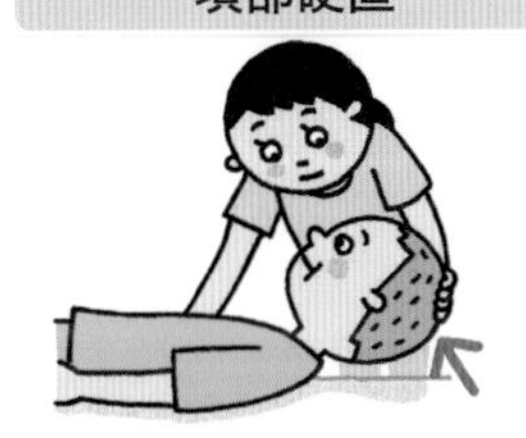

方法 仰臥位の状態で頭部を前屈する
異常時所見 仰臥位の状態で頭部を前屈させると抵抗がある
（感度30～84%、特異度68～95%）

ケルニッヒ（Kernig）徴候

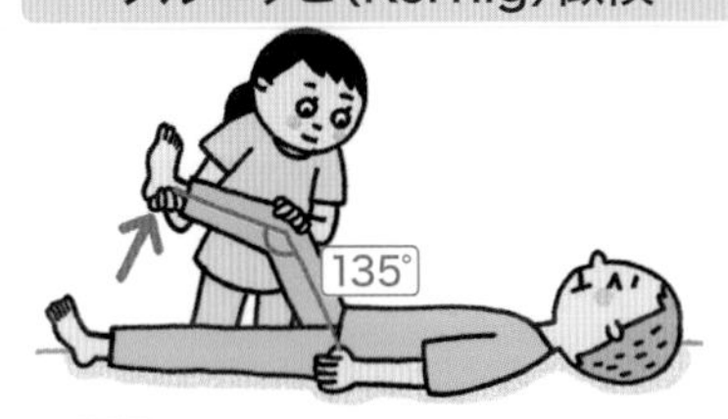

方法 仰臥位の状態で左右の足を片方ずつ挙上する
異常時所見 抵抗により、膝を135度以上伸展できない
（感度5～61%、特異度98%）

ブルジンスキー（Brudzinski）徴候

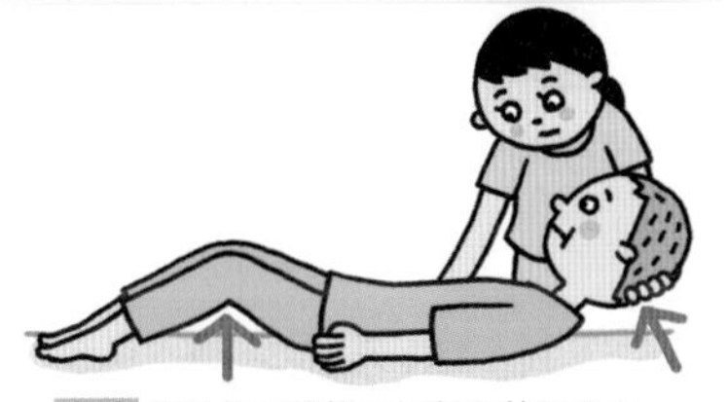

方法 仰臥位の状態で頭部を前屈する
異常時所見 股関節・膝関節が自動的に屈曲する
（感度5～61%、特異度98%）

ジョルト アクセンチュエイション（jolt accentuation）

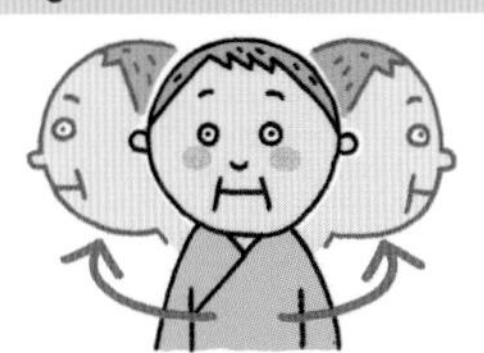

方法 頭部を水平に振る
異常時所見 頭を振ると頭痛が増強する
（感度97～100%）

ネックフレクションテスト（neck flexion test）

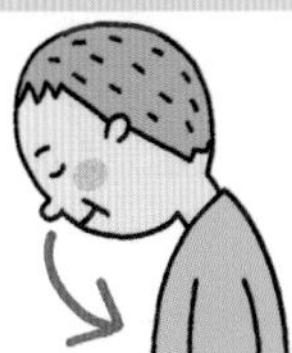

方法 直立した状態で頭部を前屈する
異常時所見 屈曲時に抵抗や疼痛があり、下顎が前胸部につかない
（感度81%、特異度39%）

【感度と特異度】
感度の高い所見が陰性のときに、その疾患を否定できる。
特異度の高い所見が陽性のときに、その疾患を診断できる。

▶鑑別・初期治療の進み方

くも膜下出血を疑った場合には、早急に頭部CT撮影を行い、出血の有無を確認する必要があります。画像診断で異常が認められない場合は、腰椎穿刺によって**血性またはキサントクロミー髄液**(**図2**)を認めるか確認することもあります。しばしば心電図異常がみられることもあり、心電図検査も行います。重症例では神経原性肺水腫も合併しやすく、胸部X線検査も行います。

くも膜下出血を疑った場合は、さまざまな検査や処置、観察を早急に行う必要があります。そのため、人員の調整を行って対応していかなければなりません。経過中に大切なことは、**再破裂による出血を予防するために血圧の管理とよけいな刺激やストレスを与えないよう努めること**です。継続したバイタルサインのモニタリング、**鎮痛**、**鎮静**、**降圧**を医師とともに進めていくことが大切です。

安静の保持のためにも適宜声かけし、状況の説明と症状の増悪の有無、意識障害の悪化がないかどうか確認していくことも非常に大切な介入です。急変の前兆に気づいて先に対応していきましょう。

図2 血性髄液またはキサントクロミー髄液

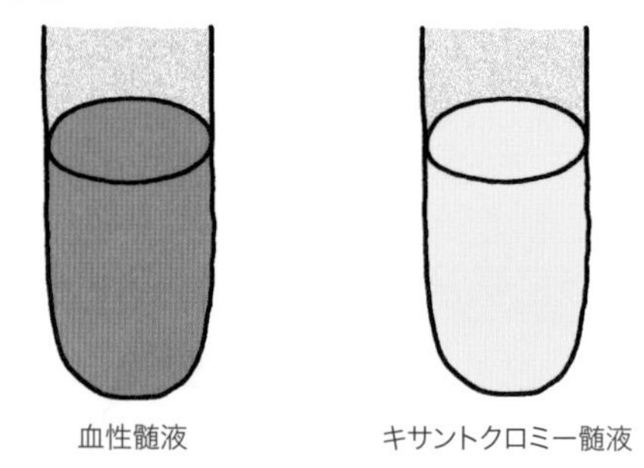

②脳出血を疑う

▶脳出血とは

脳の実質内に生じる出血を脳出血といいます。その多く(80%以上)は**高血圧性脳出血**で、平均的な発症年齢は約65歳です。リスクファクターとして、**高血圧**、**高い塩分摂取**、**血中コレステロール値異常**、**糖尿病**、**肥満**、**大量飲酒**、**喫煙**などが挙げられます。また、抗血小板薬や抗凝固薬服用者は有意に発症リスクが高く重篤化しやすい傾向があります。

出血の発生頻度が高い部位は、被殻出血、視床出血、大脳皮質下出血、脳幹出血、小脳出血の順となります(**表6**)。

▶なぜ疑う?

症例の患者さんは、既往に**高血圧**、**糖尿病**があり、**飲酒**と**喫煙**の習慣もあるため、脳出血のリスクが高く、くも膜下出血とともに疑うべき病態の1つとなります。

表6 脳出血の部位別　臨床症状の特徴

出血部位	症状
被殻出血	片麻痺、病巣側への共同偏視（血腫の大きさにより）、意識障害
視床出血	感覚障害、片麻痺、被殻出血より意識障害を呈しやすい
大脳皮質下出血	障害される大脳皮質の部位に応じた症候を呈する（血腫部位と量により多彩な症状となる）
脳幹出血	急速な意識障害、四肢麻痺、縮瞳、呼吸障害、除脳硬直
小脳出血	嘔気・嘔吐、めまい、歩行障害、縮瞳、構音障害

表7 シンシナティ病院前脳卒中スケール（CPSS）

表情の左右差：歯を見せて笑ってもらうようにする
- 正常 顔面の両側が左右対称に動く
- 異常 顔面の片側が反対側に比べて動かない

上肢挙上・脱力：目を閉じて手のひらを上にして両手をまっすぐ前に出し10秒間その状態を保持する
- 正常 両上肢とも挙上保持できる、あるいはまったく上がらない
- 異常 一側の上肢が上がらないか、他方の上肢より下がる

言語障害：話をしてもらう
- 正常 不明瞭な発語はなく正確に話せる
- 異常 不明瞭な言葉、間違った言葉、話すことができない

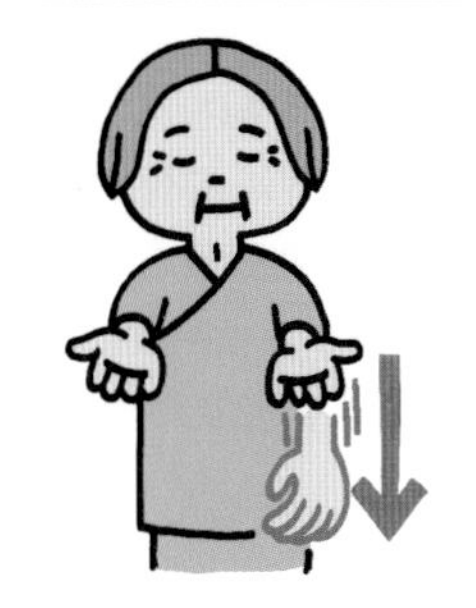

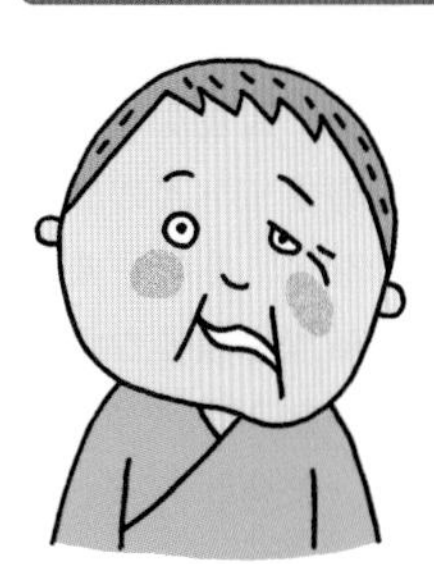

▶情報収集のポイント

①問診（発症様式）

くも膜下出血の項でも述べましたが、脳出血でも**「突然の頭痛」**や**「持続または増悪する頭痛」**、悪心・嘔吐、意識障害、けいれんが主な症状となります。問診の助けとして前述した、SAMPLER、OPQRST、SNOOPなどを活用して思考を整理してみましょう。

ここ観察！
- 突然の頭痛
- 持続または増悪する頭痛
- 悪心・嘔吐
- 意識障害
- けいれん

②身体所見とバイタルサイン

脳出血の程度にもよりますが、**「神経脱落所見」**（麻痺や言語障害、巣症状など）がないかどうか観察します。著明な意識障害がある場合には、ABCの安定化を図る対応・処置を行いながら、報告・人員調整・検査の準備を進めます。バイタルサイン測定で血圧変動や、脈拍・呼吸回数の増加・減少、体温上昇・低下、呼吸様式の変化などの所見がないかも確認します。

また、簡便に脳卒中かどうかを判断する指標として、**シンシナティ病院前脳卒中スケール**（**表7**）があります。

▶鑑別・初期治療の進み方

脳出血を疑った場合は、早急に画像検査を行い、出血の有無を確認する必要があります。画像上出血の所見があれば、手術適応に応じて手術や保存的加療となります。具体的には、降圧薬、止血薬投与の準備を考慮します。そのため、第一に**「血圧管理」**が重要になります。『脳卒中治療ガイドライン2021』では、**収縮期血圧140mmHg未満が目標**です。

次に危険な病態・疾患は…
①髄膜炎

①髄膜炎を疑う

▶髄膜炎とは

髄膜に炎症が起こっている状態を髄膜炎といいます。ウイルス、細菌、真菌、寄生虫などの感染によるものや、悪性腫瘍、自己免疫疾患、薬剤によるものなど、さまざまな原因により髄膜炎をきたします。動物との接触歴や海外渡航歴も重要な情報になります。細菌性髄膜炎では死亡率は10〜30%と高く、約30%で神経学的後遺症を残す可能性があり、早急な対応が必要になる、緊急性の高い病態です。

▶なぜ疑う?

前述したように、早急な対応が必要な緊急性の高い病態であるため、鑑別すべき病態の1つとして念頭に置いて、問診や身体所見の確認をする必要があります。なかには24時間で急速に進行する劇症型の髄膜炎(細菌性髄膜炎の10〜20%)もあるため注意が必要です。

▶情報収集のポイント

①問診

ここでもやはり、SAMPLER、OPQRST、SNOOPなどを活用して思考を整理してみましょう。髄膜炎による頭痛の特徴は、**「増悪する頭痛・頭重感(ずじゅうかん)」**です。くも膜下出血や脳出血に比べて、**時間の経過とともに頭痛が増悪してピークに達する**経過をたどるケースが多いといわれます。発症様式と時間経過が問診のポイントになります。約50%に頭痛がみられ、なかには**頸部痛**を訴える場合もあります。

②身体所見とバイタルサイン

細菌性髄膜炎の古典的3徴は**「項部硬直」「発熱」「意識障害」**で3つがそろうのは約2/3で、95%以上には2つ以上の症状があり、少なくとも1つを認めるものが99〜100%あります。15歳以上で3徴すべて認めなければ、髄膜炎は否定的であるといわれています。

前述したように、頭痛は約半数で認められ、意識障害は約75%に認められます。その他の症状としては、**悪心・嘔吐**、**羞明(しゅうめい)**、**神経局所所見**、**けいれん**などが認められます。

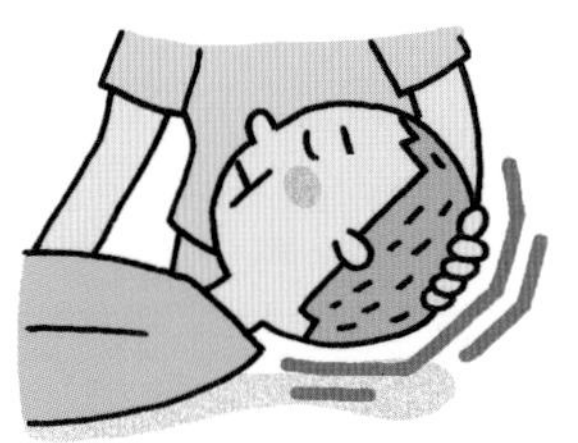
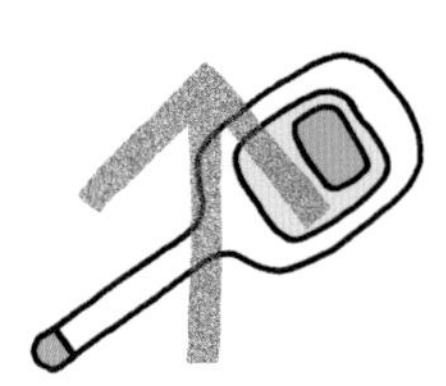
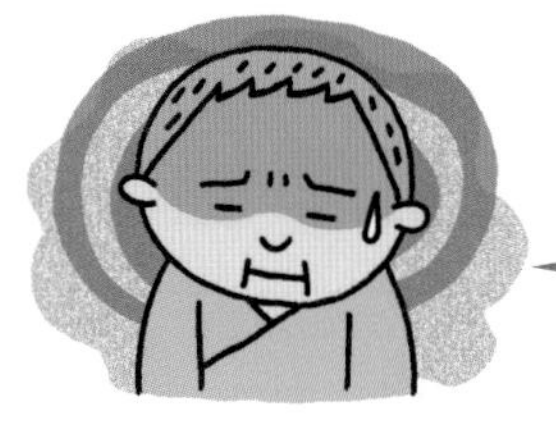

「項部硬直」「発熱」「意識障害」がみられたら「髄膜炎」を疑う!

▶鑑別・初期治療の進み方

頭痛を訴え、頭蓋内圧亢進症状、脳ヘルニア徴候、けいれんなどの症状がある場合、または免疫不全患者、60歳以上の患者さんは画像検査を行う必要があります。

画像検査で異常が認められない、または上記に該当しない髄膜炎を疑っている場合は、1時間以内に検査を済ませて、抗菌薬投与などの治療を開始することが望ましいとされています。行う検査は、血液検査、血液培養2セット、腰椎穿刺による髄液検査・培養となります。

診察や検査は迅速に行わなければなりませんが、配慮の足りないまま行うと、患者さんに不安や不要な露出、苦痛を与えることになります。**適宜声かけをして、不安や露出を避け、よけいな苦痛を与えないようにする**必要があります。

また、継続的なバイタルサインのモニタリングとして声かけをしながら、「意識の変容がないか」「呼吸様式の変化はないか」「呼吸回数は速くなってないか」「皮膚の色や状態は」などを観察していく必要があります。

ここ観察!
- 意識の変容
- 呼吸様式の変化
- 呼吸回数の変化
- 皮膚の色や状態

〈引用文献〉
1. 国際頭痛学会・頭痛分類委員会，日本頭痛学会・国際頭痛分類委員会訳：国際頭痛分類 日本語版第2版.（原著第3版beta版）第1刷. 医学書院，東京，2014：34-43.
2. 徳田安春編：症候別"見逃してはならない疾患"の除外ポイントThe診断エラー学. 医学書院，東京，2016：125.
3. 石井義洋：卒後10年目総合内科医の診断術. 中外医学社，東京，2016：33.
4. 日本脳卒中学会，脳卒中ガイドライン委員会編：脳卒中治療ガイドライン2021. 協和企画，東京，2021：154.

〈参考文献〉
1. 児玉南海雄，峯浦一喜監修：標準脳神経外科学 第14版. 医学書院，東京，2017.
2. 一般社団法人日本内科学会認定医制度審議会救急委員会編：内科救急診療指針2016. 一般社団法人日本内科学会，東京，2016.
3. 日本救急医学会監：標準救急医学 第5版. 医学書院，東京，2014.
4. 野口善令監修，日経メディカル編：カンファレンスで学ぶ 臨床推論の技術. 日経BP社，東京，2015.
5. 大西弘高編：The臨床推論 研修医よ，診断のプロをめざそう！. 南山堂，東京，2012.
6. 岡元和文編：救急・集中治療 最新ガイドライン2018-'19. 総合医学社，東京，2018.
7. 福井次矢，奈良信雄編：内科診断学 第3版. 医学書院，東京，2016.

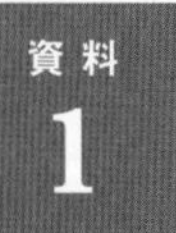

主な検査基準値

血液検査：血球数算定・血液像

項目	基準値	主な原因
赤血球数(RBC)	●男性：430〜570×10^4/μL ●女性：380〜500×10^4/μL	⬆真性多血症、慢性呼吸器疾患などの二次性多血症、ストレス、脱水など ⬇貧血、肝障害、出血など
ヘモグロビン量(Hb)	●男性：13.5〜17.5g/dL ●女性：11.5〜15.0g/dL	
ヘマトクリット値(Ht)	●男性：39〜52% ●女性：34〜44%	
網状赤血球数	●0.8〜2.2%	⬆出血、溶血性貧血 ⬇再生不良性貧血
血小板数(PLT)	●15〜34×10^4/μL	⬆本態性血小板血症、出血、外傷 ⬇再生不良性貧血、急性白血病
白血球数(WBC)	●成人：4,000〜8,000/μL ●小児：5,000〜13,000/μL	⬆肺炎、扁桃炎、急性虫垂炎などの感染症、白血病、心筋梗塞 ⬇重症敗血症、SLE、抗がん剤投与

血液検査：凝固・線溶系

項目	基準値	主な原因
プロトロンビン時間(PT)	●9〜15秒 ●活性：70〜100%	⬇ビタミンK 欠乏症、DIC、ワルファリン投与
活性化部分トロンボプラスチン時間(APTT)	●25〜45秒	⬇ビタミンK欠乏症、血友病A・B、肝障害、DIC、ヘパリン投与
トロンボテスト(TT)	●70〜130%	⬇ビタミンK欠乏症、DIC、ワルファリン投与
フィブリン・フィブリノゲン分解産物(FDP)	●5μg/mL未満	⬆1次線溶亢進、2次線溶亢進、DIC、大動脈解離、血栓症、梗塞
Dダイマー	●1.0μg/mL(LPIA) ●0.5μg/mL(ELISA)	⬆DIC、大動脈解離、血栓症、梗塞、腹水・胸水の貯留
プラスミノゲン(PLG)	●70〜120%	⬆妊娠後期 ⬇DIC、肝硬変、血栓溶解薬の大量投与

生化学検査：血液ガス分析

項目	基準値	主な原因
血液ガス／酸塩基平衡	●PO_2：80〜100Torr ●PCO_2：35〜45Torr ●pH：7.36〜7.44 ●HCO_3^-：22〜26mEq/L ●BE：－2〜＋2mEq/L ●SaO_2：93〜98%	⬆PCO_2：肺胞低換気、呼吸筋・神経障害、肺・胸膜疾患 ⬇PO_2：呼吸不全 ⬇PCO_2：過換気症候群、代謝性アシドーシスの呼吸性代償

*基準値は、西﨑祐史，渡邊千登世 編著：ケアに生かす検査値ガイド 第2版．照林社，東京，2018を参考にして作成。上記の検査基準値はあくまでも参考値である。基準値は、測定法や試験の種類によって数値が異なるので、必ず各医療機関で使われている数値・単位を確認してください。

CASE 02 胸に違和感がある、肩が痛い、胃が痛い

平柳和奈

1 夜勤時、高齢患者さんの病室へ向かうと、ベッド上起坐位の状態で「このあたりが痛む」と前胸部を触りながら訴えていました。

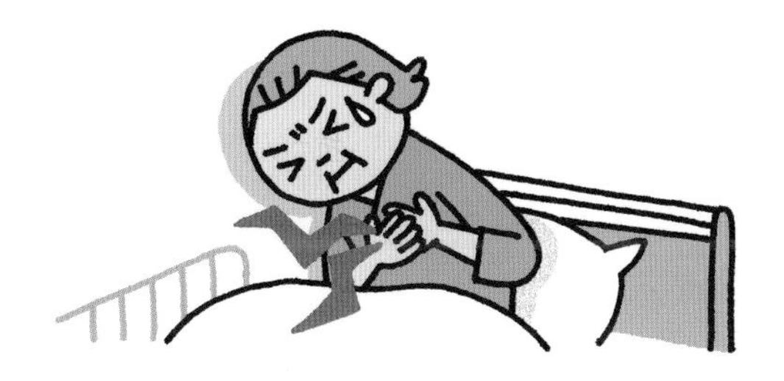

2 さらに様子を見ると、顔面蒼白で冷汗、頻呼吸を呈していました。

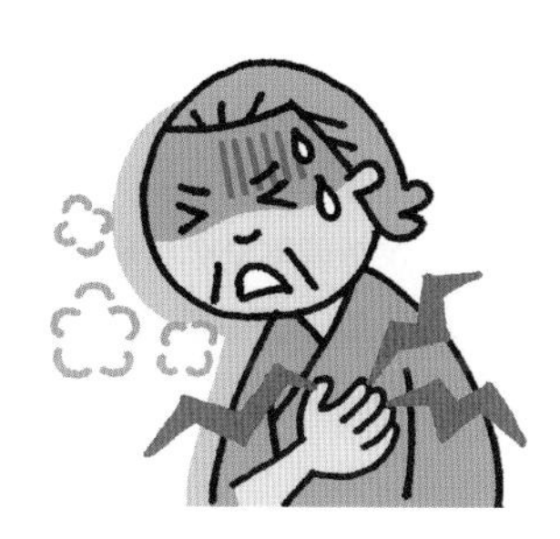

3 普段より血圧は低く、患者さんからは「30分ほど前から突然痛みと吐き気がした」と訴えられました。
このとき予見される“**最も危険な状態**”は？
何をどう観察する？

30分ほど前から
急に痛みが…

吐き気もする…

最も危険な病態・疾患

①急性冠症候群（急性心筋梗塞）
②大動脈解離
③肺血栓塞栓症

はっきりと急変とはいえない場合

①胃食道逆流症

このケースについて…

胸部の痛みや違和感を訴えるときは、生命を脅かす病態が隠されていることがあります。胸の違和感や胃が痛いという訴えを、「単なる不定愁訴だろう」と簡単にとらえ、朝まで“様子見”することは非常に危険です。ドクターコールすべき患者さんの訴えや臨床所見からレッドフラッグサインを見逃さずに行う情報収集と観察の重要なポイントを示します。

胸部の痛み、違和感を訴えられたときおさえておきたいこと

1 生理学的所見から重症感があるかどうか評価する

この患者さんは、苦痛様の表情を示し、顔面蒼白で冷汗、頻呼吸を呈しています。これらの状況は、交感神経亢進状態で急激なカテコラミン放出や末梢血管の収縮で全身が循環不全の状態に陥っていることを表しています。

さらに、**意識レベルの低下や脈拍の触れが弱い状態**になっていれば、**「ショック状態」**と判断します。

こんなときはすぐ
ドクターコール
ショック状態を疑う徴候
(ショックの5徴候)
□蒼白
□虚脱
□冷汗
□脈拍触知不能
□呼吸不全

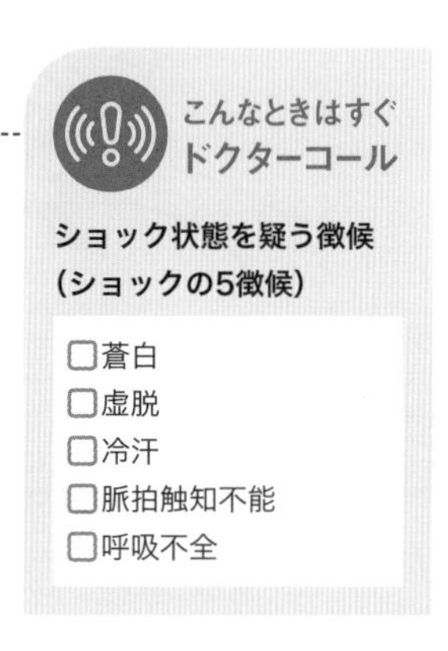

2 主訴を同定する

患者さんは「ここのあたり」と前胸部を触りながら訴えています。この場合の主訴は「胸痛」です。胸痛は、緊急性の高い病態から低い病態まで多岐にわたります(**表1**)。ただし、すべてを鑑別に挙げて推論するのではなく「何か変」と認識したときに、**その徴候が「見逃してはいけない危険な病態」なのかどうかを推論していくことが重要**です。

表1 胸痛をきたす疾患

系統	疾患
心血管系	急性冠症候群、解離性大動脈瘤、心膜炎、心筋炎
呼吸器系	肺血栓塞栓症、気胸、縦隔気腫、肺炎、胸膜炎
消化器系	食道穿孔、食道痙攣、食道異物、胃食道逆流症、消化性潰瘍、胆嚢炎、膵炎
筋骨格系	肋軟骨炎、肋骨骨折、帯状疱疹

(文献1より引用)

肺血栓塞栓症?
急性冠症候群?
大動脈解離?
胃食道逆流?

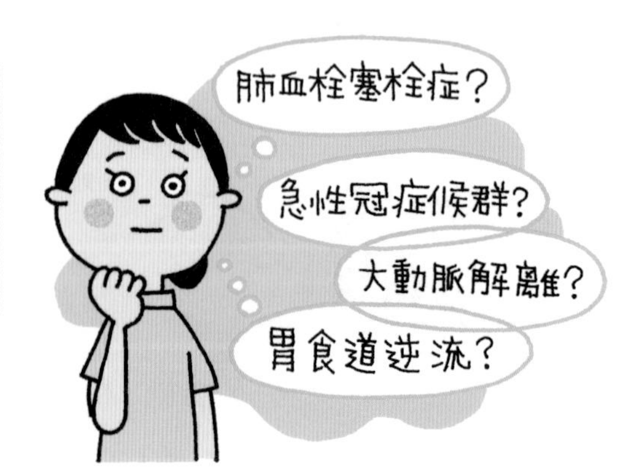

最も危険な病態・疾患は…
①急性冠症候群（急性心筋梗塞）
②大動脈解離
③肺血栓塞栓症

①急性冠症候群（急性心筋梗塞）を疑う

▶なぜ疑う?

急性冠症候群（ACS）とは、「冠動脈のプラーク破綻を起因として急速に血栓形成・閉塞が進行しつつある疾患」です。急性冠症候群は主に「急性心筋梗塞」「不安定狭心症」に分けられます。

この患者さんは、循環不全の徴候と**突然の前胸部痛を自覚して30分以上持続していることから、急性心筋梗塞を発症**している可能性があります。急性心筋梗塞では心肺停止（cardiopulmonary arrest：CPA）に至る危険があるため、早期に治療を開始して、心筋障害を最小限にとどめなくてはなりません。

ACS
acute coronary syndrome

こんなときはすぐドクターコール
- 突然発症の前胸部痛
- 30分以上持続する痛み

▶何が起こっている?

冠動脈は、内膜、中膜、外膜の3層から形成されています。内膜にアテローム性プラークができ、炎症細胞が浸潤することで破壊が起きます。破壊された部分に血栓ができることで狭窄や閉塞が生じ（**図1**）、組織に酸素と血液が供給できない状態となって発症します。

図1▶ 冠動脈の構造と血栓形成

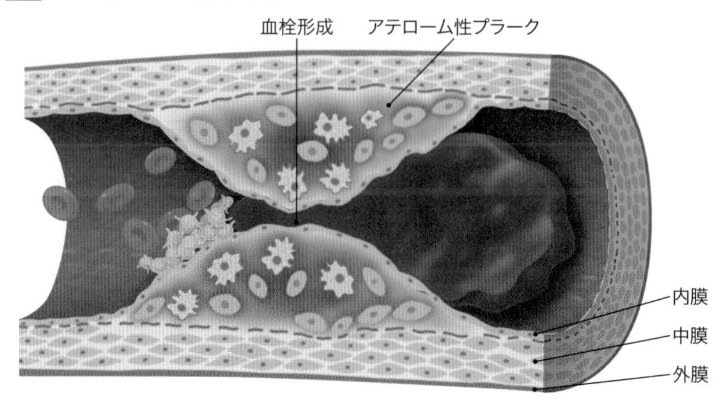

おさえておきたい

急性冠症候群の痛みは、部位を特定することができない漠然とした痛み。痛みの部位を「指でさす」ような表現の場合は急性冠症候群でない可能性が高い

図2 急性冠症候群の痛みの示し方

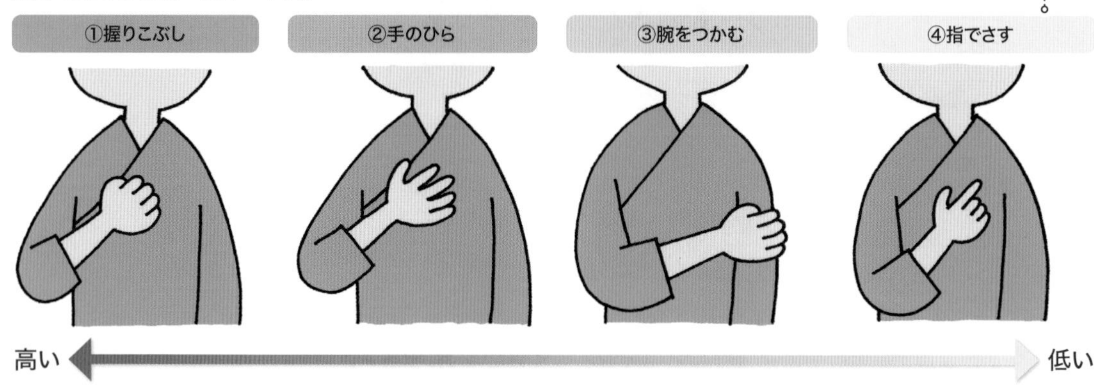

①から③の順で急性冠症候群の確からしさが上がる。
④は逆に急性冠症候群の確からしさはほとんど0(ゼロ)に下げる所見として知られている。

(文献2より引用)

▶観察のポイント

①痛み方

心筋梗塞は、体勢を変えても痛みはほぼ寛解しません。さらに**疼痛部位がはっきりしない"内臓痛"が特徴で、絞扼（こうやく）感、圧迫感、灼熱感**などと表現されます。また、**肩や両腕、顎などの放散痛を訴えます。**そのため、痛みの部位や表現の仕方、放散痛などを確認することがポイントです(**図2**)。

こんなときはすぐドクターコール

心筋梗塞を疑う疼痛の特徴

- □寛解しない胸痛が続く
- □絞扼感、圧迫感、灼熱感
- □肩・両腕・顎への放散痛

②バイタルサイン

意識状態や血圧、脈拍、呼吸状態とSpO_2(経皮的動脈血酸素飽和度)をみていきます。ショック状態を伴う心筋梗塞では、脳血流量減少により意識レベルの低下がみられます。

梗塞部位によって血圧や脈拍の変化が異なるため、注意しなくてはいけません。下壁心筋梗塞では、左心室に位置する求心性迷走神経によって悪心や嘔吐、徐脈や低血圧を呈します。前壁心筋梗塞では、交感神経系の刺激で頻脈や高血圧を呈します。

さらに、梗塞部位にかかわらず、心筋が虚血状態に陥ることで収縮機能不全を起こし、左室圧の上昇から肺うっ血状態となり、頻呼吸やSpO_2低下がみられます。**突然の前胸部痛に伴い、普段とのバイタルサイン変化を観察していくことがポイント**です。

③心電図波形

T波増高や心筋障害によるST上昇波形がみられます(**図3**)。しかし超急性期の約半数は異常波形を示さない場合があるため、波形が正常だからと安心するのではなく、症状が続く限り継続的なモニタリングが必要です。

こんなときはすぐドクターコール

心筋梗塞を示唆する心電図波形

- □T波増高
- □ST上昇

④血液検査

虚血を示唆する胸部症状や心電図変化を認めた場合、すみやかに血液生化学検査が実施できるように準備します。心筋マーカーである心筋トロポニン(TnT)が発症から上昇し始め、12〜18時間後に第一のピークを迎えます。

図3 心筋梗塞を表す心電図波形：T波増高、ST上昇

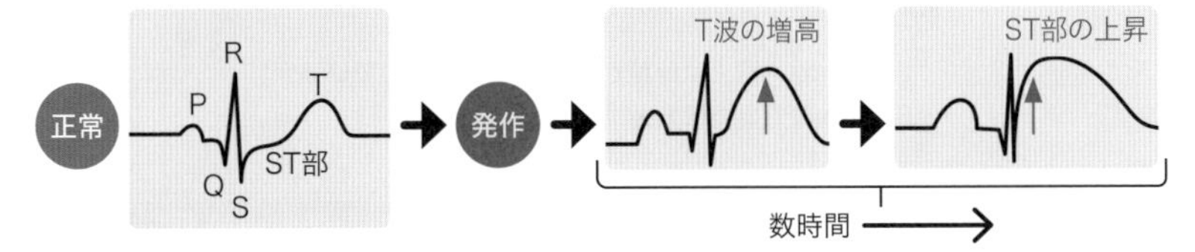

また、高感度トロポニンT(hs-cTnT)検査が実施できる医療機関では、発症120分以内の超急性期の診断には有用です。hs-cTnT検査ができない施設では、ベッドサイドで簡単に測定できる心筋トロポニンTキットで15分以内に結果が得られます。

⑤初期治療

ST上昇型心筋梗塞である場合、継続的なモニタリングを行いながら、**酸素投与を考慮しつつ、疼痛管理、アスピリン投与**(錠を噛み砕いて)を行います。また、**静脈路を確保し、補助的に抗凝固薬を静脈内投与**します。緊急カテーテルができる施設であれば、**経皮的冠動脈インターベンション**を行い、施設が整っていない場合は**経皮的血栓溶解療法**を行います。

②大動脈解離を疑う

▶なぜ疑う?

この患者さんは、低血圧と突然の前胸部痛を自覚していることから「**Stanford**(スタンフォード) **A型の大動脈解離**」が疑われます。大動脈解離は、**病状が進行すると破裂や心タンポナーデを合併し、心肺停止に至る可能性がある**ため、早期に発見・治療を行う必要があります。

▶何が起こっている?

大動脈解離は、大動脈の内部が裂け、中腔に解離が生じ偽腔形成した部分に血液が流れ出した状態です。解離している部分やその範囲によってStanford AとStanford B、DeBakey(ドベーキー) Ⅰ～Ⅲに分類されます(**図4**)。リスクファクターとしては、高齢者、男性、高血圧や動脈硬化などの既往歴などです。

▶情報収集のポイント

①痛み方

大動脈解離では、**突然の前胸部から背部の痛み**を自覚することが最も多く、**解離が進行すると疼痛部位が移動**します。その痛み方は、**"裂ける""破ける"**と表現され、発症時がピークです。さらに大動脈分岐部まで解離が進行すると、**頸部や四肢の疼痛**を訴えることも特徴的です。

②バイタルサインと身体所見

大動脈解離発症の約半数は、高血圧を呈します。しかし、Stanford A型の大動脈解離では、25%程度の患者さんに収縮期血圧≧100mmHgがみられるため、必ずしも高血圧を呈するとはいえません。

こんなときはすぐドクターコール

大動脈解離を疑う痛み方

- ☐突然の前胸部から背部への痛み
- ☐移動性の裂ける、破ける痛み

大動脈解離を疑うバイタルサイン

- ☐血圧の左右差≧20mmHg
- ☐脈拍欠如

おさえておきたい

Stanford A型では解離が上行大動脈に及んでいるが、
Stanford B型では及んでいない

図4 大動脈解離の分類

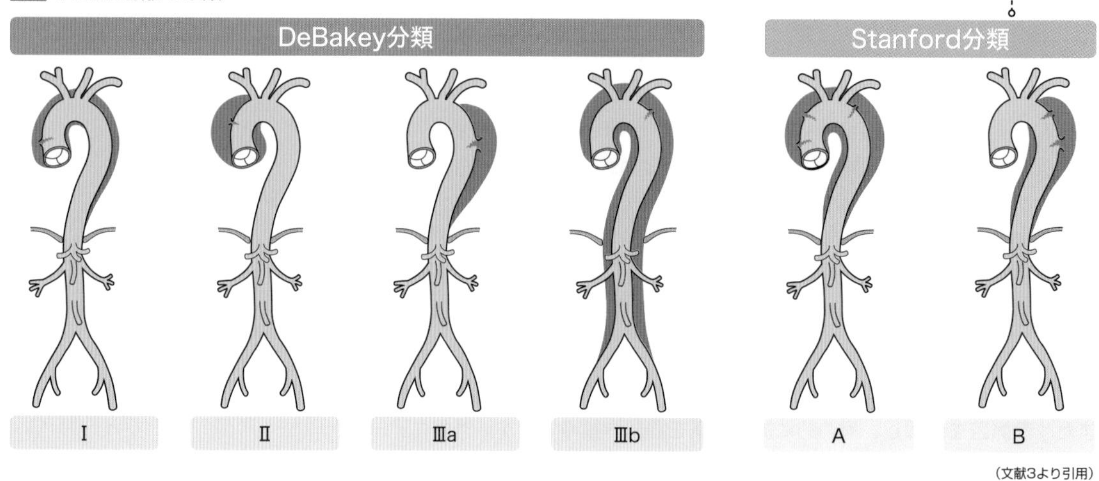

（文献3より引用）

大動脈解離の特徴的な所見として、**血圧左右差と脈拍欠如**がみられます。鎖骨下動脈の閉塞が起これば、血圧の左右差≧20mmHgを認め、四肢への動脈閉塞が起これば橈骨動脈や足背動脈を触知した際に閉塞肢側の脈拍欠如が認められます。そのため、四肢での血圧測定や脈拍触知を行うことがポイントです。

また、解離の分岐部位が進行すると、脳血流低下から失神や意識障害を起こします。さらに、破裂による心タンポナーデを合併していないか注意し、観察します。

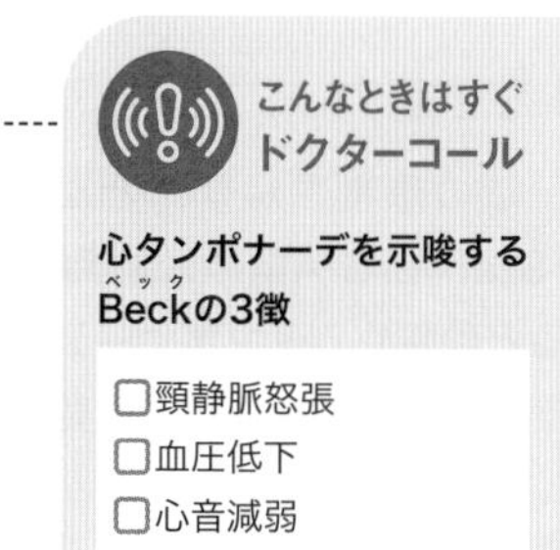

こんなときはすぐドクターコール

心タンポナーデを示唆するBeck（ベック）の3徴

- 頸静脈怒張
- 血圧低下
- 心音減弱

③心電図波形

基本的に大動脈解離を発症した約30％は正常心電図波形を示しますが、約40％は右室梗塞を合併していることがあるため、心電図波形のⅡ、Ⅲ、aVF誘導でST上昇とV_4～V_6のST低下がみられたら大動脈解離の可能性を考えます。

④検査

血液検査のなかで、線溶系であるDダイマーは有用な診断指標になります。**Dダイマー0.5μg/mL以上**と高値である場合は、大動脈解離の可能性があります。また、解離が進行するにつれて、**C反応性タンパク**（C-reactive protein：CRP）や**白血球数**（White blood cell：WBC）も上昇します。

胸部X線では縦隔陰影の拡大や大動脈弓外縁の石灰化陰影がみられます。大動脈解離を疑ったら、造影CTを撮影し、真腔と偽腔の2腔に解離しているかどうか検査を行います。また、超音波検査も行い、心タンポナーデの有無や解離の進行具合を確認します。

⑤初期治療

Stanford A型の大動脈解離は、**緊急手術**の適応となります。最大の目的は、解離の進行を防ぎ、破裂や心タンポナーデを起こさないようにすることです。

そのため、疼痛が強い場合はモルヒネ塩酸塩を使用し鎮痛を図ることや、高血圧を認めた場合は、収縮期血圧を100〜120mmHg以内にコントロールするために、**ニトログリセリンやニカルジピン、β遮断薬などの投与**を行います。その際、継続的なモニタリングが必要になります。

また、Stanford B型の大動脈解離の治療の基本は、内科的な保存療法になります。

③肺血栓塞栓症を疑う

▶なぜ疑う?

肺血栓塞栓症では、突然の胸痛と呼吸困難、頻脈を呈するのが特徴です。さらに、血痰がみられる場合があります。

▶何が起こっている?

肺血栓塞栓症の原因の多くは、下肢の**深部静脈血栓**です。長期間ベッド上安静などで下肢の深部静脈に血栓が形成され、下大静脈を流れて最終的に肺に達し、肺動脈を閉塞することで発症します。片側のみの下腿腫脹、色調変化、圧痛、熱感、発赤がないか観察します。さらに血栓が形成されやすい要素(**表2**)が背景にないか確認します。

こんなときはすぐ
ドクターコール
肺血栓塞栓症を疑う所見
□突然の胸痛
□呼吸困難(頻呼吸)
□頻脈
□血痰

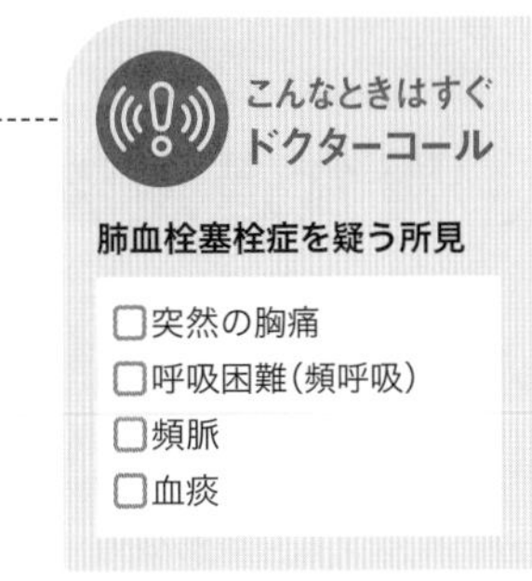

▶情報収集のポイント

①バイタルサインと身体所見

肺動脈に血栓が流れ閉塞することで、換気血流比不均衡となり低酸素血症に至ります。その結果、**SpO_2低下**や**頻呼吸**がみられます。また、肺動脈血管抵抗が増加することで、右心不全の状態になります。右心不全は右心負荷による**頸静脈怒張**や右室収縮能の低下による**頻脈、低血圧**がみられます。

ここ観察!

肺血栓塞栓症を疑う所見

- □SpO_2低下
- □頻呼吸
- □頸静脈怒張
- □低血圧

②検査

心電図では**洞性頻脈**を呈しますが、右室負荷がかかるとⅠ誘導でS波、Ⅲ誘導でQ波と陰性T波がみられます。

血液ガス分析では、呼吸性アシドーシス、低酸素血症、低二酸化炭素血症がみられ、採血検査で**Dダイマー高値**を示します。さらに、右室負荷が

表2 Virchowが提唱する肺血栓塞栓症の危険因子

血流停滞	長期臥床、肥満、心不全、全身麻酔、下肢ギプス固定、下肢静脈瘤など
血管内皮障害	外傷、中心静脈カテーテル留置、血管炎、カテーテル検査・治療など
血液凝固能亢進	悪性腫瘍、感染症、脱水、炎症性腸疾患など

かかっている指標として、トロポニンや脳性ナトリウム利尿ペプチド濃度(BNP)の上昇がみられます。

③初期治療

低酸素血症を伴うため、SpO_2 90%以上を保てるように**酸素投与**を行います。循環不全の徴候がみられる場合は、**カテコラミン製剤**も使用されます。薬物療法の第一選択薬には、死亡率と再発率を減少させるために低分子ヘパリンなどの**抗凝固薬**を投与します。投与中は出血しやすいため、看護ケアは注意して行いましょう。

また、薬物療法ができない場合や広範囲な肺血栓塞栓症に対しては、カテーテル治療や外科的治療も行われます。

はっきりと急変とはいえない場合
①胃食道逆流症

①胃食道逆流症を疑う

▶危険な胸痛との鑑別

この患者さんの訴えは、前胸部痛と悪心でした。緊急性があるかどうかを判断するうえで重要なのは**発症様式**です。緊急性の高い病態の多くは突然に発症しますが、患者さんに「突然ですか？」と聞くと大半は「そうです」と返答します。**反復する痛みや数日前からの症状であっても同様の返答をすることを忘れてはいけません。**そのため、具体的に「いつから」「何をしているときに」と問うほうがいいでしょう。ショック徴候がなく、疼痛の部位が局在性で随伴症状がまったくない場合は「緊急性は高くない」と判断できます。

ただし、急性冠症候群との鑑別は非常に難しく、心原性ではないと判断するのは容易ではありません。**観察途中で症状の増悪や循環不全徴候、心電図変化がみられる場合は赤信号となりドクターコール**を行います。

▶"様子見"のときの観察ポイント

胃食道逆流症は呑酸(どんさん)症状や食後に症状を訴えることが多いです。臥位の状態で増悪するため、体位による変化があるかを観察します。ただし、患者さんの年齢や既往歴などの背景にも注意を向ける必要があります。

糖尿病患者や高齢者は、無痛性の急性冠症候群を発症していることがあるため、非典型的な症状を呈していないかを観察します。**緊急性のある疾患を否定できない限りモニタリングを継続し、時間経過とともに患者さんの状態を記録に残します。**

ここ観察！

胃食道逆流症の所見

- ☐呑酸症状
- ☐食事との関連

非典型的症状

- ☐倦怠感
- ☐意識レベル低下
- ☐呼吸困難
- ☐低血圧
- ☐疲労感
- ☐前失神症状

▶“様子見”のときの具体的なケアと対応

胃食道逆流症は臥位で増悪するため夜間に症状を訴えた場合は、上体を起こしたファーラー位をとって症状が緩和するのを観察します。

しかし、胸痛は患者さんにとって死を連想させ、強い不安を抱きます。体位の調整と声かけを行い、不安が軽減できるよう寄り添うのも看護師の役割の1つです。

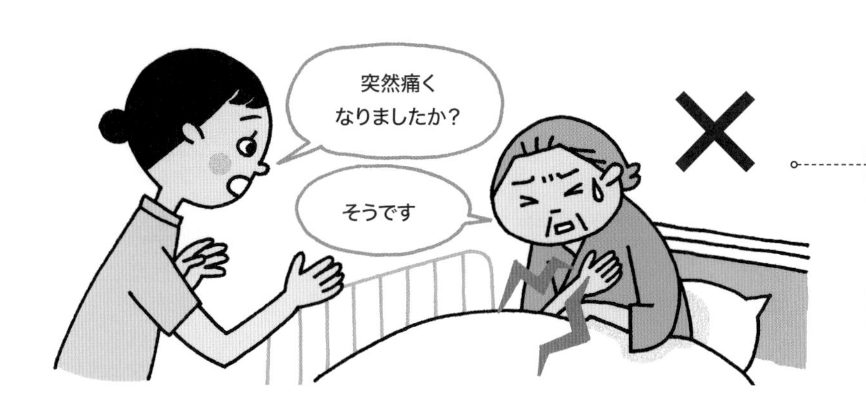

おさえておきたい

このような聞き方は適切ではない。「いつから」「何をしているときに」など具体的に聞くことが必要

〈引用文献〉
1. ポリー・ガーバー・ジマーマン/ロバート・ヘル：トリアージ・ナーシング入門．エルゼビア・ジャパン，東京；2007：161.
2. 伊藤敬介，大西弘高：ナースのための臨床推論で身につく院内トリアージ　最速・最強の緊急度アセスメント．学研メディカル秀潤社，東京；2016：112.
3. 杉本恒明：内科学【分冊版】第七版Ⅰ．朝倉書店,東京；1999：277.

〈参考文献〉
1. 村川裕二：新・病態生理できった内科学 8消化器疾患．医学教育出版,東京，2009.
2. 杉本恒明：内科学【分冊版】第七版Ⅰ．朝倉書店，東京，1999.
3. 杉本恒明：内科学【分冊版】第七版Ⅱ．朝倉書店，東京，1999.
4. レオナルドS.リリー訳 川名正敏，川名陽子：ハーバード大学テキスト 心臓病の病態生理．メディカル・サイエンス・インターナショナル，東京，2014.
5. 日本救急医学会監修：標準救急医学．医学書院，東京，2011.
6. 柴田寿彦,長田芳幸訳：マクギーの身体診断学　エビデンスにもとづくグローバル・スタンダード改訂第2版原著第3版．診断と治療社，東京，2014.
7. 松村理司：診察エッセンシャルズ　新訂版　症状をみる危険なサインをよむ．日経メディカル開発，東京，2010.
8. 徳田安春：症候別“見逃してはならない疾患”の除外ポイント―The 診断エラー学―．医学書院，東京，2016.
9. 伊藤敬介，大西弘高：ナースのための臨床推論で身につく院内トリアージ　最速・最強の緊急度アセスメント．学研メディカル秀潤社，東京，2016.
10. 安倍紀一郎，森田敏子：関連図で理解する　循環機能学 循環器疾患のしくみ．日総研出版，名古屋，2007.
11. 日野原重明，井村裕夫：看護のための最新医学講座　32　医療面接から診断へ．中山書店，東京，2002.
12. ポリー・ガーバー・ジマーマン，ロバート・ヘル：トリアージ・ナーシング入門．エルゼビア・ジャパン，東京，2007.
13. 合同研究班参加学会：急性冠症候群ガイドライン 2018年改訂版.
14. 日本臨床検査医学会ガイドライン作成委員会編：臨床検査のガイドライン JSLM2021 検査値アプローチ/症候/疾患.

資料 2

主な検査基準値

生化学検査：タンパク関連・含窒素成分

項目	基準値	主な原因
総タンパク（TP）	●6.7〜8.3g/dL	⬆高タンパク血症 ⬇低タンパク血症
血清アルブミン（Alb）	●3.8〜5.3g/dL	⬆脱水症 ⬇ネフローゼ症候群、重症肝障害、栄養障害
血清尿素窒素（BUN、UN）	●8〜20mg/dL	⬆腎機能障害、脱水症、心不全、消化管出血、高タンパク食摂取 ⬇重症肝障害、低タンパク食摂取、妊娠、多尿
血清尿酸（UA）	●男性：3.8〜7.0mg/dL ●女性：2.5〜7.0mg/dL	⬆一次性高尿酸血症、二次性高尿酸血症 ⬇遺伝性代謝疾患、腎性低尿酸血症
血清クレアチニン（Cr）	●男性：0.61〜1.04mg/dL ●女性：0.47〜0.79mg/dL	⬆腎前性：脱水症、心不全、血圧低下 ⬆腎性：糸球体腎炎、間質性腎炎など ⬆腎後性：尿路閉塞 ⬇長期臥床、筋萎縮、多尿、妊娠
推定糸球体濾過量（eGFR）	●血清Cr値、年齢、性別と日本腎臓学会が推奨する推算式を用いて算出する	⬆妊娠中、長期臥床、筋萎縮性疾患（筋ジストロフィーなど） ⬇腎機能障害、末端肥大症
血清ビリルビン（BIL）	●総ビリルビン：0.2〜1.0mg/dL ●直接ビリルビン：0.0〜0.3mg/dL ●間接ビリルビン：0.1〜0.8mg/dL	⬆直接ビリルビン：閉塞性黄疸、重症肝障害、体質性黄疸 ⬆間接ビリルビン：溶血性貧血、無効造血、新生児黄疸、体質性黄疸

生化学検査：糖質

項目	基準値	主な原因
血糖（BS、GLU）	●70〜109mg/dL	⬆糖尿病 ⬇下垂体機能低下症、激しい運動
糖化ヘモグロビン（HbA1c）	●6.5%（NGSP）	⬆糖尿病、腎不全 ⬇血球寿命の短縮、溶血性貧血
75gOGTT（経口ブドウ糖負荷試験）	●空腹時：110mg/dL未満 ●負荷後2時間値：140mg/dL未満	⬆糖尿病型 空腹時：126（mg/dL）以上 負荷後2時間値：200（mg/dL）以上
グリコアルブミン（GA）	●11〜16%	⬆糖尿病、肝硬変 ⬇ネフローゼ症候群、甲状腺機能亢進症

＊基準値は、西﨑祐史，渡邊千登世 編著：ケアに生かす検査値ガイド 第2版．照林社，東京，2018を参考にして作成。上記の検査基準値はあくまでも参考値である。基準値は、測定法や試験の種類によって数値が異なるので、必ず各医療機関で使われている数値・単位を確認してください。

CASE 03 背中・腰が痛い

橋本多門

1 既往に高血圧をもつ、70歳男性患者さん。肺炎で入院中でしたが、退院間近となりました。

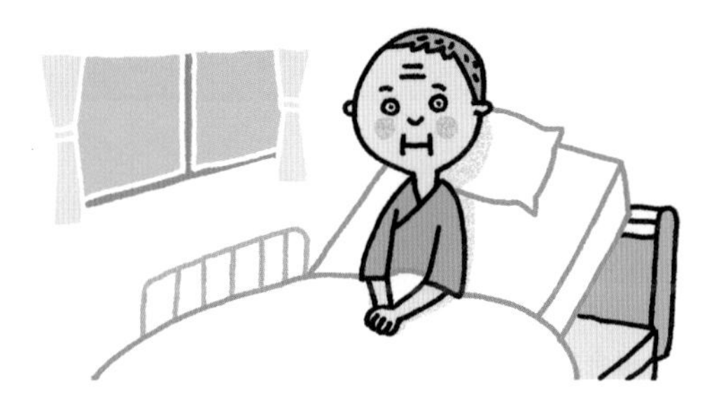

2 あなたが夜勤に入り、しばらくすると、患者さんより「背中・腰が痛い」という訴えがナースコールであり……。

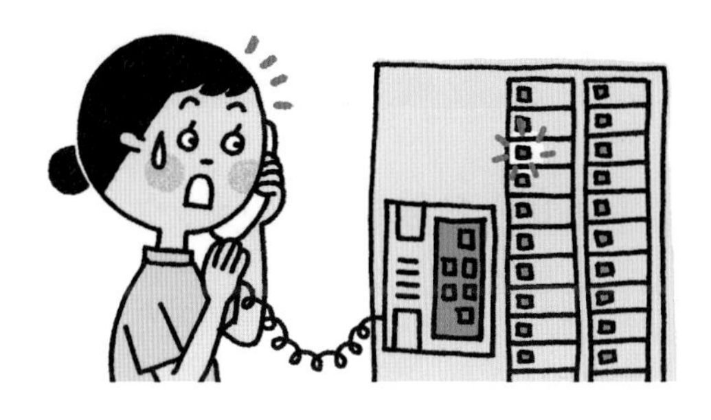

3 あなたは急いで患者さんの部屋に向かいました。
このとき予見される“**最も危険な状態**”は？　何をどう観察する？

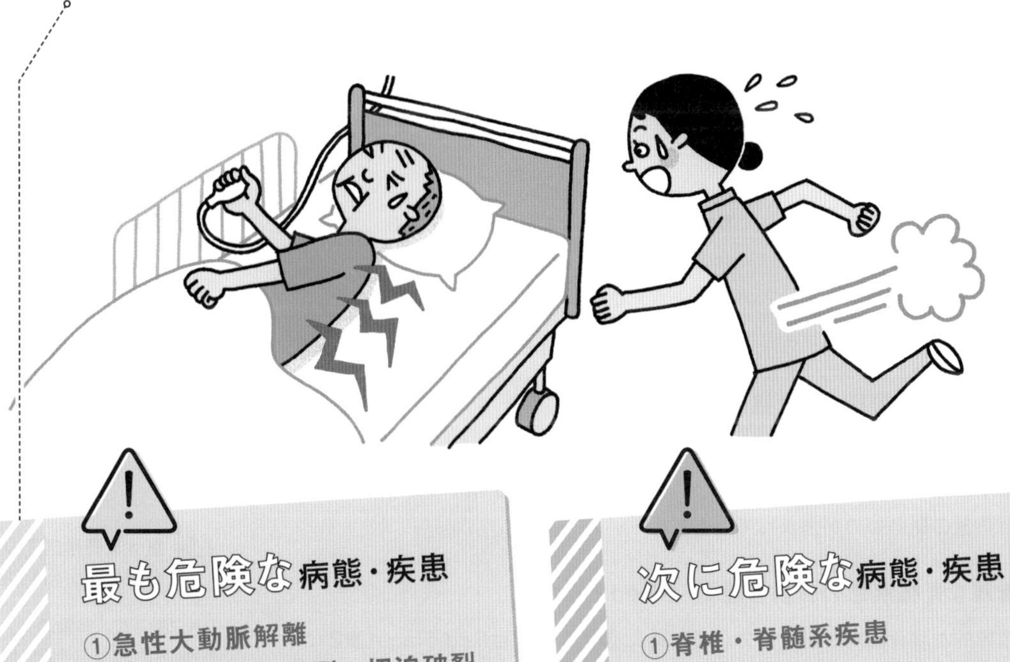

最も危険な病態・疾患

①急性大動脈解離
②腹部大動脈瘤破裂・切迫破裂

次に危険な病態・疾患

①脊椎・脊髄系疾患

このケースについて…

夜勤中など人が限られる状況で、「患者さんの様子がおかしいけれど、朝まで待って医師へ報告すればよいのか、今すぐに対応しなければいけないのかわからない」と迷った経験は誰にでもあると思います。

看護師の役割は診断することではありません。しかしながら、患者さんに起きている事象にはじめに遭遇するのは私たち看護師であることが多いのは事実です。そのため、「何か変」「様子がおかしい」ことに対して適切な対応が求められます。

「何か変」「様子がおかしい」は、急変の前兆であることがあります。気づきをそのまま見過ごすのではなく、その事象がなぜ起こっているかを**論理的**にとらえ、起こりうる**"最悪な状況"を予測し、看護行為につなげていく**ことが大切です。今回は腰背部痛を訴える患者さんで考えていきます。

腰背部痛で考えたいこと・おさえておきたいこと

1 いちばん危険なのはショック。まずは"パッと見"で!

どんな症候であっても、意識が悪い場合や、**頻呼吸や努力呼吸、ショックの5徴候**(蒼白、冷汗、呼吸不全、脈拍触知不能、虚脱)がある場合には、緊急度は高いと考えます。

その場合、すみやかに緊急処置を行う必要があるため、医師への報告と、緊急処置に対応できるよう人員を集めましょう。

大切なことは、ショックを正確に判断することではなく、「ショックかもしれない」「致死的な状態に陥る可能性がある」と思考を巡らせることです。

こんなときはすぐドクターコール

- 呼吸状態がおかしい
- ショックの5徴候がある

2 予測と初期把握を。緊急性が高い疾患を念頭に置こう

"パッと見"で評価した次は、患者さんに起こっている問題を把握していきます。

最も重要な手がかりとなるのは**患者さんの訴え**です。今回は「腰背部痛」が訴えなので、腰背部痛をきたす原因をみていきましょう。

▶腰背部痛の原因(筋骨格系、内臓系)

腰背部痛をきたす原因を示します(**表1**)。大部分が器械的な機序による筋骨格系の異常により生じます。しかし、内臓に由来するものもあり、なかには緊急性の高いものが含まれています。

▶重篤な脊椎疾患の合併を疑うべきRed Flags

致死的な腰背部痛を見分けていくために必要な情報はRed Flags(**表2**)と呼ばれ、**重大な脊椎病変のリスクがあるかどうかを評価**するのに有用です。

なお、"項目が当てはまるからすべて重症"ではなく、"当てはまれば注意深い観察が必要になる"ということです。

表2 重大な脊椎病変の合併を疑うRed Flags

- 栄養不良、体重減少
- 広範囲に及ぶ神経症状
- 構築性脊柱変形
- 発熱

(文献2より引用)

3 どのような原因が考えられるか、「問診」「バイタル」「身体所見」の情報を集めよう

問診で得られる情報は患者さんの状態を予測するうえではとても重要です。しかし、健康問題を有する患者さんは“話すこともつらい状況”のことがあります。

そのようなときは、系統立てて問診を行うことにより、聞き忘れることがなく、かつ効率よく情報を聴取できます。必要項目の覚え方には多々ありますが、OPQRST(**表3**)やLQQTSFA(**表4**)が有名です。なかでも**発症様式の確認**は緊急性を判断する場合に特に重要となってきます。発症様式によって考えられる疾患を**表5**に示します。**“突然発症の痛み”の理由は「詰まった」「破れた」「捻れた」**と覚えましょう。

表1 腰背部痛の鑑別診断(カッコ内はプライマリケア領域での患者比率)

筋骨格系		内臓系
器械的な機序によるもの(大部分を占める)	脊椎そのものに原因があるもの(約1%)	内臓に由来するもの(2%)
筋肉痛・捻挫 **加齢変化** ●椎間板ヘルニア ●脊柱管狭窄 ●腰椎圧迫骨折 ●脊椎すべり症	**悪性新生物** ●脊髄腫瘍 ●悪性リンパ腫 **感染症** ●化膿性椎間板炎 ●脊柱周囲膿瘍 ●硬膜外膿瘍 ●帯状疱疹 **炎症性関節炎**	**骨盤内臓器に由来** ●前立腺炎 ●子宮内膜症 **腎** ●泌尿器疾患 ●尿管結石 ●腎盂炎 **血管系疾患** ●急性大動脈解離 ●腹部大動脈瘤 **消化器疾患** ●急性膵炎 ●急性胆嚢炎

(文献1より引用、一部改変)

おさえておきたい
赤字＝緊急性が高い
青字＝頻度が多い

表3 OPQRST

Onset	発症様式
Palliative/Provocative	増悪／寛解因子
Quality/Quantity	症状の性質／強さ
Region/Radiation	場所／放散の有無
Associated symptom	随伴症状
Time course	時間経過

表4 LQQTSFA

Location	部位
Quality	症状の質
Quantity	症状の強さ
Timing	時間
Setting	状況
Factor	増悪／寛解因子
Association	随伴症状

表5 発症様式(onset)より考えられる疾患

発症様式	考えられる疾患の例 (「腰背部痛あり」の場合)
突然発症(Sudden onset) ＝瞬間で痛みが最強となるもの	●急性大動脈解離 ●腹部大動脈瘤破裂
急性発症(Acute onset) ＝数分から数十分で痛みが最強となるもの	●急性膵炎 ●急性胆嚢炎
緩徐な発症(Gradually onset) ＝数時間以上かけて痛みが最強となるもの	●脊椎周囲膿瘍 ●硬膜外膿瘍

高
緊急度
低

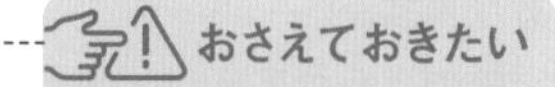

突然発症の痛みは「詰まった」「破れた」「捻れた」

最も危険な病態・疾患は…
①急性大動脈解離
②腹部大動脈瘤破裂・切迫破裂

腰背部痛により「急変かも？」と考えた場合には、まずは**緊急性の高い原因**を思い浮かべてください。緊急性の高い疾患は時間経過とともに劇的な状態変化をきたすため、より迅速な対応が求められます。

緊急性の高い疾患である可能性が低そうとわかれば、時間をかけて情報収集ができます。

腰背部痛を訴える患者さんで、まず予測したい“危険な病態”は「急性大動脈解離」「腹部大動脈瘤破裂・切迫破裂」です。以下にその理由や対応について示します。

①急性大動脈解離を疑う

▶急性大動脈解離ってどんな病気?

急性大動脈解離は、「大動脈壁が中膜のレベルで2層に剥離し、動脈走行に沿ってある長さをもち二腔になった状態」で、大動脈壁に血流もしくは血腫が存在する動的な病態とされています[3]。

発症直後から経時的な変化を起こすために、さまざまな症状が出現することがあります(**図1**)。“最悪の状況”として、心タンポナーデによる**心拍出量の低下、動脈瘤の破裂による循環血液量の減少などからくるショック**によって死に至る場合があります。

▶なぜ疑う?

冒頭の事例の患者さんは高血圧ですが、高血圧の既往は、心血管系のイベントの発生率を高めます。**急性大動脈解離の2/3の患者に高血圧の既往**があるとされています。また、男女ともに**70代が発症のピーク**とされています。

図1 急性大動脈解離のさまざまな病態

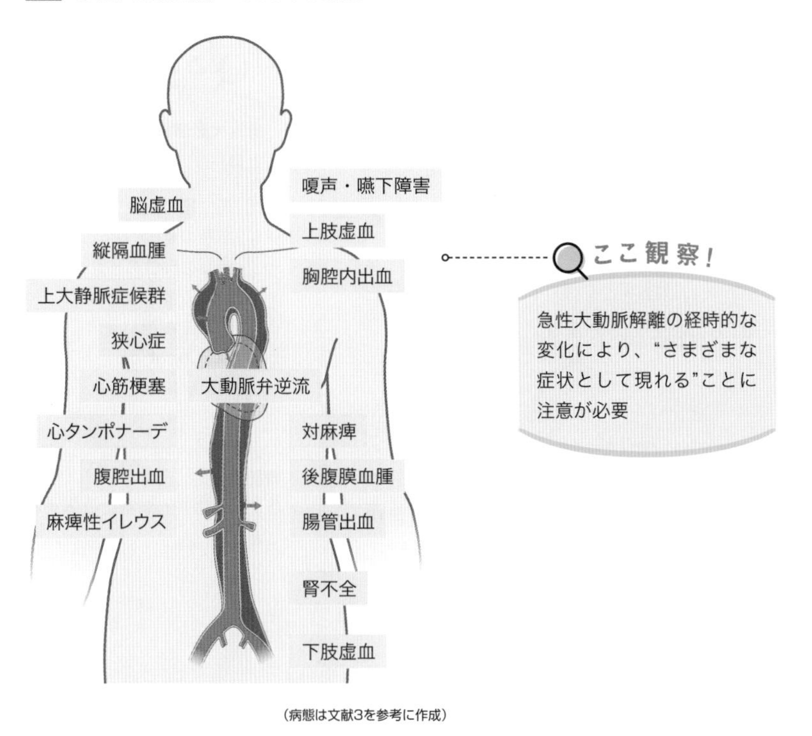

（病態は文献3を参考に作成）

図2 急性大動脈解離の発症様式

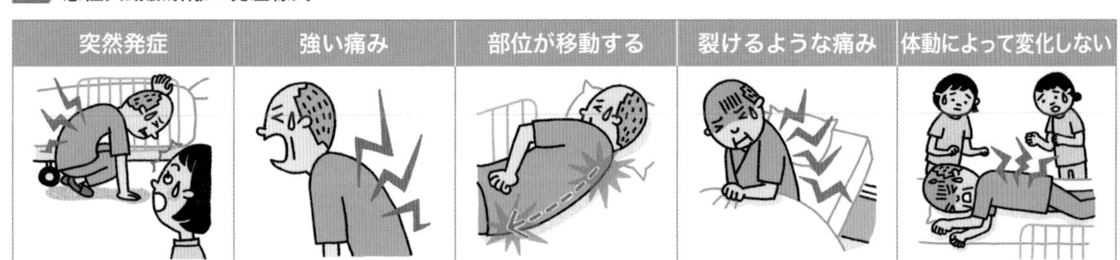

心血管系疾患を疑うような痛みの“訴え”

▶情報収集のポイント

①問診（発症様式）

前述したように腰背部痛の原因が「外因性」か「内因性」かを判別するうえで、発症様式の情報（**図2**）は特に大切です。

ポイントとなる発症様式は**突然発症**です。急性大動脈解離では**大部分が突然発症の痛み**を有します。

そして、**強い痛み**を訴えることが多いです。**痛みの部位が移動**したり、**裂けるような痛み**は急性大動脈解離の可能性を高めます。

解離の部位によっては、**運動麻痺**などの神経学的異常を生じる場合もあるので必ず確認しましょう。

体位による痛みの増悪・寛解がある場合には、血管系疾患の可能性は低いです。

②特徴的なバイタルサインと身体所見

急性期における大動脈解離の死因の大部分は、解離した大動脈の心嚢内破裂もしくは、切迫破裂に伴う血性滲出液貯留による**心タンポナーデ**です。

心タンポナーデでは、拡張期において心室充満が阻害され、**心外閉塞・拘束性ショック**に陥る場合があります。そのため、冒頭で述べたショックの5徴候以外にも、呼吸状態・脈拍・血圧をはじめとした**バイタルサインの継続観察**が必要です。

特徴的症状は**奇脈**です。その他に**Beckの3徴**(低血圧、頸静脈怒張、心音低下)が有名ですが、必ずしも認めないことも多いので注意しましょう。

また、解離による動脈の圧排により、**血圧左右差**(≧20mmHg)を認めることがありますので、急性大動脈解離を疑う患者さんでは、血圧の左右差を測りましょう。頻度はそこまで多くない(1/3程度といわれる)ですが、左右差を認める場合には、急性大動脈解離の可能性を高めます。

ここ観察!

急性大動脈解離の特徴(まとめ)

- □高血圧の既往
- □突然の発症
- □痛みの部位の移動、裂けるような痛み
- □血圧左右差(≧20mmHg)
- □四肢脈拍触知不良

奇脈
吸気時に血圧が有意に低下すること

▶鑑別・初期治療の進み方

急性大動脈解離を疑った場合には、バイタルサインの継続モニタリングと急変対応ができるよう準備しましょう。検査は、12誘導心電図、血液検査、胸部単純X線検査、経胸壁心エコー検査が行われます。以下の3項目のうち、2〜3項目あれば大動脈解離が疑わしいとされます。

1. **強度で突然発症、裂けるような痛み**
2. **胸部単純X線検査で縦郭陰影の拡大**
3. **左右の腕での血圧差≧20mmHg**

検査のなかでも、造影CT検査は特に有効とされています。ただし、CT検査には患者さんの移動が必須であり、移動中の状態の悪化が懸念されます。血圧の上昇は解離腔の進行を助長してしまいます。血行動態の安定化と鎮痛を行い、**収縮期血圧100〜120mmHg以下を目標に管理**したうえで移動ができるようにしましょう。

治療法の選択は、上行大動脈に解離が及んでいるかが重要になってきます。上行大動脈に解離が及んでいるものは**Stanford(スタンフォード) A型**、及んでいないものは**Stanford B型**と分類されます(**図3**)。基本的にStanford A型は、Stanford B型と比べ緊急度が高い場合が多く、外科的手術の適応となります。すみやかに手術へ移行できるよう、人員の調整や、家族への連絡、院内手術チェックリストなどを準備しましょう。

図3 大動脈解離のStanford分類

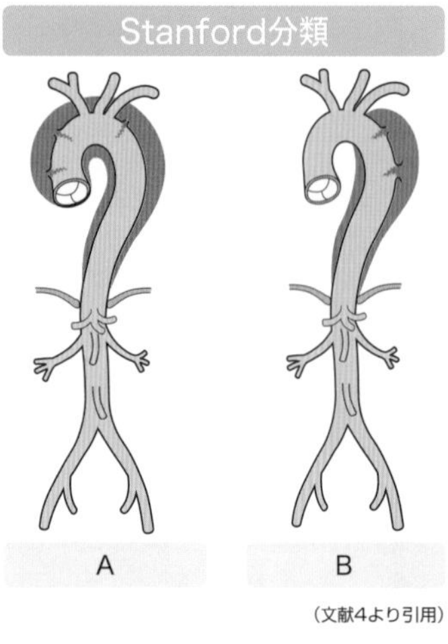

(文献4より引用)

②腹部大動脈瘤破裂・切迫破裂を疑う

▶腹部大動脈瘤ってどんな病気?

大動脈瘤とは、「大動脈の一部の壁が、全周性、または、局所性に(径)拡大または突出した状態」[3]です。

動脈瘤の径の拡大により周囲臓器を圧迫して、「尿管閉塞(水腎症)」「下肢動脈閉塞」「十二指腸閉塞(上腸間膜動脈症候群)」「腸骨静脈圧迫(深部静脈血栓症)」を呈することがあります[1]。5cm以上で破裂のリスクが高いとされています。

"最悪な状況"は**大動脈瘤の破裂**です。破裂した場合、治療介入を行っても50%は死亡してしまうといわれています。

▶なぜ疑う?

腹部大動脈瘤には動脈硬化が強く関連しています。**「男性」「高齢」「喫煙」が3大リスク要因**です。そして、高血圧患者は破裂するリスクが高いとされています。

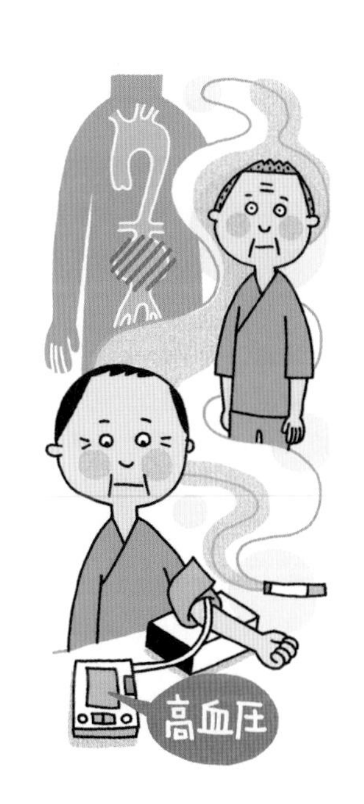

▶情報収集のポイント

①問診(発症様式)

急性大動脈解離の項でも述べましたが、腹部大動脈瘤破裂・切迫破裂でも、心血管系の疾患を疑う痛みの聴取が重要となってきます。図2の**「突然発症」「強い痛み」「部位が移動する」「裂けるような痛み」「体動によって変化しない」**を念頭に置いた問診を行ってください。

また既往歴の聴取も重要で、腹部大動脈瘤の有無を必ず確認しましょう。

②特徴的なバイタルサインと身体所見

「腹痛・腰痛」「拍動する腹部腫瘤」「低血圧」の3徴候が特徴的な身体所見です。ただし、すべてがそろうことは半数にも満たないといわれています。

腹部大動脈瘤破裂や切迫破裂は、誤診率が高く、尿管結石や心筋梗塞、消化管穿孔などと間違われることがあります。上記の3徴候のうち、2つがそろえばまずはじめに疑うことが必要です。

大部分の腹部大動脈瘤の破裂では後腹膜腔へ破裂するため、圧迫効果により一時的に止血され、心肺停止には至らず、**循環血液量の減少によるショック**を呈することが多いです。

▶鑑別・初期治療の進み方

一度破裂してしまうと循環血液量減少性ショックに陥り、致死的となってしまうことが多いです。疑った場合にはバイタルサインの継続モニタリングと急変対応ができるよう準備を行いましょう。

検査は、12誘導心電図、血液検査、腹部超音波検査、CT検査を行います。腹部超音波検査は、動脈瘤が破裂していた場合は確定診断に至らないこともあるため、CT検査が必要となる場合が多いです。

腹部大動脈瘤破裂、切迫破裂の診断がついた場合には、**緊急開腹手術やステント内挿術**が必要となるため、すみやかに手術へ移行できるよう、人員の調整や家族への連絡、院内手術チェックリストなどを準備しましょう。

また、輸液や輸血で血圧を上昇させすぎることは出血を助長させたり、いったん圧迫止血されている箇所からの再出血につながるため、**収縮期血圧70〜90mmHg程度**でコントロールしましょう。

次に危険な病態・疾患は…
①脊椎・脊髄系疾患

①脊椎・脊髄系疾患を疑う

▶脊椎・脊髄系疾患で重症化するものに注意

脊椎由来の腰背部痛のなかにも、重症化する疾患があります。

化膿性椎間板炎や**脊柱周囲膿瘍**、**硬膜外膿瘍**は、**敗血症へ移行**することもあるため呼吸・循環の注意深い観察が必要です。**発熱**を伴っていることもあります。

また、脊髄が圧迫されている身体所見は危険なサインです。具体的には膀胱直腸障害(尿閉、残尿、失禁など)といった**馬尾症候群**を認める場合や、**重度で急速に進行する運動麻痺**です。これらは永続的な神経障害を残すことがあるため、48時間以内の外科的手術が必要です。

馬尾症候群

腫瘍、膿瘍、外傷、脊柱管狭窄症、椎間板ヘルニアなどによって馬尾神経が圧迫され、以下の症状を呈する
- 両下肢の疼痛
- 殿部・陰部の感覚障害
- 膀胱直腸障害
- 勃起機能不全　など

こんなときはすぐドクターコール
- 馬尾症候群がある
- 重度の運動麻痺がある
- 運動麻痺が急速に進行する

▶腰痛とわかる身体所見

腰痛の原因は、**椎間板ヘルニア**や**脊柱管狭窄症**、**腰椎圧迫骨折**が多いとされています。これらに特徴的な症状を観察することで、“逆説的に緊急性の高い疾患が否定”できる場合があります。

これらでは腰痛以外にどのような特徴的な身体所見が多いのかを**表6**に示します。

椎間板ヘルニア、脊柱管狭窄症、腰椎圧迫骨折では保存的治療が第一選択となりますが、前述した馬尾症候群や運動麻痺が出現することもあり、継続観察を行いましょう。

表6 腰椎椎間板ヘルニア、脊柱管狭窄症、腰椎圧迫骨折の身体所見

①腰椎椎間板ヘルニア	●下肢伸展挙上テストで陽性となる(SLR試験) ▶仰臥位の患者さんの一側下肢を伸展したまま持ち上げ、股関節を受動的に60度まで屈曲させる ▶殿部や大腿後面に疼痛を訴えれば「陽性」となる 60度 ●腰痛以外に下肢に放散する痛みがあり、腰痛より強い
②脊柱管狭窄症	●座位や前屈位で症状が改善 ●腰痛以外に両側の殿部から下肢に対しての放散痛がある
③腰椎圧迫骨折	●外傷がなくても圧迫骨折をきたす可能性がある ●脊椎叩打痛がある ●痛みにより仰臥位となることができない

ここ観察！

これらの脊柱・脊髄系疾患とわかれば、“最も危険な”病態・疾患「ではないこと」が考えられる

〈引用文献〉
1. 日本救急医学会監修，有賀徹，坂本哲也，嶋津岳士，他編：標準救急医学 第5版．医学書院，東京，2014：337.
2. 第3章 診断 CQ6.腰痛患者が初診した場合に必要とされる診断の手順は．日本整形外科学会，日本腰痛学会 監修，日本整形外科学会診療ガイドライン委員会，腰痛診療ガイドライン策定委員会編：腰痛診療ガイドライン2012．南江堂，東京，2012：27.
3. 合同研究班参加学会：大動脈瘤・大動脈解離診療ガイドライン(2020年改訂版).
https://www.j-circ.or.jp/cms/wp-content/uploads/2020/07/JCS2020_Ogino.pdf(2022.11.9アクセス)
4. 杉本恒明：内科学【分冊版】第七版Ⅰ．朝倉書店，東京；1999：277.

〈参考文献〉
1. 酒見英太監修，上田剛士著：ジェネラリストのための内科診断リファレンス エビデンスに基づく究極の診断学をめざして．医学書院，東京，2014.
2. 志賀隆監修，山下浩，佐藤信宏，舩越拓編：ER・救急999の謎．メディカル・サイエンス・インターナショナル，東京，2017.
3. スコット・スターン，アダム・シーフー，ダイアン・オールトカーム編，竹本毅 訳：考える技術 臨床的思考を分析する 第3版．日経BP社，東京，2015.
4. 日本救急看護学会監修，日本救急看護学会トリアージ委員会編：看護師のための院内トリアージテキスト．へるす出版，東京，2012.
5. 道又元裕編：ICUディジーズ クリィティカルケアにおける看護実践 改訂第2版．学研メディカル秀潤社，東京，2014.
6. 石松伸一監修：実践につよくなる 看護の臨床推論．学研メディカル秀潤社，東京，2014.
7. 伊藤敬介，大西弘髙編著：ナースのための臨床推論で身につく院内トリアージ 最速・最強の緊急度アセスメント．学研メディカル秀潤社，東京，2016.
8. 徳田安春編：症候別“見逃してはならない疾患”の除外ポイント The診断エラー学．医学書院，東京，2016.

資料 3

主な検査基準値

生化学検査：脂質

項目	基準値	主な原因
総コレステロール（TC）	●120～219mg/dL	⬆原発性：家族性高コレステロール血症 続発性：糖尿病、甲状腺機能低下症 ⬇原発性：無・低β-リポタンパク血症、α-リポタンパク欠損症など 続発性：甲状腺機能亢進症、肝炎
HDL-コレステロール（HDL-C）	●40～65mg/dL	⬆家族性高α-リポタンパク血症 ⬇糖尿病、肝障害、虚血性心疾患
LDL-コレステロール（LDL-C）	●65～139mg/dL	⬆将来の虚血性心疾患、脳梗塞、糖尿病のリスクファクター ⬇無・低リポタンパク血症、肝硬変
トリグリセリド（中性脂肪：TG）	●30～149mg/dL	⬆家族性脂質異常症、糖尿病、高尿酸血症 ⬇甲状腺機能亢進症

生化学検査：電解質・金属

項目	基準値	主な原因
血清ナトリウム（Na）	●137～145mEq/L	⬆高ナトリウム血症 ⬇低ナトリウム血症
血清カリウム（K）	●3.5～5.0mEq/L	⬆高カリウム血症 ⬇低カリウム血症
血清クロール（Cl）	●98～108mEq/L	⬆下痢、嘔吐、多尿 ⬇下痢、嘔吐、アジソン病
血清カルシウム（Ca）	●8.4～10.4mg/dL	⬆高カルシウム血症 ⬇低カルシウム血症
リン（P）	●2.5～4.5mg/dL	⬆原発性副甲状腺機能低下症 ⬇原発性副甲状腺機能亢進症
血清鉄（Fe）	●男性：50～200μg/dL ●女性：40～180μg/dL	⬆ヘモクロマトーシス ⬇鉄欠乏性貧血
血清マグネシウム（Mg）	●1.7～2.6mg/dL	⬆急性・慢性腎不全 ⬇飢餓、タンパク栄養不良症、吸収不良症候群
亜鉛（Zn）	●80～160μg/dL	⬆溶血性貧血 ⬇腸性肢端皮膚炎

＊基準値は、西﨑祐史、渡邊千登世 編著：ケアに生かす検査値ガイド 第2版．照林社，東京，2018を参考にして作成。上記の検査基準値はあくまでも参考値である。基準値は、測定法や試験の種類によって数値が異なるので、必ず各医療機関で使われている数値・単位を確認してください。

CASE 04 おなかが痛い

涌井幸恵

1 夜勤帯、高齢男性の患者さんから「おなかが痛い」「吐き気もある」という訴えがあったためベッドサイドへ行きました。

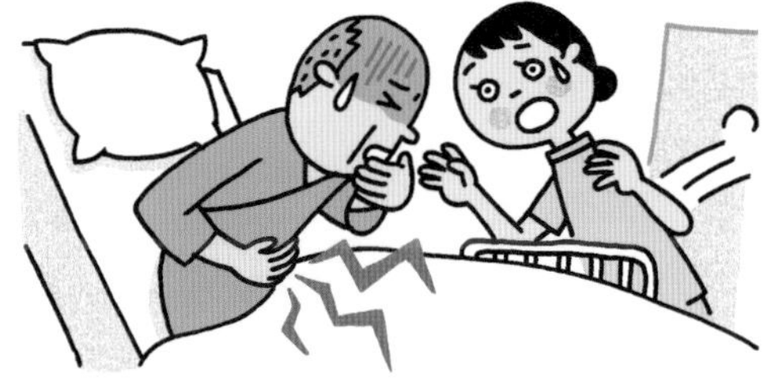

2 「トイレで用を済ませた後から痛みが出てきました」「その痛みはだんだん強くなってきました」と患者さんは言います。

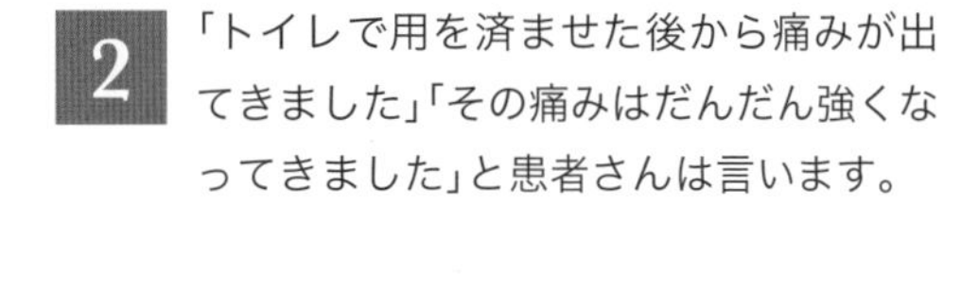

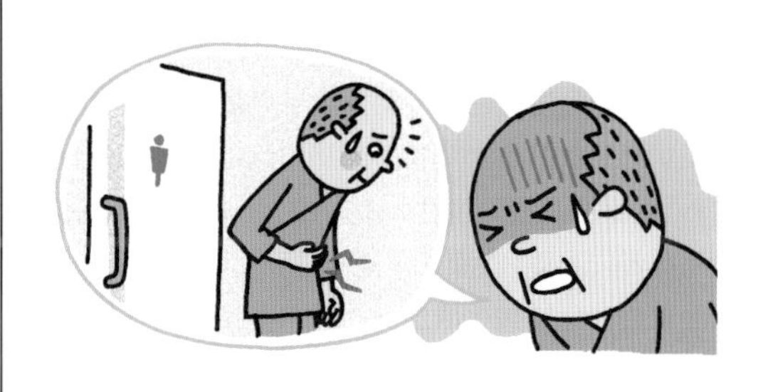

3 患者さんは腹部全体に持続する痛みがありました。また、高血圧と心房細動の既往がありました。

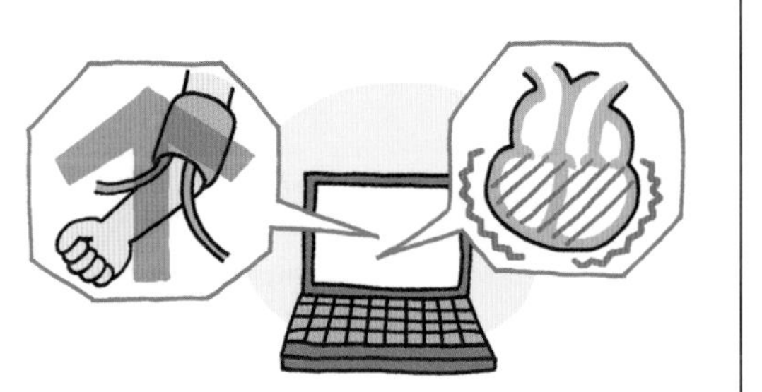

4 このとき予見される"最も危険な状態"は？何をどう観察する？

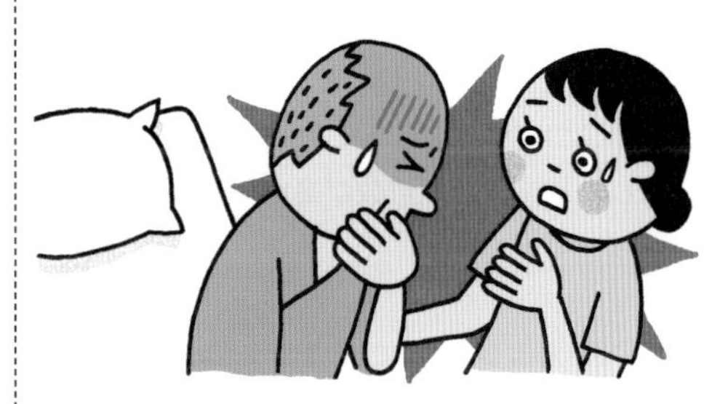

最も危険な病態・疾患

①腹部大動脈瘤破裂

はっきりと急変とはいえない場合

①腹膜炎

②上腸間膜動脈閉塞症

このケースについて…

腹痛は比較的遭遇する確率が高い疾患です。しかし、必ずしも消化器系疾患に限らず、循環器系、婦人科系、泌尿器系疾患にも関連しています。このため、患者さんの訴えやバイタルサイン、身体所見などから、さまざまな情報を収集し、緊急性が高いか否かを判断することが重要となります。

このケースでは、「高齢男性」「排泄後の突然発症」「高血圧」「心房細動」「腹痛の部位」などのキーワードを念頭に置き、最も危険な状況を回避することを考えながら患者さんの看護にあたります。

腹痛で考えたいこと・おさえておきたいこと

1 腹痛時、"ショック症状"がみられたら、緊急度が高い!

腹痛を訴える患者さんの緊急度を判断するうえで重要なことは、ショックの徴候があるかどうかです。腹痛で起こりうるショックは、出血や脱水などによる「**循環血液量減少性ショック**」(hypovolemic shock)と、腹膜炎や腸管壊死などによる「**血液分布異常性ショック**」(distributive shock)です。

顔面蒼白や脈拍数の増加、冷汗、意識混濁、頻呼吸など、患者さんから発信されるサインを見逃さず、早期にショックを認識することが重要です(**表1**)。

こんなときはすぐドクターコール

- 顔面蒼白、頻脈、冷汗がみられる
- 意識混濁や頻呼吸がみられる

2 ショックの重症度

バイタルサインの変化から、ショック状態に陥ったと判断した場合は、重症度を評価して対処方法を考えていきます。評価する指標として「**ショックスコア**」を使用すると、状態の変化を経時的に把握しやすくなります(**表2**)。

ショックスコアは5項目をそれぞれ点数化し、**合計点数が「5点以上」をショック**とします。また、点数が高いほどショックの重症度が高いと評価されます。

表1 腹痛で起こり得るショックの予兆のサイン

循環血液量減少性ショック(hypovolemic shock)	血液分布異常性ショック(distributive shock)
●顔面蒼白 ●頻脈 ●冷汗 ●脈圧の狭小化(初期では代償機能がはたらき血圧は低下しない) ●頻呼吸(循環不全に伴う代謝性アシドーシスの代償)	●感染の存在とSIRS(全身性炎症反応症候群)の診断基準を満たしている ●皮膚が温かい ●シバリングを伴う発熱

(文献1より引用、一部改変)

ここ観察!

SIRSの診断基準

以下の4項目のうち、2項目以上を満たすとSIRSと定義[2]

1) 体温>38℃あるいは<36℃
2) 心拍数>90回/分
3) 呼吸数>20回/分または $PaCO_2$<32mmHg
4) 白血球数>12,000/mm^3 もしくは<4,000/mm^3、あるいは幼若球>10%

表2 ショックスコア

	0	1	2	3
収縮期血圧：BP(mmHg)	100≦BP	80≦BP＜100	60≦BP＜80	BP＜60
脈拍数：PR(回/分)	PR≦100	100＜PR≦120	120＜PR≦140	140＜PR
Base excess: BE(mEq/L)	−5≦BE≦5	+5＜BE≦+10 −5＞BE≧−10	+10＜BE≦+15 −10＞BE≧−15	+15＜BE −15＞BE
尿量(mL/時)	50≦尿量	25≦尿量＜50	0＜尿量≦25	0
意識状態	清明	興奮～軽度の応答遅延	著明な応答遅延	昏睡

（文献3より引用）

おさえておきたい

- 点数が高いほどショックの重症度が高い!
- 5点以上をショックとする

こんなときはすぐドクターコール

意識障害がみられたら急変の可能性が高い

表3 腹痛を訴える患者のフィジカルアセスメント

問診	視診	聴診	打診	触診
●発症時刻・発症様式 ●増悪/緩解因子（食事・体位・体動） ●痛みの程度、性状、部位 ●痛みの持続時間 ●放散痛の有無と部位 ●随伴症状	●腹部の形態：腹部膨満、陥没、左右対称性、ヘルニアの有無など ●皮膚の状態：手術痕の有無、色調の変化など ●腹壁静脈怒張の有無 ●腹部拍動の有無	●腸蠕動音の状態 ●血管雑音 ●振水音の有無	●液体・ガスの貯留、腫瘤の有無 ●肝・脾臓の大きさ ●叩打痛の有無	●圧痛・腫瘤の有無 ●腹壁の緊張状態 ●腹膜刺激症状：反跳痛（ブルンベルグ徴候）、筋性防御、板状硬

（文献3より引用、一部改変）

3 腹部のフィジカルアセスメントと対応

ショックではないことがわかったら、その腹痛が緊急度が高い、重篤な疾患であるかどうかを予測するために、**患者さんの訴えや身体所見からさまざまな情報を収集**します（**表3**）。

腹痛は痛みのメカニズムにより**内臓痛**、**体性痛**、**関連痛**の3種類に分けられます。なかでも管腔臓器が収縮、拡張、けいれんすることにより生じる**間欠的な**、**非限局性**の内臓痛か、腹膜が由来の**激しい**、**持続した**、**限局性**の体性痛のどちらであるかにより、内科的治療で対処するのか外科的治療を必要とする状態であるのかを予測することができます。一般的に、**疼痛の感じ方は内臓痛から体性痛に移行するといわれており、体性痛がみられる場合には手術の適応**となります。

こんなときはすぐドクターコール

- 突発性の痛み
- 痛みの急性増悪
- 持続する強い痛み

さらに、腹痛といっても、必ず消化器系であるとは限りません。循環器系、肝胆膵系、泌尿生殖器系などさまざまな臓器が関係していることがあります（**図1**）。

腹痛を訴えている患者さんに対して、その原因にかかわらず診断前に早期の鎮痛薬使用が推奨されており、鎮痛薬や鎮痙薬を使用します。そのため、フィジカルアセスメントにより痛みの種類を予測する必要があります。管腔臓器のけいれんによる痛みに対してはブチルスコポラミン臭化物（ブスコパン®）などの鎮痙薬を選択します。

図1 痛みの部位と考えられる疾患

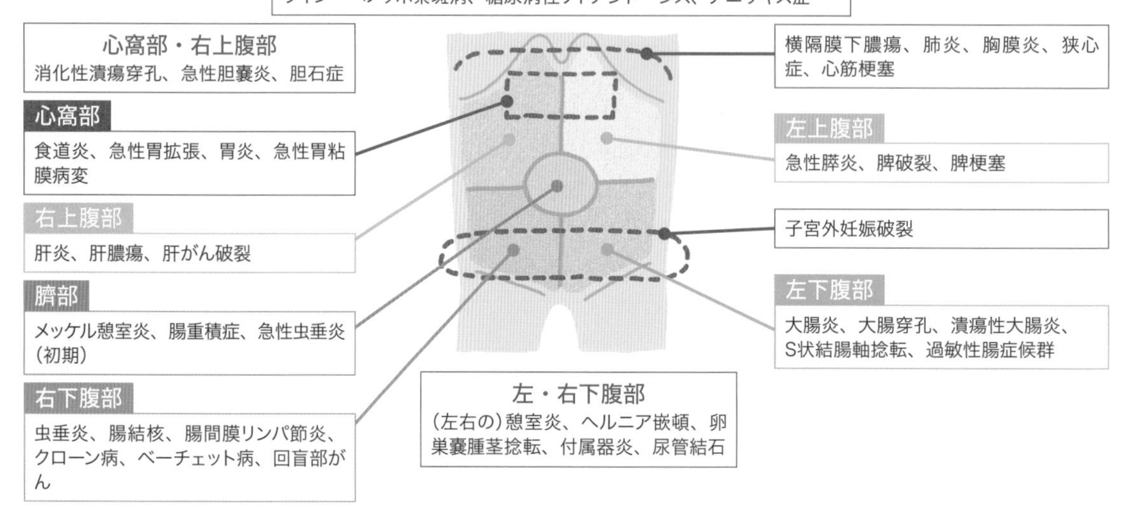

臓器の炎症が波及したときや、化学的刺激が加わったときに起こる体性痛では、刺すような鋭い痛みを伴い、腹膜刺激症状がみられることが多いため、ペインスケールだけでなく、患者さんの身体所見や心拍数や呼吸数などの生理学的評価も合わせて疼痛の評価をします。それによりアセトアミノフェンの静脈投与を第一選択とし、投与後15〜30分ごとに再評価を行います。追加投与として、麻薬性鎮痛薬（モルヒネ塩酸塩、フェンタニル）を使用し、鎮痛処置をします。

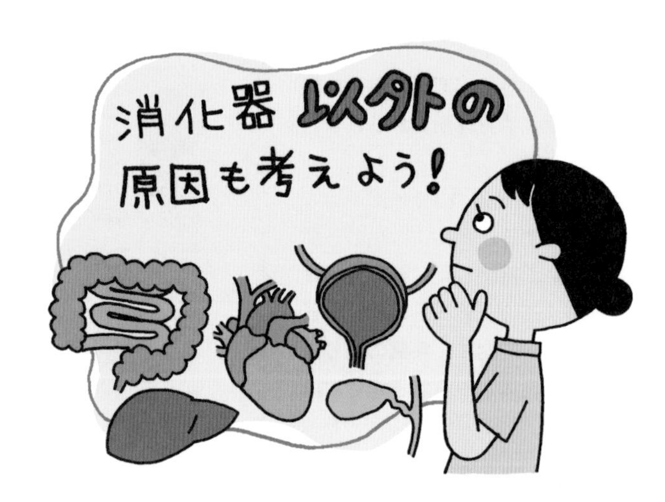

最も危険な病態・疾患は…
①腹部大動脈瘤破裂

①腹部大動脈瘤破裂を疑う

▶なぜ疑う?

動脈瘤の原因のほとんどは、高血圧や脂質異常症による動脈硬化（粥状硬化）です。これらは、高齢者に多い疾患です。

▶何が起こっている?

動脈瘤は、常に血管の内部から外側に向かって圧力がかかっているため、進行すると血管が破れ、血液が血管外に漏れ出すことによって急激な腹痛が出現します。また、出血によって**循環血液量減少性ショック**や**消化器症状**がみられることがあります。

▶鑑別と初期治療の進み方

患者さんの状態を観察して、ショック状態に陥っている場合には、**循環動態を安定させることを優先**します。

血液ガス分析ではおおよその循環不全の程度を知ることができます。ショック状態に陥ると末梢の循環異常による組織への酸素供給量が減少します。細胞が低酸素状態になると乳酸が産生され、代謝性アシドーシスになります。血液ガス分析では代謝性アシドーシスの判断に有効な乳酸値（Lactate）、HCO_3^-、アニオンギャップ（AG）、ベースエクセス（BE）などを迅速に測定することができます。

腹部超音波検査は非侵襲的できわめて有用であり、これらにより**大動脈瘤の拡大**を確認することができます。

さらにCT検査では、**大動脈瘤の存在と破裂の所見**を客観的に確認することができます。腹部大動脈瘤の破裂で、ショック状態に陥っている場合は、そのほとんどが**循環血液量減少性ショック**により起こるため、**輸液や輸血**を行い、循環動態を安定させることが重要です。

また、痛みによる過度な血圧の上昇も、再破裂を起こす危険性が高くなるため、**疼痛コントロールと同時に血圧コントロール**が必要となります。疼痛コントロールは、激しい痛みに対してモルヒネやフェンタニルなどのオピオイド鎮痛薬とアセトアミノフェンの静脈内投与を併用しながら、疼痛の程度に合わせて投与量を調節していきます。

厳重に管理しても再破裂によりショックに陥る危険性はありますので、頻回に**バイタルサイン測定**や**意識レベルの確認**を行います。

また緊急手術の適応となることもあるため、患者さんの身体所見や検査結果などから予測し、手術の準備が迅速に行えるようにしておくことが重要です。

はっきりと急変とはいえない場合
①腹膜炎
②上腸間膜動脈閉塞症

①腹膜炎を疑う

▶なぜ疑う?

腹膜炎とは、通常無菌状態の腹腔内が、細菌感染、消化液などによる化学的刺激、腹膜の虚血などにより炎症を起こしている状態です。その発生機序から、**原発性腹膜炎**と**続発性腹膜炎**に分類されます。その大部分は、外傷や病巣からの炎症波及、穿孔からの細菌感染などによる続発性腹膜炎です。

▶何が起こっている?

持続する強い痛みがみられるときには、**消化管穿孔などの重篤な疾患**が起こっている可能性があります。さらに、腸内細菌などのグラム陰性桿菌による細菌感染を合併した場合は、**汎発性腹膜炎**になり**敗血症性ショック**へ移行することがありますので、バイタルサインや特徴的な腹部所見(**腹膜刺激症状**)の有無を確認します。

腹膜刺激症状とは、臓器の炎症が腹膜に及んだときに生じる痛みのことで、以下のようなものがあります。

ここ観察!
- 反跳痛
- 筋性防御
- 板状硬
- 踵落とし試験
- 咳嗽試験

①反跳痛(ブルンベルグ徴候)

腹部の触診で腹部を圧迫したときより、離したときに強い痛みを感じるものです。これが限局せず、腹部全体に認められる場合には、汎発性腹膜炎が疑われます。

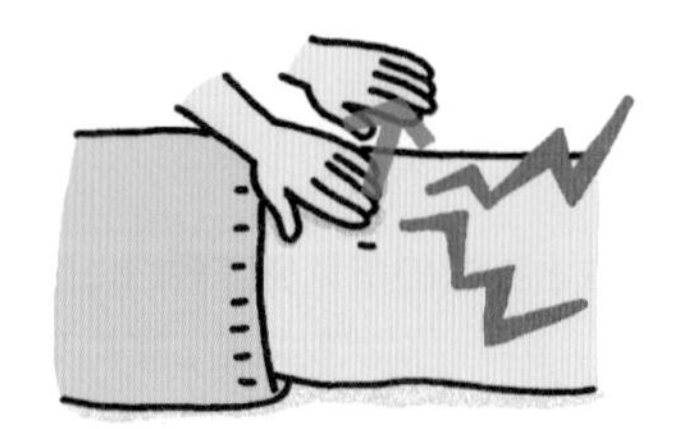

②筋性防御

腹腔臓器の炎症が筋層を超えて壁側腹膜に波及すると、肋間神経、腰神経を介して腹壁筋肉の反射性緊張亢進が起こり、腹壁が硬く触れます。

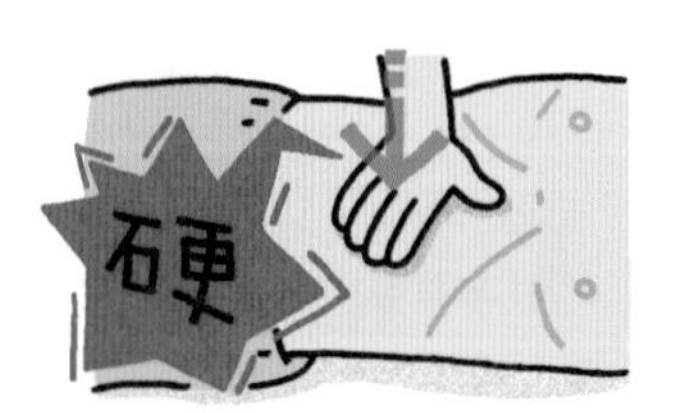

③板状硬

腹部全体に、腹筋に力を入れているような硬さがみられます。

④その他

その他にみられる所見としては、つま先立ちから急に踵を落とすと腹部に強い痛みが走る(**踵落とし試験**)所見や、患者さんに咳をしてもらうと痛みが誘発される(**咳嗽試験**)所見などがあります。

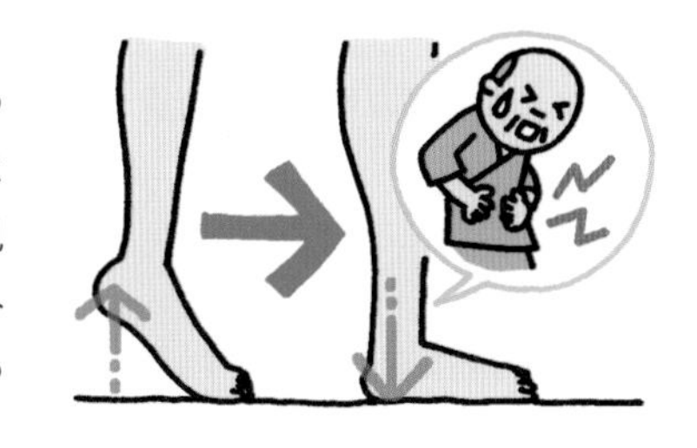

以上のような所見が認められる場合には、腹膜炎を積極的に疑いドクターコールが必要です。

▶鑑別と初期治療の進み方

この疾患では、血液検査で**WBC**、**CRP**などの炎症反応を示す値が高値となります。腸管虚血や壊死の指標となる**CPK**、**LDH**の上昇や、血液ガス分析では乳酸値(Lactate)、アニオンギャップ(AG)、ベースエクセス(BE)、pH、HCO_3^-、$PaCO_2$などから代謝性アシドーシスが認められることがあります。

腹部超音波検査、単純X線検査、腹部CT検査では、**腹腔内に大量の浸出液**が生成されているかどうか調べることができます。また、穿孔によって消化液や食物残渣が消化管以外に漏出することで**液体貯留**が認められたり、**腹腔内遊離ガス**(free air)が認められて、確定診断に至ります。

腹膜炎が限局し、呼吸や循環動態が安定している場合には、保存療法で経過を観察することがあります。**腹膜炎が腹部全体に及んでいる場合や循環動態が不安定なときには**、**手術適応**となります。

患者さんのモニタリングをして、呼吸・循環・鎮痛管理を行います。また、緊急手術を考慮した準備を進めると同時に、患者さんの不安や恐怖の軽減に努めていきます。

②上腸間膜動脈閉塞症を疑う

▶なぜ疑う?

この患者さんは、トイレで用を足した後、突然腹痛が出現したとのことでした。このように**突然、秒単位で起こる痛み**は物理的な変化(何かが詰まる、破れるなど)によるものが考えられます。具体的には血管性の病変が疑われます。

さらに、既往歴の不整脈(心房細動)も、心臓内で血栓を形成する原因となり、上腸間膜動脈閉塞症の要因になります。

ここ観察!
- 突然、秒単位で起こる痛み
- 既往に不整脈(心房細動)

▶何が起こっている?

腹腔内臓器を栄養する動脈として、腹腔動脈、上腸間膜動脈、下腸間膜動脈が挙げられます。上腸間膜動脈閉塞症とは、小腸の大部分と大腸の一部に分布している上腸間膜動脈が閉塞し、腸管が虚血に陥る疾患です。

この疾患は、**発症時間が明確**であり、**急激な腹痛**を伴いますが、**発症後初期の腹部所見(腹膜刺激症状)はきわめて軽微**で、特有の症状がないため、診

断がつきにくいといわれています。

そのため、患者さんへの**問診**をもとに、本疾患の可能性を考慮していくことが重要です。

▶鑑別・初期治療の進み方

上腸間膜動脈閉塞症の診断は、**腹部造影CT検査**が有用です。CTでは上腸間膜動脈が造影されない「**SMA途絶像**」や、閉塞部より中枢側で静脈血の血流量減少により静脈径が通常より細くなる「**smaller SMV sign**」が特徴としてみられます。

動脈の閉塞により、腸管に血流が供給できなくなると、**腸管虚血による壊死**を引き起こし、ショック状態に至ります。そのため早期発見、早期治療が重要です。

主な治療法は血栓除去、血栓溶解療法、血管内ステント留置術などの**血管内治療**(IVR)で、すでに腸管が壊死している状態であれば、**緊急開腹手術**の適応となります。

急変ではないと思うけれど…どうする?

ほかにも観察・対応したいこと

前述のように、腹痛でも、突然発症であったり、強い痛み、徐々に増強する痛み、ショック徴候を伴う痛み、SIRSの項目を満たす場合などは、緊急手術や緊急処置の必要性が高いため、すぐにドクターコールをします。

LINK SIRSの診断基準 p.34

しかし、バイタルサインが安定していて、**慢性的な自制内の痛み**である場合は、すぐにドクターコールは必要としません。医師の診察まで、**バイタルサインや身体所見**、**疼痛の程度**をNRSやVASなどの**客観的な指標**を用いて経時的に観察し、再評価することが必要です。

患者さんは痛みを自覚しており、何らかの**不安感**や**恐怖感**を抱いています。さらに、その痛みを何とかしてほしいとの思いから、看護師に訴えていることを理解して対応する必要があります。

痛みは身体的にも体力の消耗を招くため、**安楽な体位の工夫**や**事前指示薬**などを使用して疼痛緩和を図る必要があります。

さらにプライバシーの保護や患者さんに対して傾聴し、わかりやすい言葉で説明して、**不安の軽減**に努めていく必要があります。

〈引用文献〉
1. 鷲尾和：救急での動きかた・患者のみかた⑤腹痛. EmergencyCare夏季増刊, メディカ出版, 大阪；2016：70.
2. 日本版敗血症診療ガイドライン2020 特別委員会編：日本版敗血症診療ガイドライン 2020：S21.
3. Ogawa R, Fujita T：A scoring for a quantiative evaluation of shock. J Surg 1982；12(2)：122-125.
4. 濱本実也：クリティカルケア実践の根拠. 照林社, 東京, 2014：111.
5. 鷲尾和：救急での動きかた・患者のみかた⑤腹痛. EmergencyCare夏季増刊, メディカ出版, 大阪；2016：65.
6. 矢久保修嗣：新・病態生理できった内科学 8消化器疾患. 医学教育出版社, 東京, 2009：38.

〈参考文献〉
1. 坂本壮：救急外来ただいま診察中！. 中外医学社, 東京, 2016.
2. 前野哲博：症状対応ベスト・プラクティス. 学研メディカル秀潤社, 東京, 2015.
3. 急性腹症診療ガイドライン出版委員会編：急性腹症診療ガイドライン2015. 医学書院, 東京, 2015.

PART 2

突然生じた症状や徴候

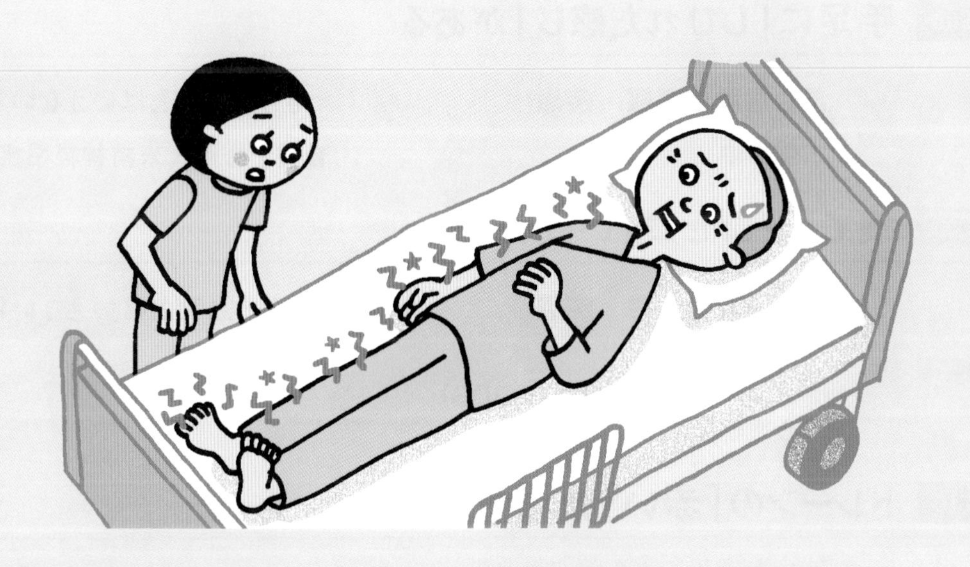

PART 2 CONTENTS

CASE 05 夜間、生あくびをしている

須藤由紀子

1 夜勤帯、糖尿病のコントロール入院中の高齢患者さんが生あくびをし、傾眠傾向であるところを発見しました。

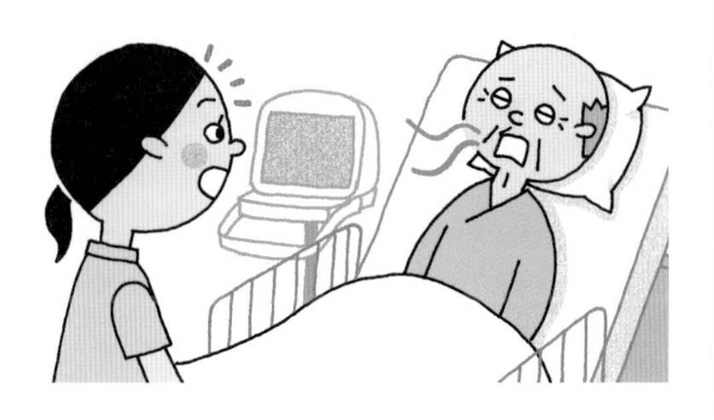

2 声をかけると開眼しますが、発語がありません。

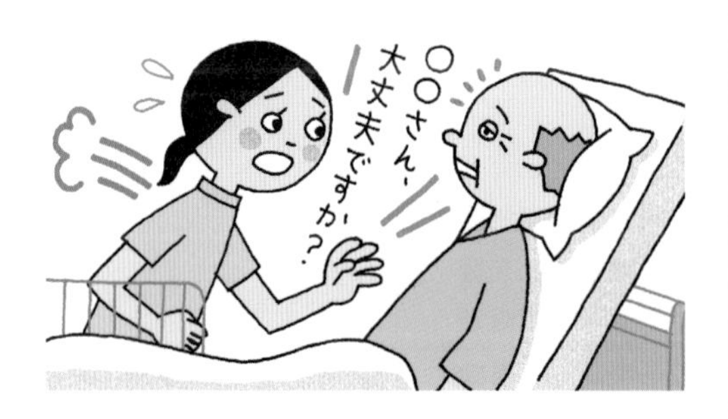

3 また、バイタルサインに変動はみられませんが、発汗を伴っています。このとき見逃してはいけない"**最も危険な状態**"は？何をどう観察する？

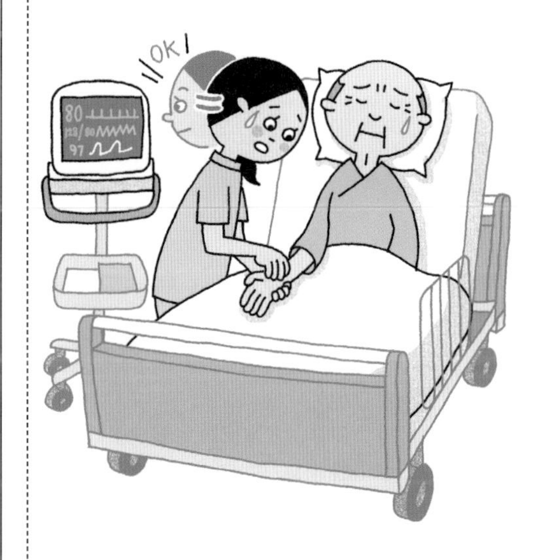

最も危険な病態・疾患

①脳血管障害や冠動脈疾患などによる脳血流低下
②低血糖

はっきりと急変とはいえない場合

①起立性低血圧

このケースについて…

「生あくび」とは、眠気がないのに起こるあくびのことです。
病的な生あくびの原因は、脳梗塞や冠動脈疾患、起立性低血圧により脳の血流が低下し酸欠状態になることです。酸欠状態になると覚醒が低下(意識障害)するため、反射的にあくびを出して酸素を脳に送ることで、低下している脳のはたらきを活性化し、覚醒が低下しないようにしています。
また、低血糖の場合も脳機能が低下し、生あくびがみられることがあります(**図1**)。

図1 病的な生あくびで起きていること

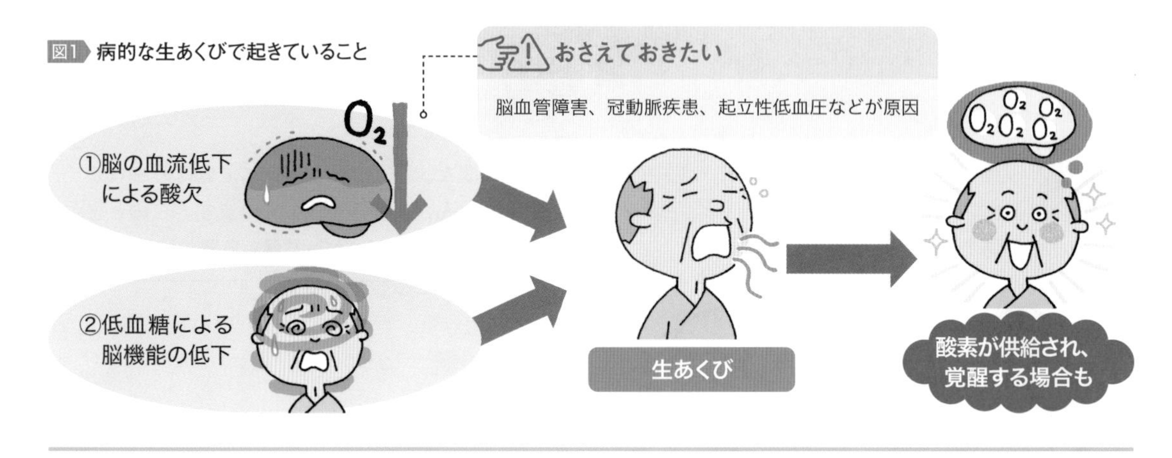

生あくびでおさえておきたいこと

1 覚醒が低下するときに起こっていること

それでは生あくびの原因となる覚醒低下(意識障害)では、脳内に何が起こっているのでしょうか?
意識の中枢を担うのは、大脳皮質全般や脳幹網様体・視床下部などと考えられています。求心性インパルス(末梢神経から中枢神経に向かう電気的興奮)は、感覚経路から側枝を通って脳幹網様体へ入り、視床・視床下部を経て大脳皮質へ投射し、その活動を賦活(ふかつ)(活発化)します(上行性網様体賦活系)。視床下部には、視床下部賦活系といった睡眠・覚醒の基本リズムをつくる機能があります。この上行性網様体賦活系と視床下部賦活系によって、意識の本質である「覚醒の維持」「注意力や記憶の保持」が行われています(**図2**)[1]。
したがって、**上行性網様体賦活系・視床下部賦活系の障害によって、覚醒の程度が低下します**。意識障害の原因としては、一次性中枢神経系意識障害(脳そのものに原因がある)、二次性中枢神経系意識障害(脳以外の臓器に機能障害があり、これによって二次的に脳全体が侵される)が挙げられます。

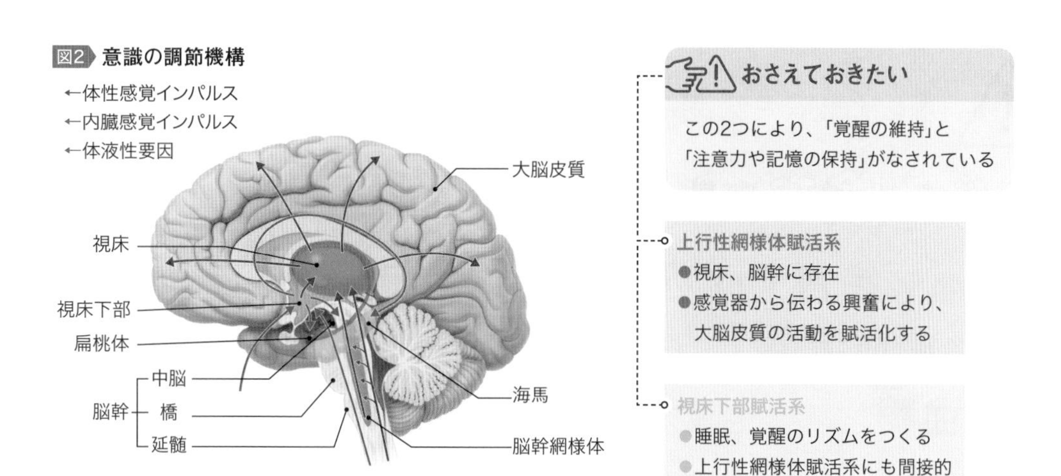

（文献1・p.48を参考に作成）

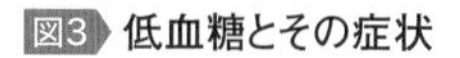

図3 低血糖とその症状

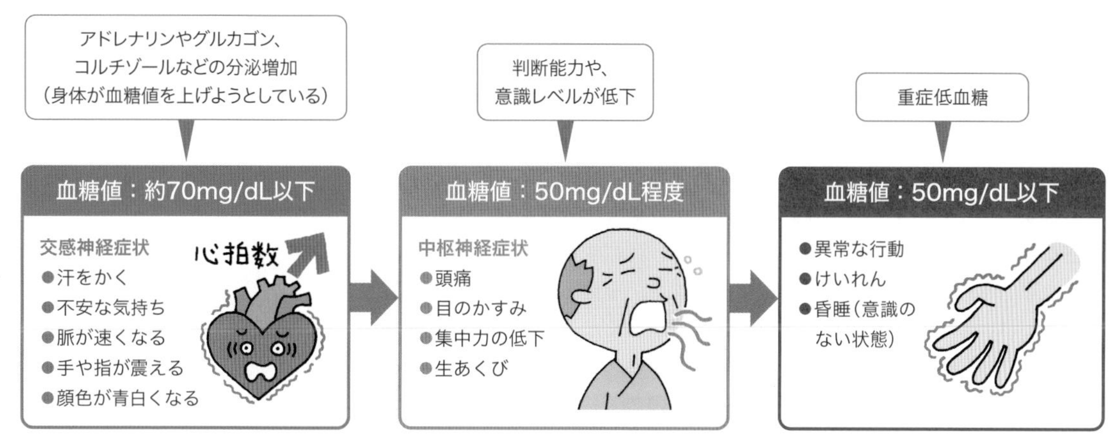

2 低血糖の場合に生じる症状

脳は、日常のエネルギー源をもっぱらブドウ糖に頼っています。安静時でも1時間にブドウ糖を3～4g（体全体の約25％に相当）を消費します。

脳はブドウ糖を合成する能力をもたず、貯蔵だけでは数分間の消費しか補うことができません。したがって、血糖値が下がると血中から細胞内へ糖を取り込む速度が落ち、その結果、供給が消費に追いつかなくなり、**エネルギー不足から脳の機能は著しく障害**されます。

一般的に、**血糖値が60～70mg/dL以下で、かつ低血糖症状を有する**場合に低血糖と診断されます。しかし**日常的に血糖値が高い患者さんでは、それ以上の血糖値であっても低血糖は起こり得ます。**低血糖のときにはその値に応じて、**図3**のように身体にさまざまな低血糖症状が現れます。

最も危険な病態・疾患は…

①脳血管障害や冠動脈疾患などによる脳血流低下
②低血糖

①脳血管障害や冠動脈疾患などによる脳血流低下を疑う

▶なぜ疑う?

脳血管障害が生じると、頭蓋内圧亢進が進み、**頭痛、悪心・嘔吐、うっ血乳頭**などがみられます。そしてさらに進行すると、**脳ヘルニア**をきたす恐れがあります。圧迫による障害が延髄に及ぶと**意識障害**や**呼吸障害**を起こし、障害が急速に進行すると不可逆的状態となり、死亡する恐れがあります。

この患者さんは脳血管障害を示唆する頭痛や、冠動脈疾患を示唆する胸痛を訴えてはいません。しかし、既往に**糖尿病**があると血糖値の高い状態が続くことで、「痛み」をはじめとした感覚異常を引き起こす**神経障害**などの合併症が生じることがあり、疼痛を感じていないのかもしれません。

▶情報収集のポイント

意識障害の程度、バイタルサインの変化、随伴症状の変化を経時的に観察し、悪化の有無を見逃さないようにしましょう。

ここ観察!
- 意識レベル(JCS、GCS)
- バイタルサイン

①意識レベルを確認する

意識障害の悪化は、生命の危機的状態を示す恐れがあり、早急な処置を必要とするかどうかの根拠となります。

意識障害のある患者さんを発見した際は、**現在の意識状態の程度を明らかにすることが重要**です。意識状態の程度をみるためには、JCSやGCS(**表1**、**表2**)などを使用し、患者さんに呼びかけや痛みなど種々の刺激を与え、どのような反応をしたかを具体的に記載します。患者さんの微妙な変化(**1回の刺激で反応したか、何回か刺激を与えたあとで反応したか**など)も注意深く観察し、同時に**瞳孔所見(瞳孔径、対光反射、眼球の動き)**や**麻痺・外傷の有無**も観察します。

また、意識レベルの経時的変化も観察し、評価していくことが重要です。

こんなときはすぐドクターコール
- 頭蓋内圧亢進による脳ヘルニア徴候(重度の意識障害、瞳孔不同、片麻痺)
- クッシング現象(高血圧を伴う徐脈)

表1 ジャパン・コーマ・スケール(Japan Coma Scale：JCS、3-3-9度方式)

Ⅰ	刺激しないでも覚醒している(1桁)	Ⅱ	刺激すると覚醒する(2桁)	Ⅲ	刺激しても覚醒しない(3桁)
1	だいたい意識清明だが、今ひとつはっきりしない	10	普通の呼びかけで開眼する	100	痛み刺激に対し、払いのけるような動作をする
2	見当識障害がある	20	大きな声または体を揺さぶることにより開眼する	200	痛み刺激で少し手足を動かしたり、顔をしかめる(除脳硬直を含む)
3	自分の名前、生年月日が言えない	30	痛み刺激を加えつつ呼びかけを繰り返すとかろうじて開眼する	300	痛み刺激に応じない

※桁が多くなるほど意識障害が重度
R：不穏、I：尿失禁、A：自発性喪失を別に表示する(例：30-R)

表2 グラスゴー・コーマ・スケール(Glasgow Coma Scale：GCS)

開眼(E：eye opening)	E4	自発的に開眼
	3	言葉により開眼
	2	痛み刺激により開眼
	1	開眼しない
言語反応(V：verbal response)	V5	見当識あり
	4	会話混乱
	3	言語混乱
	2	理解できない声
	1	発語がみられない
運動反応(M：motor response)	M6	命令に従う
	5	痛み刺激部位に手足をもってくる
	4	四肢を屈曲する(逃避)
	3	四肢を屈曲する(異常屈曲)
	2	四肢伸展
	1	まったく動かない

※合計の点数が小さいほど意識障害が重度

②バイタルサインの変化を確認する

バイタルサインの変化から、**意識障害の程度や障害部位、原因疾患を推測**します。バイタルサインの変化を伴う場合、重篤なケースが多いため、すみやかに観察し、**救命救急処置の必要性を判断**します(**表3**)。

症例の患者さんでは、**冷汗を伴っているため、ショックの徴候がないかどうかも確認**しなければなりません。

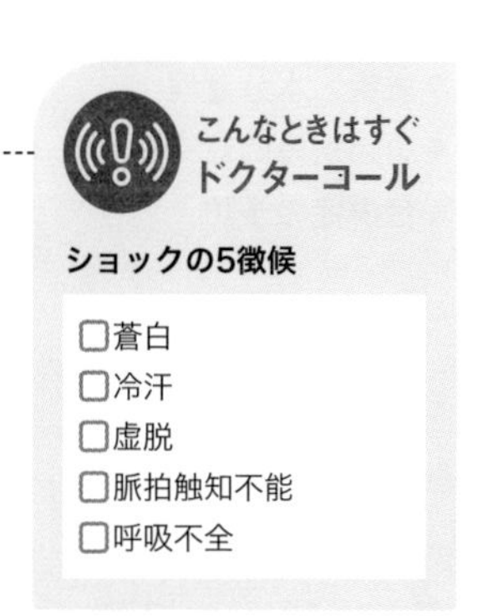

表3 意識障害患者で観察すべき身体所見

観察点	所見	意識障害の原因疾患
呼吸様式	過呼吸	過呼吸症候群、脳幹出血
血圧	高血圧	脳出血、くも膜下出血
	低血圧	各種ショック
心拍数	徐脈性不整脈	Adams-Stokes発作
体温	高熱	熱中症、悪性高熱
	低体温	低体温症
呼気臭	アルコール臭	急性アルコール中毒
	アセトン臭	糖尿病性昏睡
眼球・瞳孔所見	共同偏視	脳出血、脳梗塞、痙攣発作
	縮瞳	脳幹出血、モルヒネ中毒
四肢の動き	片麻痺	脳出血、脳梗塞
皮膚所見	鮮紅色	CO中毒
	蒼白	ショック
	黄疸	肝性昏睡
	チアノーゼ	低酸素血症
その他	バチ状指	CO_2ナルコーシス

（文献2より引用、一部改変）

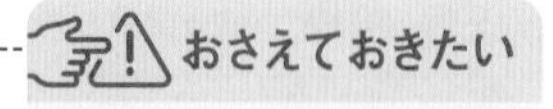

冷汗があれば、疑う

▶鑑別・初期治療の進み方

意識障害の患者さんを発見してからの流れを**図4**に示します。

脳そのものに原因がある場合、診断には**頭部CT、MRI、MRA**などが有用です。そのほか、血液・尿検査や画像検査から、脳以外の臓器の原因の有無（心疾患、呼吸器疾患、内分泌代謝系疾患、薬物中毒）を明らかにします。

意識障害の治療に関しては、治療の目的・根拠を理解し、治療の効果や副作用の観察を行い、治療がスムーズに行われるよう援助することが重要です。

治療中は以下の項目に注意するようにしましょう。

- 気道確保の状況、酸素吸入の有無、気管挿管の有無、人工呼吸器装着の有無
- 静脈確保の状況、投与されている薬剤
- 体温調節の状況、その他のバイタルサイン管理（呼吸状態〈回数・様式〉、血圧、脈拍、神経学的所見〈意識状態、瞳孔所見、麻痺の有無〉など）
- 排泄管理
- 栄養、水分管理
- 原因疾患に対する治療
- 合併症の予防

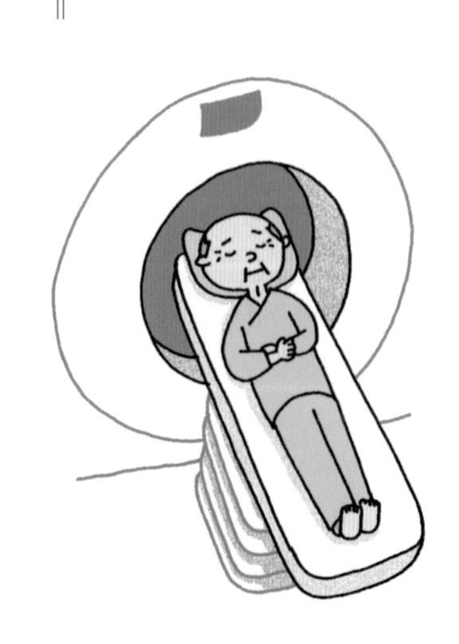

図4 意識障害患者の鑑別・治療の流れ

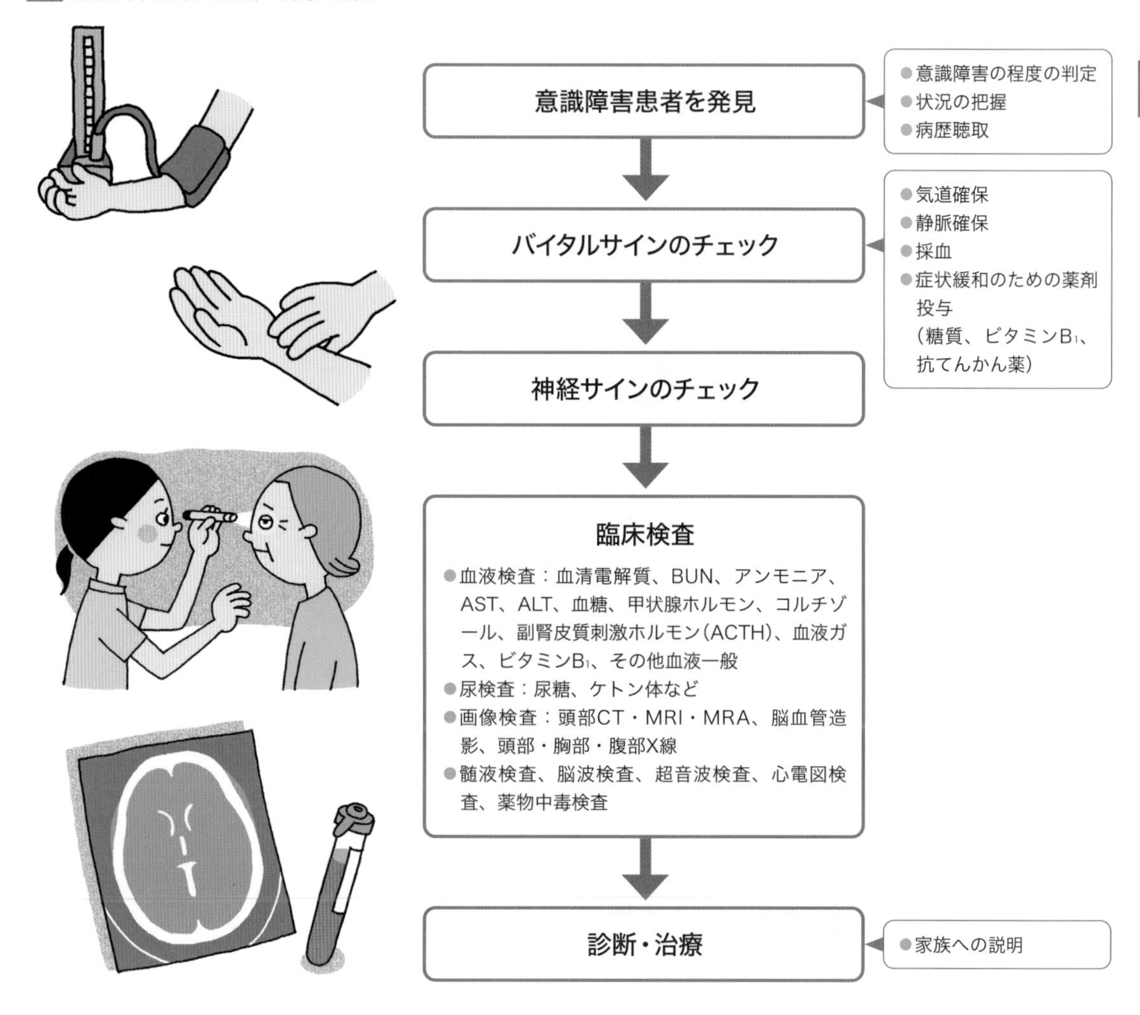

②低血糖を疑う

▶なぜ疑う？

血糖降下薬の内服やインスリンの注射をしている**糖尿病の患者さんが、あくびを始めたら低血糖になっている可能性があります。**脳以外ではブドウ糖のほかにタンパク質や脂肪もエネルギー源として使えますが、脳はブドウ糖しかエネルギー源にできません。ですから、**低血糖になると脳のはたらきが低下して意識がなくなる**危険があります。

この患者さんは糖尿病のコントロール入院中であり、意識障害・発汗を伴っていることから、**急性型の反応性低血糖**に陥っていると考えられます。低血糖症の急性発症は、その多くが**インスリンの過投与、血糖降下薬の過投与、**または糖尿病患者さんが**通常のインスリン投与後食事を摂取しなかったり、過度の運動をした場合**にみられます。

低血糖による意識障害は放置すると意識が回復しなくなるため、早急な治療が必要です。

▶情報収集のポイント

呼吸・循環の把握・安定化を図ったあと、血糖値をチェックします。血糖値は異常に高くても低くても意識障害をきたします。

また、**身体所見の把握**と同時に**既往歴**や**投薬内容**(経口血糖降下薬、インスリン製剤など)ほかを調べ、診断につなげることも大切です。

ここ観察!

- 呼吸・循環
- 血糖値(70mg/dL以下は低血糖)
- 身体所見
- 投薬内容

▶鑑別・初期治療の進み方

医原性の低血糖では急激に低血糖が進行し、放置すると患者さんが意識障害から回復しなくなるため初期症状に十分注意し、発見と同時に適切な治療を早急に行わなければなりません。血糖値を測定することによって、低血糖による意識障害なのか、他の疾患による意識障害なのかの鑑別が可能です。

低血糖による意識障害は、**ブドウ糖液の静注**によりすみやかに意識が回復します。治療の遅延が遷延性意識障害を起こすといった理由により、すみやかに改善させなければならない病態です(**図5**)。外因性疾患を含めたすべての意識障害患者さんに対して低血糖の除外、または低血糖の迅速な治療がなされるべきです。

図5 低血糖に対する治療

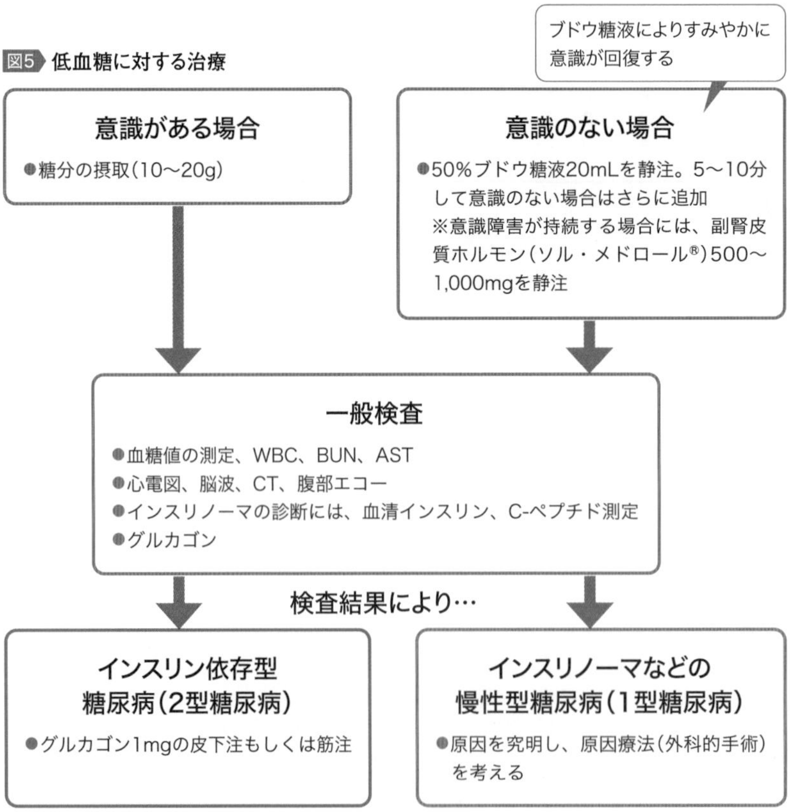

意識がある場合
- 糖分の摂取(10〜20g)

意識のない場合
- 50%ブドウ糖液20mLを静注。5〜10分して意識のない場合はさらに追加
  ※意識障害が持続する場合には、副腎皮質ホルモン(ソル・メドロール®)500〜1,000mgを静注

ブドウ糖液によりすみやかに意識が回復する

↓

一般検査
- 血糖値の測定、WBC、BUN、AST
- 心電図、脳波、CT、腹部エコー
- インスリノーマの診断には、血清インスリン、C-ペプチド測定
- グルカゴン

検査結果により…

インスリン依存型糖尿病(2型糖尿病)
- グルカゴン1mgの皮下注もしくは筋注

インスリノーマなどの慢性型糖尿病(1型糖尿病)
- 原因を究明し、原因療法(外科的手術)を考える

はっきりと急変とはいえない場合 ①起立性低血圧

①起立性低血圧を疑う

▶なぜ疑う?

起立性低血圧では、安静臥床後起立した際に血圧の低下がみられ、脳虚血により失神・脱力をきたします。これは、血圧維持が不十分なために脳血液灌流量が不足する結果、起こる症状です。定義としては、**20mmHgを上回る収縮期血圧の低下、10mmHgを上回る拡張期血圧の低下、またはその両方**です。

起立性低血圧には**特発性起立性低血圧**と**症候性起立性低血圧**とがあります。特発性起立性低血圧の原因は明らかとなっていませんが、Shy-Drager(シャイ・ドレーガー)症候群(多系統萎縮症。40〜60歳の男性に好発)や自律神経障害を伴うパーキンソン病が挙げられています。

症候性起立性低血圧の原因は**表4**が知られており、一般に高齢者に多いです。

多系統萎縮症
オリーブ橋小脳萎縮症、線条体黒質変性症、小脳失調(Shy-Drager〈シャイ・ドレーガー〉症候群)、パーキンソニズム、自律神経障害をきたす疾患の総称。

▶情報収集のポイント

起立性低血圧の症状として、ふらつき、めまい、脱力、眼前暗黒感、徐脈、失神などが起立後数秒から数分以内に起こり、臥位により正常化します。

そのため、**起立時と臥位時の血圧を測定**します。判断の仕方として、起立後3分以内の血圧の変化をみるSchellong試験(**表5**)があります。

なかでもShy-Drager症候群の場合は、ほかに歩行障害(パーキンソン病様症状)、汗・涙・唾液の分泌減少、尿失禁や尿閉などの自律神経系の症状がみられます。

ここ観察!

起立性低血圧では、以下の症状が臥位により正常化

- □ふらつき
- □めまい
- □脱力
- □眼前暗黒感
- □徐脈
- □失神

表4 症候性起立性低血圧の原因

- 加齢
- 自己免疫疾患(ギラン・バレー症候群、関節リウマチ、全身性エリテマトーデス　など)
- 全身性疾患(糖尿病、アミロイドーシス、アルコール中毒、腎不全　など)
- ウェルニッケ脳症、視床下部や中脳の血管病変、脳腫瘍　など
- 降圧薬、自律神経遮断薬、精神安定薬などの使用

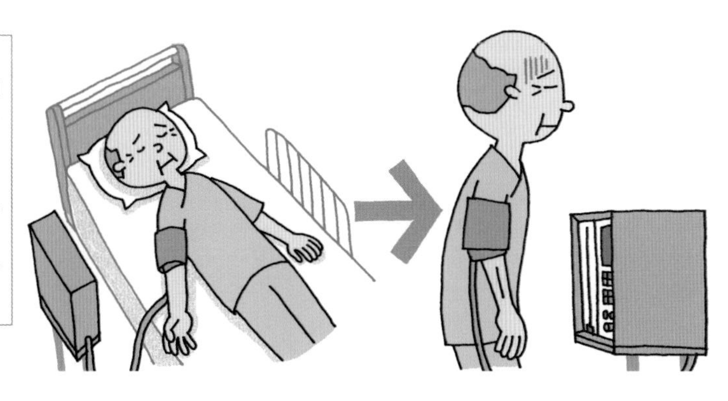

表5 Schellong試験

起立後3分以内に、
- 収縮期血圧が20mmHg以上低下
- 収縮期血圧の値が90mmHg以下に低下
- 拡張期血圧が10mm以上低下

このうち1つでも
該当すれば…
起立性低血圧と判断

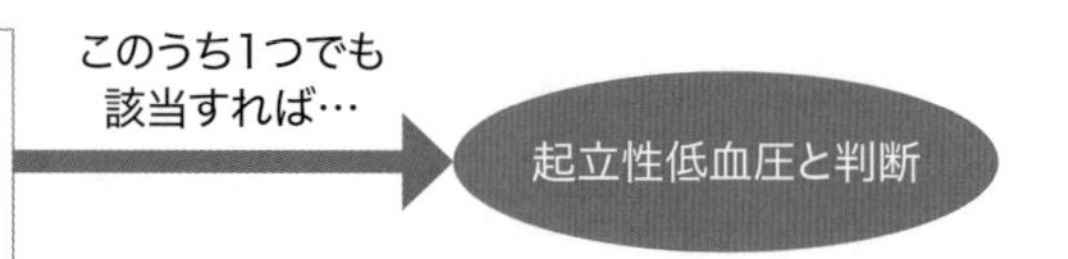

▶鑑別・初期治療の進み方

安静に臥床させます。臥床させても効果がなければ、輸液や昇圧薬など薬剤の投与を行います。症候性起立性低血圧の場合は、原因となっている疾患の治療を行います。

また、患者さんには、起き上がるときは、**体の向きを変えながらゆっくり時間をかけて起き上がること**を伝えましょう。起き上がったら**その場で膝の曲げ伸ばしを行ったり、足踏みを行う**のも効果的です。

〈引用文献〉
1. 小田正枝編著：症状別看護過程"アセスメント・看護計画がわかる！". 照林社, 東京, 2014：48, 52-56.
2. 日本救急医学会監修：標準救急医学 第4版. 医学書院, 東京, 2009：264.

〈参考文献〉
1. 日本家庭医療学会編：プライマリ・ケア救急－即座な判断が必要なとき. プリメド社, 大阪, 2007.
2. 樫山鉄矢, 清水敬樹編：ER実践ハンドブック 現場で活きる初期対応の手順と判断の指針. 羊土社, 東京, 2015.
3. 日本救急医学会監修：標準救急医学 第4版. 医学書院, 東京, 2009：265.
4. 小濱啓次編著：救急マニュアル 救急初療から救命処置まで(第3版). 医学書院, 東京, 2005：523, 620-621.

CASE 06

そわそわ落ち着かず、不穏が疑われる

山崎 誠

1 70歳代の患者さん。肺炎で入院となりましたが、ここ最近認知症が進行し、内服ができないことが多いです。

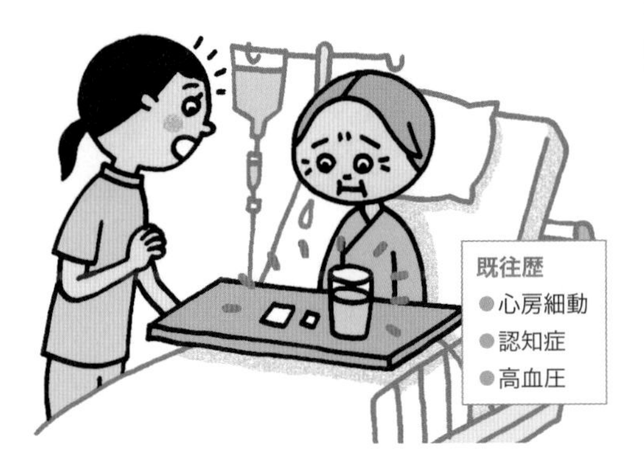

2 夜勤に入り定時のラウンドをしていると、患者さんの部屋からナースコールが鳴りました。

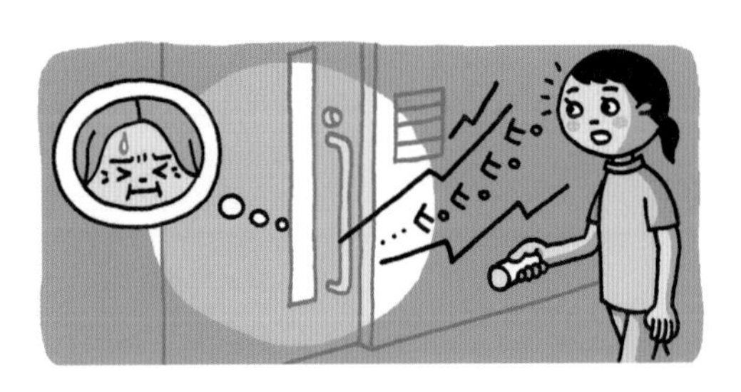

3 患者さんはそわそわ落ち着かず、看護師が来てもナースコールを押そうと同じ行動を繰り返しています。このとき予見される"**最も危険な状態**"は？ 何をどう観察する？

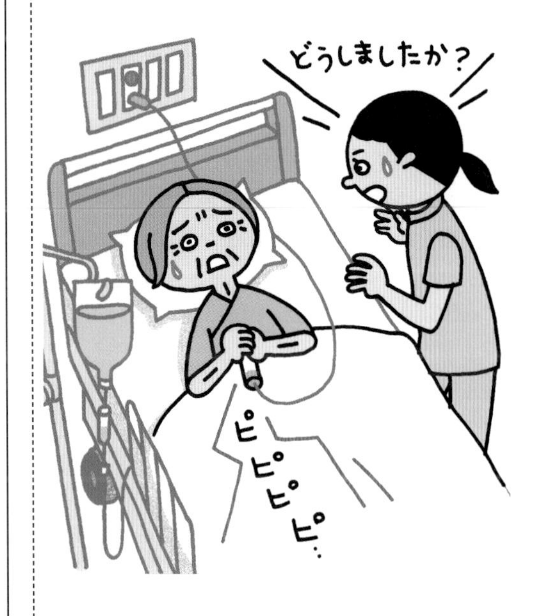

最も危険な病態・疾患

①脳梗塞
②敗血症性ショック

はっきりと急変とはいえない場合

①呼吸不全

このケースについて…

夜勤の際に“そわそわ落ち着かない”“同じ行動をくり返す”など、不穏が疑われる患者さんに出会ったことはありませんか？　こんなとき、頭に思い浮かべるのは“せん妄”ではないでしょうか。

しかし、せん妄と決めつけてしまっては危険な病態を見逃してしまいます。本稿ではそのような不穏状態となる、見逃してはならない病態について説明します。

「いつもと様子が違う」「何か変だ」と感じたときは急変の前兆であることがあり、その気づきをそのままにしてはなりません。患者さんに今何が起こっているのかをとらえ、起こりうる最悪な状況を予測し、看護行為につなげていくことが大切です。

おさえておきたい

- 不穏
=行動が異常な“状態”。せん妄が原因で不穏になることがある
- せん妄
=“意識障害”の一種。意識レベルの低下から、叫ぶといったものまで症状は幅広い

不穏が疑われるときに考えたいこと

1 生理学的評価によって緊急度の評価を行う

どのような場合でも急変を疑うときは、まず第一印象を把握し、**ABCDに沿って生理学的評価**を行います。

第一印象では顔色、表情、皮膚色や皮膚の状態、呼吸状態、姿勢や体位について観察を行い、全体的な印象からすぐに対応が必要か否かの緊急度を判断します。

次に**ABCD（気道、呼吸、循環、意識）**の評価を行います。このときに気道狭窄や頻呼吸・努力呼吸、ショックの5徴候、明らかな意識障害がある場合は緊急度が高く、早急な対応が必要となる可能性が高いため、人員の確保と医師への報告を行います。

こんなときはすぐドクターコール

- 呼吸状態がおかしい（気道狭窄、頻呼吸・努力呼吸）
- ショックの5徴候（蒼白、冷汗、脈拍触知不能、虚脱、呼吸不全）がある
- 明らかな意識障害がある

2 正確な意識状態の評価と病歴把握を!

急変の可能性がある場合、あわてふためいて正確な意識レベルの評価が行えていないこともよくあります。のちのちの状態変化を把握するためにも、まず最初に正確な意識レベルの評価を行うことが大切です。その際にはJCSやGCSなどの客観的指標を用いて評価をしましょう（**表1**、**表2**）。

このとき、普段の患者さんの状態を把握しておくことが大切です。患者さんから情報が得られない場合は**医師や看護師の記録、家族から情報を得ます**。そして同時に**基礎疾患や内服歴、転倒などによる外傷の有無**も忘れず確認します。

表1 ジャパン・コーマ・スケール(Japan Coma Scale：JCS、3-3-9度方式)

Ⅰ	刺激しないでも覚醒している(1桁)
1	だいたい意識清明だが、今ひとつはっきりしない
2	見当識障害がある
3	自分の名前、生年月日が言えない

Ⅱ	刺激すると覚醒する(2桁)
10	普通の呼びかけで開眼する
20	大きな声または体を揺さぶることにより開眼する
30	痛み刺激を加えつつ呼びかけを繰り返すとかろうじて開眼する

Ⅲ	刺激しても覚醒しない(3桁)
100	痛み刺激に対し、払いのけるような動作をする
200	痛み刺激で少し手足を動かしたり、顔をしかめる(除脳硬直を含む)
300	痛み刺激に応じない

※桁が多くなるほど意識障害が重度
R：不穏、I：尿失禁、A：自発性喪失を別に表示する(例：30-R)

表2 グラスゴー・コーマ・スケール(Glasgow Coma Scale：GCS)

開眼(E：eye opening)	E4	自発的に開眼
	3	言葉により開眼
	2	痛み刺激により開眼
	1	開眼しない
言語反応(V：verbal response)	V5	見当識あり
	4	会話混乱
	3	言語混乱
	2	理解できない声
	1	発語がみられない
運動反応(M：motor response)	M6	命令に従う
	5	痛み刺激部位に手足をもってくる
	4	四肢を屈曲する(逃避)
	3	四肢を屈曲する(異常屈曲)
	2	四肢伸展
	1	まったく動かない

※合計の点数が小さいほど意識障害が重度

3 意識障害を起こす原因には何があるかを知ろう

意識障害を起こす原因はさまざまですが、鑑別の方法に「AIUEO-TIPS(アイウエオ チップス)」があります。これを活用すると意識障害の原因が整理しやすくなります。

また、意識障害の原因が頭蓋内病変に起因(一次性脳障害)するものであるか、全身性疾患に起因(二次性脳障害)するものであるか(**表3**)にも分けられます。一次性脳障害の場合は、**突然意識障害を発症**したり、**神経症状に何らかの異常(麻痺、失語など)**を認めます。二次性脳障害の場合、疾患によっては頭蓋内圧が亢進し意識障害をきたす場合もありますが、多くは**認知機能障害**が起こります。想定される意識障害の原因によって、その後の対応が異なります。

こんなときはすぐドクターコール
- 突然の意識障害
- 神経症状の異常(麻痺、失語など)

表3 意識障害の原因

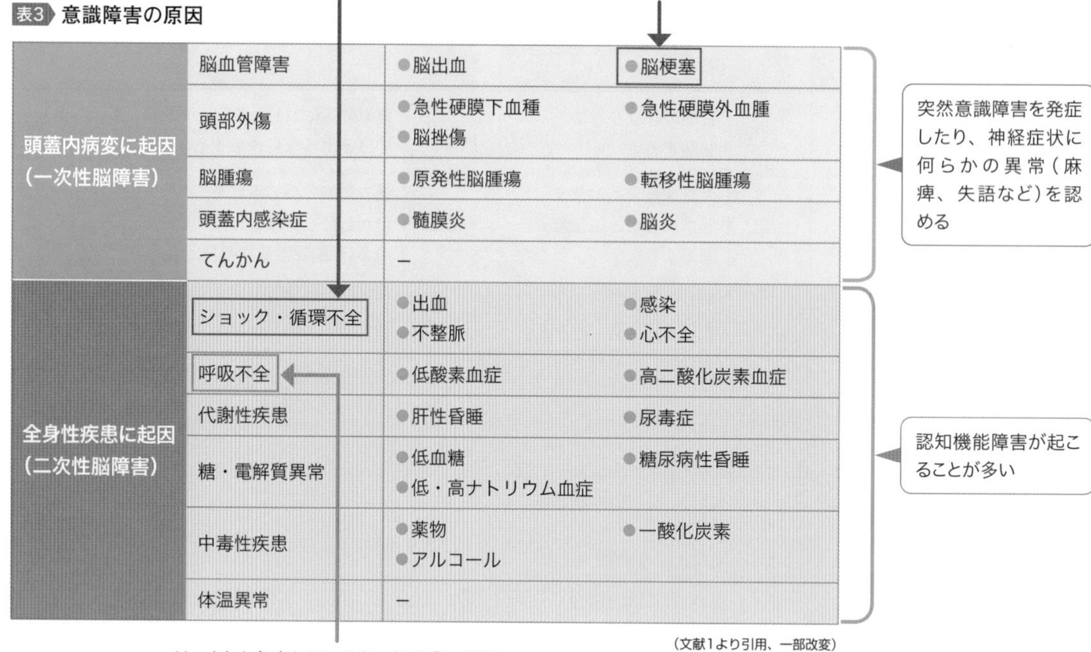

頭蓋内病変に起因（一次性脳障害）	脳血管障害	●脳出血	●脳梗塞
	頭部外傷	●急性硬膜下血種 ●脳挫傷	●急性硬膜外血腫
	脳腫瘍	●原発性脳腫瘍	●転移性脳腫瘍
	頭蓋内感染症	●髄膜炎	●脳炎
	てんかん	－	
全身性疾患に起因（二次性脳障害）	ショック・循環不全	●出血 ●不整脈	●感染 ●心不全
	呼吸不全	●低酸素血症	●高二酸化炭素血症
	代謝性疾患	●肝性昏睡	●尿毒症
	糖・電解質異常	●低血糖 ●低・高ナトリウム血症	●糖尿病性昏睡
	中毒性疾患	●薬物 ●アルコール	●一酸化炭素
	体温異常	－	

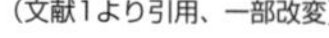
（文献1より引用、一部改変）

最も危険な病態・疾患は…
①脳梗塞
②敗血症性ショック

意識障害が起こる（不穏状態となる）原因は先ほど説明しましたが、不穏状態となった場合、**「急変の可能性がある」ということを念頭に置き**、状態変化にも迅速に対応を行う必要があります。

この症例の場合、まず予測したい“危険な病態”は「脳梗塞」「敗血症性ショック」です。以下にその理由や対応について示します。

①脳梗塞を疑う

脳の動脈硬化や体内にできた血栓が血流で運ばれ、脳動脈を閉塞してしまうことにより**脳血流が減少し、脳に不可逆的変化が起こる**ことを脳梗塞といいます。

動脈硬化によって起こるものを脳血栓症といい、その原因として、高血圧、糖尿病、脂質代謝異常などが挙げられます（**表4-①**）。また、**血栓によって起こるものを脳塞栓症**といい、主に心臓性の血栓が原因です（**表4-②**）。

表4 脳梗塞の分類と原因

①脳血栓症	②脳塞栓症
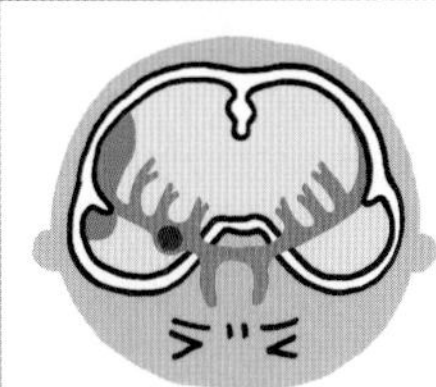 【原因】 ●動脈硬化(高血圧、糖尿病、脂質代謝異常)	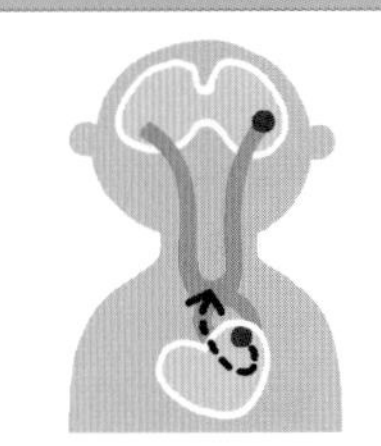 【原因】 ●心臓性の血栓

▶なぜ疑う?

今回の症例では脳梗塞の原因となりうる**高血圧、心房細動**という既往があります。このような既往をもつ患者さんでは脳梗塞発症リスクが高いため、まずは疑うべき病態です。

▶情報収集のポイント

①問診

不穏や意識障害がある場合、本人から問診を行うことが困難な場合もあります。そのため、**そのような状態になる前はどうであったか、突然の発症であるか**を、カルテや家族の情報から確認することが大切です。

②身体所見とバイタルサイン

脳梗塞の場合、程度にもよりますが、比較的太い脳動脈が閉塞してしまうと発症当初から強い意識障害がみられ、急変の可能性も高くなります。そのため、応援要請を行い、急変に対応できるような準備を行いながら**バイタルサインの測定**や**呼吸様式の異常、意識レベル、瞳孔所見、神経脱落症状**(**麻痺や言語障害など**)**の評価**を行います。

一方で**初期には意識障害や瞳孔所見の異常、神経脱落症状、頭痛といった症状をあまり認めず徐々に進行していく場合もある**ため、病状の経過には注意が必要です。

脳梗塞と判断するために、軽度の麻痺も確認できるバレー試験(**図1**)や、簡便に使用できるシンシナティ病院前脳卒中スケール(CPSS、**表5**)があります。

▶鑑別・初期治療の進み方

脳梗塞が疑われる場合、早期に画像診断を行いますが、**超急性期**であればCTでの診断は困難であり、**MRIを撮影する必要があります。**

MRIで急性期脳梗塞と診断された場合、『脳卒中治療ガイドライン2021』では、**発症から4.5時間以内**に治療可能な虚血性脳血管障害で慎重に適応判断された患者さんに対して血栓溶解薬である**アルテプラーゼ静注療法**が強く勧められています[2](**図2-①**)。

また、前方循環の主幹動脈(内頸動脈または中大脳動脈M1部)の閉塞と診断され、治療適応判定がなされた場合、アルテプラーゼ静注療法を含む内科治療に追加して、発症から6時間以内に主にステントリトリーバー(**図2-②**)を用いた血管内治療による血栓回収療法を開始することが強く勧められています[2]。

図1 バレー試験

①上肢	②下肢
手掌を上にして、肘を伸ばして閉目	腹臥位で両下肢を135°に曲げて保つ
陽性なら…	陽性なら…
麻痺側は回内しながら下りてくる	麻痺側は揺れる、または下りてくる

表5 シンシナティ病院前脳卒中スケール(CPSS)

表情の左右差：歯を見せて笑ってもらうようにする
正常 顔面の両側が左右対称に動く 異常 顔面の片側が反対側に比べて動かない
上肢挙上・脱力：目を閉じて手のひらを上にして両手をまっすぐ前に出し10秒間その状態を保持する
正常 両上肢とも挙上保持できる、あるいはまったく上がらない 異常 一側の上肢が上がらないか、他方の上肢より下がる
言語障害：話をしてもらう
正常 不明瞭な発語はなく正確に話せる 異常 不明瞭な言葉、間違った言葉、話すことができない

これらの徴候を見つけるように努める（どの異常も脳卒中を強く示唆）

図2 脳梗塞の治療

①アルテプラーゼ静注療法

●薬剤(アルテプラーゼ)により血栓を溶かす

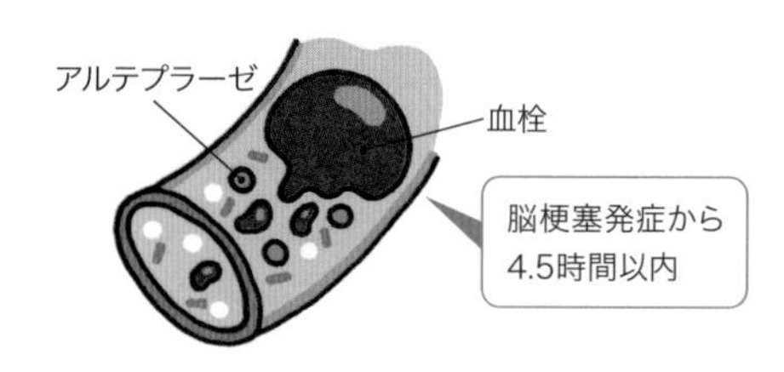

脳梗塞発症から4.5時間以内

内頸動脈と中大脳動脈(M1部)の閉塞で、治療適応判断がなされた場合…

②ステントリトリーバーによる血栓回収

●ステントを用いて、血栓をからめとる

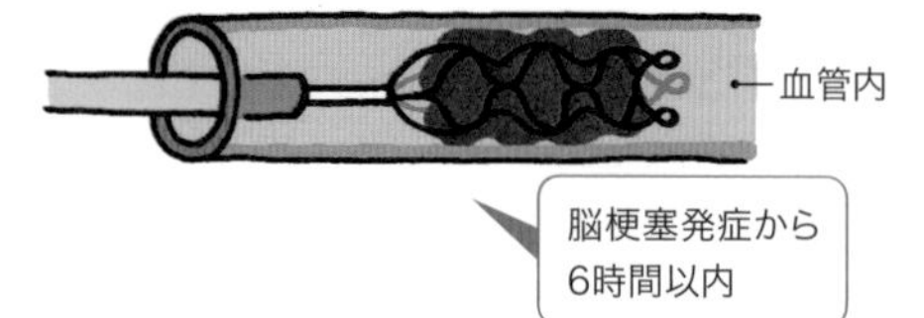

脳梗塞発症から6時間以内

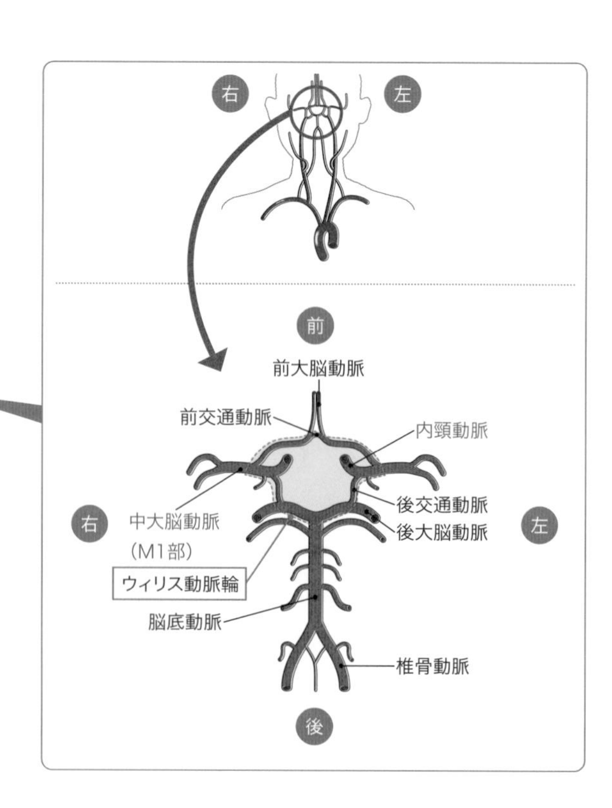

②敗血症性ショックを疑う

何らかの感染に対する生体反応が調節不全で、生命を脅かす**臓器障害**が起こっている状態を**敗血症**といいます。

敗血症が進行すると、死亡率を上昇させる重度の循環・細胞・代謝の異常を呈する状態(**敗血症性ショック**)となります。

こんなときはすぐドクターコール

- 突然の意識障害がある
- ショックの5徴候がある

□蒼白
□虚脱
□冷汗
□脈拍触知不能
□呼吸不全

▶なぜ疑う?

今回の症例の患者さんは、肺炎を起こし入院となっています。

敗血症は、市中肺炎などの上気道感染を起こした高齢者で増加傾向にあります。症状はさまざまですが、高齢者では特に**感染による発熱や酸素消費量増大による低酸素血症、血管拡張による脳血流量低下**の影響を受けやすく、不穏状態となることもあります。

▶情報収集のポイント

前述したように不穏や意識障害がある場合は、本人からの問診は困難なことがあります。そのため、**身体所見やバイタルサインをしっかり確認**することが大切です。

感染に伴い、**悪寒**、**発熱**、**頻脈**、**頻呼吸**などの異常が認められます。敗血症の初期であれば血圧低下はみられない場合もありますが、**進行するとショックに陥り血圧が低下**します。通常、ショックとなれば皮膚は冷たくなりますが、**敗血症性ショックの初期では皮膚は温かい**ためバイタルサインのチェックと同時に皮膚所見の確認を忘れず行いましょう。

温かかった皮膚が冷たくなってくるとショックが進行し末期へと移行しているサインであるため、応援を要請し、急変に対応できる準備を行います。

ここ観察!

ショックを疑ったら確認

□悪寒
□体温(発熱)
□呼吸回数(頻呼吸)
□脈拍数(頻脈)
□皮膚温(温→冷)

▶鑑別・初期治療の進み方

ICU以外の場で敗血症を疑う場合に簡便に使用されるツールとして、**qSOFA(quick SOFA)基準(表6)**[3]が考案されました。

『日本版敗血症診療ガイドライン2020』[4]では、このうち2項目以上を満たすと敗血症を疑い、**SOFAスコア(表7)**[3]が2点以上急上昇すれば、敗血症と診断します。さらに、十分な輸液において、「平均血圧≧65mmHgの維持に血管作動薬を必要とする」「血清乳酸値>2mmol/L(18mg/dL)」の2つを満たせば、**「敗血症性ショック」**と診断します[4]。

表6 qSOFA(quick SOFA)基準

- 意識変容
- 呼吸数≧22/min
- 収縮期血圧≦100mmHg

(文献3より引用)

おさえておきたい

ICU以外で用いる基準。このうち2項目以上を満たせば、敗血症を疑い、集中治療管理を考慮

おさえておきたい
2点以上急上昇したら敗血症と診断する

表7 SOFAスコア

スコア	0	1	2	3	4
意識 Glasgow coma scale	15	13～14	10～12	6～9	<6
呼吸 PaO_2/FiO_2(mmHg)	≧400	＜400	＜300	＜200および呼吸補助	＜100および呼吸補助
循環	平均血圧≧70mmHg	平均血圧＜70mmHg	ドパミン＞5μg/kg/minあるいはドブタミンの併用	ドパミン5～15μg/kg/minあるいはノルアドレナリン≦0.1μg/kg/minあるいはアドレナリン≦0.1μg/kg/min	ドパミン＞15μg/kg/minあるいはノルアドレナリン＞0.1μg/kg/minあるいはアドレナリン＞0.1μg/kg/min
肝 血漿ビリルビン値(mg/dL)	＜1.2	1.2～1.9	2.0～5.9	6.0～11.9	≧12.0
腎 血漿クレアチニン値 尿量(mL/day)	＜1.2	1.2～1.9	2.0～3.4	3.5～4.9 ＜500	≧5.0 ＜200
凝固 血小板数($×10^3/μL$)	≧150	＜150	＜100	＜50	＜20

(文献3より引用)

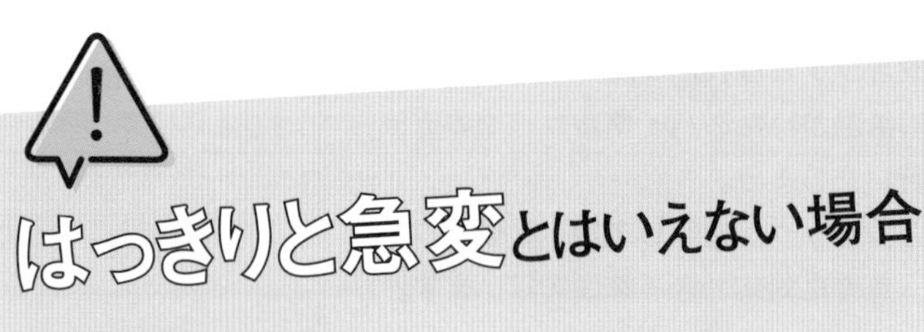

①呼吸不全を疑う

呼吸不全とは、身体が呼吸という生命活動を十分にできなくなった状態です。つまり呼吸不全そのものは疾患や病名ではなく、さまざまな理由で起こる病態を示しています。

診断には動脈血酸素分圧(PaO_2：arterial oxygen partial pressure)や動脈血二酸化炭素分圧($PaCO_2$：arterial carbon dioxide partial pressure)を指標としており、**PaO_2が60mmHg以下(＝$SpO_2$90%以下)となる状態を呼吸不全**といいます。このうち、$PaCO_2$が45mmHg以下のものをⅠ型、45mmHgを超えるものをⅡ型呼吸不全と分類します(**表8**)。$PaCO_2$が上昇するⅡ型呼吸不全の場合は、何らかの慢性呼吸器疾患を有している場合がほとんどです。

▶なぜ疑う?

肺炎になるとさまざまな理由で酸素化や換気障害が起こります。その結果、低酸素血症や高二酸化炭素血症となり、**脳への酸素供給の低下から意識**

表8 呼吸不全の病態と動脈血ガス所見

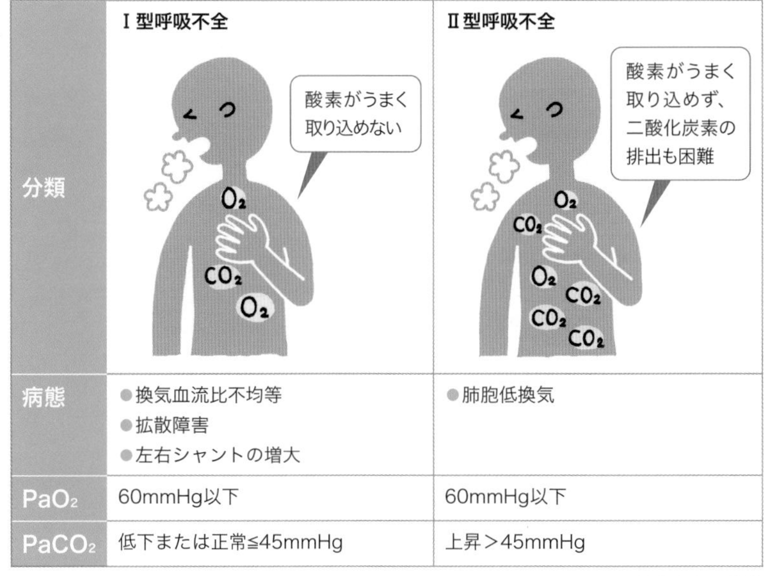

	Ⅰ型呼吸不全	Ⅱ型呼吸不全
分類	酸素がうまく取り込めない O_2 CO_2 O_2	酸素がうまく取り込めず、二酸化炭素の排出も困難 O_2 CO_2 O_2 CO_2 CO_2 CO_2
病態	●換気血流比不均等 ●拡散障害 ●左右シャントの増大	●肺胞低換気
PaO_2	60mmHg以下	60mmHg以下
$PaCO_2$	低下または正常≦45mmHg	上昇＞45mmHg

（文献5を参考に作成）

障害をきたすことがあります。

対応が遅れると、人工呼吸器管理が必要となる可能性もあるため注意が必要です。

▶情報収集のポイント

①問診

意識障害の程度にもよりますが本人から問診が可能な場合であっても、明らかに呼吸に異常がある場合、しゃべることによってさらに呼吸状態が悪化する可能性があります。

このような場合は質問の仕方を工夫し、**「はい」「いいえ」で答えられるクローズドクエスチョンによる問診**を行います。

②身体所見とバイタルサイン

呼吸不全ではさまざまな意識障害を引き起こします。傾眠や昏睡だけでなく、不穏や錯乱状態といった意識状態になることもあります。

酸素化はSpO_2モニターで迅速に判断することができます。しかし、急変の場合は呼吸状態に何らかの変化がみられることが多いため、**SpO_2を過信せず呼吸回数やリズム、深さ、呼吸音などをしっかり観察する**ことが大切です。

ここ観察！

ショックを疑ったら確認

- □呼吸回数
- □呼吸の深さ・リズム
- □呼吸音

▶鑑別・初期治療の進み方

胸部X線や胸部CT、血液ガス分析で評価を行います。

低酸素血症に対しては酸素療法が適応となります。適切な酸素投与を行ってもPaO_2が60mmHg以上に維持できないときは**人工呼吸器管理**の適応となります。$PaCO_2$が上昇している場合は換気量が低下していたり、自発呼吸が弱くなったりする場合があるため**非侵襲的陽圧換気**を行い、二酸化炭素の排出を促すこともあります。

〈引用文献〉
1．堀江千恵子：つじつまが合わない訴え．守安恵実編："気づき"を確実に変える アセスメント知識＆技術 急変・異常"早めの"見抜き方ポイント．エキスパートナース 2013；29(5)：55-59.
2．日本脳卒中学会 脳卒中ガイドライン委員会編：脳卒中治療ガイドライン2021．協和企画，東京，2021：60-62.
3．Singer M, Deutschman CS, Seymour CW, et al.：The Third International Consensus Definitions for Sepsis and Septic Shock(Sepsis-3)．*JAMA* 2016；315：801-810.
4．日本版敗血症診療ガイドライン2020特別委員会編：日本版敗血症診療ガイドライン2020．S23.
5．医療情報科学研究所編：病気が見える vol.4 呼吸器 第2版．メディックメディア，東京，2013：88.

〈参考文献〉
1．鎌田一宏：2.「先生，意識が悪そうです！」．坂本壮 編：急変につながる 危険なサインを見逃すな！　病棟コールへの動き方を教えます．レジデントノート 2017：19(4)：626-633.
2．日本救急医学会監修，有賀徹，坂本哲也，嶋津岳士他編：標準救急医学(第5版)．医学書院，東京，2014：162.
3．樋口雅也：入院中の不穏にどう対処する？．関口健二，許智栄 編：救急・病棟での悩み解決！　高齢者診療で研修医が困る疑問を集めました．レジデントノート増刊 2016；18(14)：105-115.
4．野木真将：入院中の「意識レベルが下がっています」にどう対処する？．関口健二，許智栄 編：救急・病棟での悩み解決！　高齢者診療で研修医が困る疑問を集めました．レジデントノート増刊 2016：18(14)：122-129.
5．青木眞：レジデントのための感染症診療マニュアル(第3版)．医学書院，東京，2015.
6．村川裕二監修：新・病態生理できった内科学 2 呼吸器疾患(第3版)．医学教育出版社，東京，2013.
7．日本救急看護学会 監修，日本救急看護学会 ファーストエイド委員会編：ファーストエイド すべての看護職のための緊急・応急処置 改訂第2版．へるす出版，東京，2017.
8．日本救急看護学会監修，日本救急看護学会トリアージ委員会編：看護師のための院内トリアージテキスト．へるす出版，東京，2013.

CASE 07

食事に関係しない急で持続する嘔吐

小島圭太

1 高血圧と糖尿病既往のある高齢の男性患者さんから、「食欲がなく、ムカムカする」という訴えがありました。

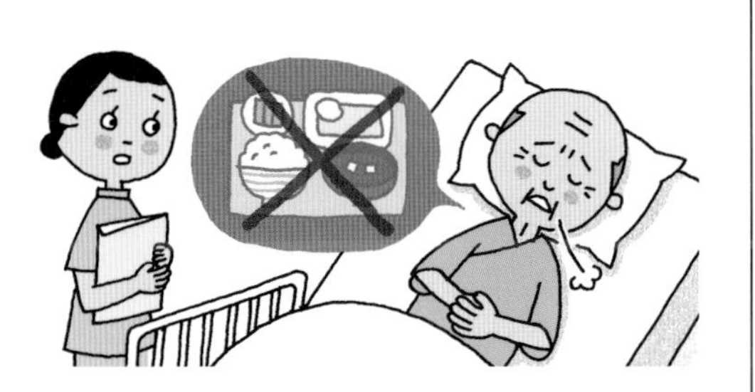

2 夕食にはいっさい手をつけず、さえない表情です。血圧測定の準備中に突然、嘔吐が起こり、繰り返されました。

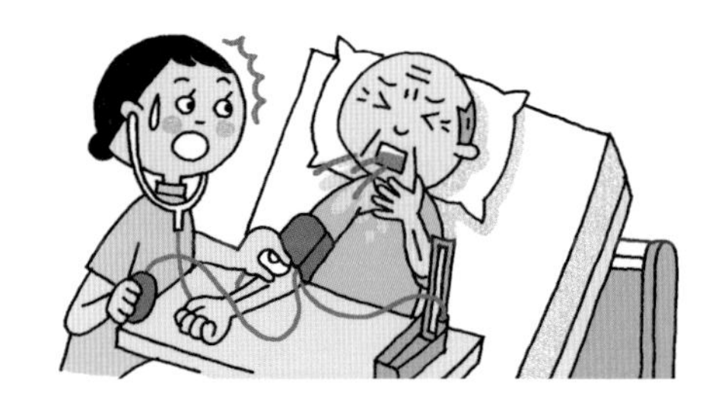

3 患者さんは最近、「胃の上あたりが重たくなる感じや、吐き気(悪心)、嘔吐がずっと続く」と言っていました。

胃の上あたりが
重く、吐き気も
あった。

4 このとき予見される"**最も危険な状態**"は？何をどう観察する？

食欲なし…
悪心・嘔吐…
胃痛・胃重感…

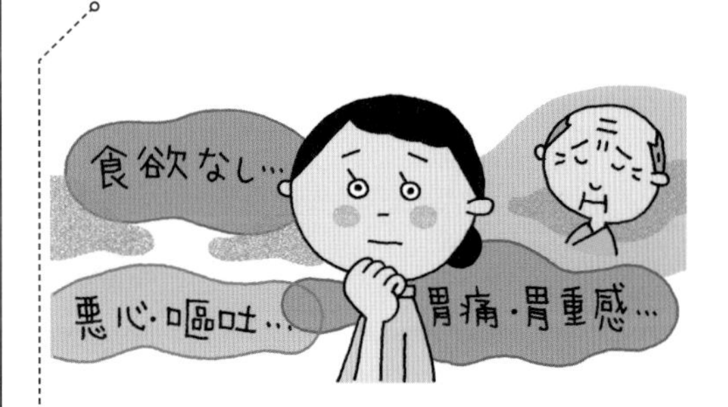

最も危険な病態・疾患

①急性冠症候群(ACS)
②脳血管障害(脳梗塞、脳出血、くも膜下出血)

次に危険な病態・疾患

①胆道感染症(胆嚢炎、胆管炎)
②腸閉塞

嘔吐で考えたいこと・おさえておきたいこと

悪心・嘔吐は“よくある”患者さんの訴えです。嘔吐は、「口から食べたものや水分、消化液などを急激に口から吐き出すこと」です。延髄にある嘔吐中枢が、何らかの原因で**直接的**(中枢性嘔吐)、または、迷走神経や前庭神経などを介して**間接的**(末梢性嘔吐)に刺激されることによって起きます。

嘔吐は、消化器の異常のように考えられがちですが、身体、精神、環境など“あらゆる”原因によって起こる可能性があります。そのため、嘔吐は全身症状の1つであると考え、緊急性のある疾患から、ありふれた疾患まで、“あらゆる”疾患で嘔吐を起こしうると考えます(**表1**)。

嘔吐の原因を探索していくとき、NAVSEA(**表2**)は非常に役立ちます。

また、**図1**のように、解剖学的に原因を探索していく方法もあります。

1 優先すべきは気道の確保、その後は救急のABCDに沿って!

嘔吐による誤嚥で起こる窒息は、生命危機につながる緊急事態です。まずは**気道(Airway)の確保と呼吸(Breathing)の有無を優先して確認**しましょう。

表1 悪心・嘔吐の主な原因

臓器系	緊急性あり	緊急性なし
神経系	●脳出血 ●髄膜炎 ●くも膜下出血 ●急性脳症 ●脳梗塞	●片頭痛 ●脳腫瘍
呼吸器系		●インフルエンザ ●百日咳
循環器系	●急性心筋梗塞(特に下壁梗塞) ●大動脈瘤破裂 ●大動脈解離 ●高血圧性脳症	
消化器系	●腸閉塞 ●急性胆嚢炎 ●腸間膜動脈閉塞症 ●急性胆管炎 ●虫垂炎 ●急性肝不全 ●急性膵炎 ●腹膜炎	●急性胃腸炎 ●胃アニサキス症 ●急性胃炎 ●その他の消化管の炎症 ●消化性潰瘍 ●急性肝炎 ●胃がん ●胆石発作
泌尿生殖器系	●精巣捻転症 ●急性腎盂腎炎 ●卵巣腫瘍茎捻転 ●骨盤内感染症	●尿管結石
代謝内分泌系	●糖尿病性ケトアシドーシス ●甲状腺クリーゼ ●高浸透圧性高血糖状態 ●副腎発症 ●アルコール性ケトアシドーシス	●慢性副腎皮質不全 ●尿毒症 ●高カルシウム血症
薬物、中毒	●ジギタリス中毒(急性、慢性) ●一酸化炭素中毒 ●アセトアミノフェン中毒 ●有機リン中毒 ●テオフィリン中毒 ●その他の急性中毒	●抗悪性腫瘍薬 ●非ステロイド性抗炎症薬 ●エタノール
その他	●急性緑内障発作 ●急性放射線症候群 ●頭部外傷 ●種々のショック ●敗血症	●つわり・妊娠悪阻 ●神経性過食症 ●末梢性めまい ●急性高山病 ●動揺病

(文献1より引用)

表2 NAVSEA

N	Neuro central nervous system：頭蓋内病変、脳血管障害
A	Abdominal：消化管および消化管腹膜系
V	Vestibular：前庭神経刺激
S	Somatopsychiatric/Sympathetic：心身症/精神疾患、交感神経系の亢進
E	Electrolyte/Endocrinologic disorder：電解質異常、内分泌疾患
A	Addiction：薬剤/中毒

図1 嘔吐の原因探索

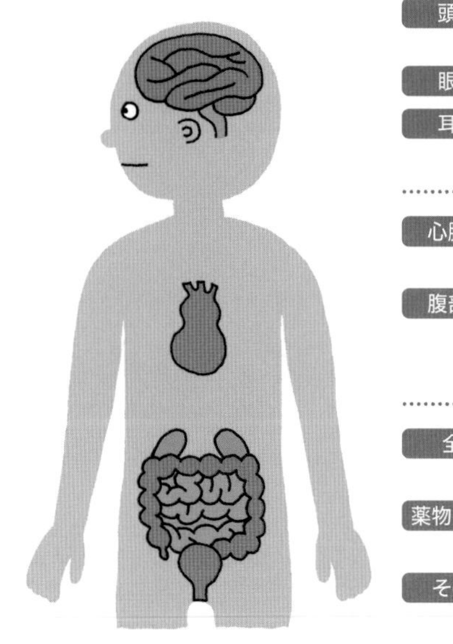

頭	頭蓋内病変、脳血管障害、髄膜炎、急性脳症
眼	緑内障
耳	前庭神経刺激、BPPV（良性発作性頭位めまい症）、メニエール病
心臓	急性冠症候群、大動脈解離、大動脈瘤破裂、ショック
腹部	消化器系（腸閉塞、ヘルニア、がんなど）、消化管腹膜系（腹膜炎など）、泌尿器系（腎盂腎炎、尿路結石）、産婦人科系（妊娠）
全身	内分泌疾患：糖尿病性ケトアシドーシス、電解質異常など
薬物／中毒	アスピリン、アセトアミノフェン、NSAIDs、ジギタリスなど
その他	感染症、敗血症、一酸化炭素中毒、心身症／精神疾患

気道（A）の安全が確保されたら、その他の急変に結びつく危険な徴候（頻呼吸や努力呼吸、ショックの5徴候、意識レベルの変化など）がないか、呼吸（B）、循環（C：Circulation）、中枢神経系（D：Dysfunction of central nervous system）などの、救命救急のABCDの確認をバイタルサイン測定とともに行います。

ショック徴候や意識レベルの低下を認める場合には、緊急性が高く、早急に医師への報告や緊急処置に対応できる体制を整えます。

こんなときはすぐドクターコール

- 頻呼吸・努力呼吸
- ショックの5徴候（蒼白、冷汗、呼吸不全、脈拍触知不能、虚脱）
- 意識レベルの変化（低下）

2 嘔吐と“それ以外の”情報が、原因探索には大切

緊急性のある嘔吐かどうかを見分けていくために、必要な情報を問診していきます。問診では、**嘔吐の状態（頻度・量・性状、血液混入の有無など）から思い当たる原因、随伴する症状の有無、既往歴や内服歴など**を問診していきます。

特に、嘔吐に随伴する症状や徴候は、緊急性の判断と原因精査に役立つ大切な情報です。

問診では、**“嘔吐の状態”＋“SAMPLER”（表3）**と覚えておくとよいでしょう。特に、Sign and Symptomsでは、前述のように**随伴する症状・徴候**も確認しましょう。

ここ観察！

嘔吐の状態

- □頻度
- □量
- □性状
- □血液混入の有無

表3 SAMPLER

S	Signs&Symptoms：どのような症状か？
A	Allergy：アレルギー歴は？
M	Medications：内服薬、市販薬、ドラッグ
P	Pertinent past medical history：症状と関連のある既往歴
L	Last oral intake：最後の経口摂取は？
E	Events preceding：いつ、何が、どのように起こったのか
R	Risk factors：リスクファクター（環境、社会的、精神心理的、家族・生活など）

最も危険な病態・疾患は…

①急性冠症候群（ACS）
②脳血管障害（脳梗塞、脳出血、くも膜下出血）

①急性冠症候群（ACS）を疑う

▶急性冠症候群ってどんな病気?

急性冠症候群（ACS）とは、動脈硬化により形成された不安定プラークが破綻し、血栓が形成されることによって冠動脈内腔が狭窄（不安定狭心症）、または閉塞（急性心筋梗塞）した病態です。冠動脈内腔の狭窄/閉塞のために、心筋への血流が減少/途絶し、心筋虚血（栄養と酸素の供給不足/停止）が起き、心筋障害をきたします（**図2**）。

心筋障害は不可逆的変化であり、“最悪な状況”では**心室細動などの致死性不整脈の出現や心原性ショック**などにより死に至る場合があります。

▶なぜ疑う?

この患者さんは、「突然」嘔吐が起きています。突然の発症では、**「詰まった」「破れた」「捻れた」と緊急性の高い疾患の可能性**を考えます。また冠危険因子として、「年齢」「男性」「喫煙」「脂質異常症」「糖尿病」「高血圧」があり、3つ以上の危険因子がある場合は可能性が高くなるといわれています。

急性冠症候群の主要な症状は、“胸痛”が一般的ですが、**「高齢者」「糖尿病既往」では、胸痛以外の症状を訴えたり、胸部の症状がなかったりと典型的な症状ではない場合もあります。**

図2 急性冠症候群の病態

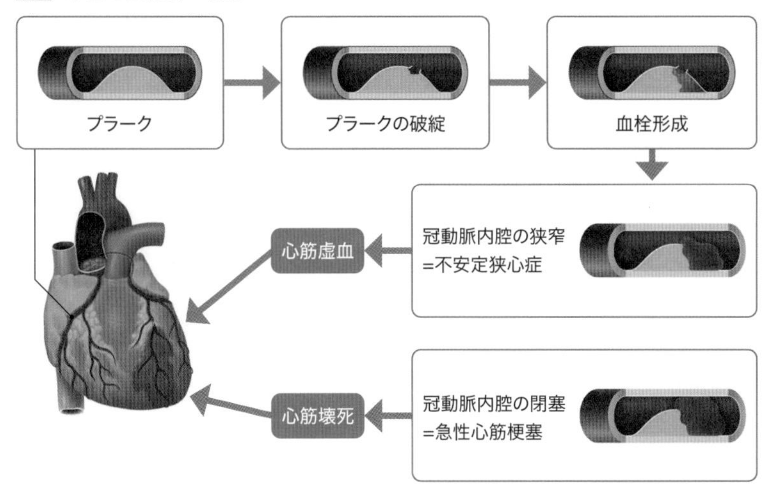

▶情報収集のポイント

①随伴症状の有無

前述のように、急性冠症候群の**主要な主訴は"胸痛"**です。前胸部や心窩部の**不快感(圧迫感、重圧感、絞扼感、灼熱感など)**を訴える場合もあり、その持続時間は不安定狭心症では20分程度で症状が軽快する場合もありますが、急性心筋梗塞の場合は症状がより強く、かつ安静でも20分以上持続します。

また、**急性心筋梗塞患者の30%程度に悪心・嘔吐を認めるといわれています。これは迷走神経反射(Bezold-Jarisch反射)に伴い、消化管の蠕動運動が亢進し、悪心や嘔吐、下痢などの消化器症状を呈するため**といわれています。特に、下壁梗塞では胸痛は訴えず、消化器症状のみを訴える場合もあります。

その他の随伴症状としては、放散痛(左肩や腕、頸部、下顎の痛み)、上腹部痛、胸やけ、呼吸困難や息切れ、冷汗、失神などがあります。

> **おさえておきたい**
> - 急性心筋梗塞患者の3割に悪心・嘔吐を認める
> - 迷走神経反射に伴って、消化管の蠕動運動が亢進する

②バイタルサイン

反応のない患者さんでは、**呼吸と頸動脈触知の有無を確認**します。これらがなければ"心肺停止"と判断し、AEDを含めた心肺蘇生、一次救命処置(basic life support：BLS)を開始しましょう。

反応がある場合は、患者さんの第一印象、つまり顔色(顔面蒼白)や冷汗、チアノーゼ、会話ができるかどうか(意識の変調)を観察します。救命救急のABCDとバイタルサインを測定します。

バイタルサインでは、呼吸数の計測と末梢循環の指標ともなりますのでSpO_2の測定を行います。血圧は念のため左右差を測定します。万が一、左**右差(≧20mmHg)を認めた場合は、大動脈解離を疑う**ヒントにもなるからです。

収縮期血圧90mmHg以下、普段の血圧から30mmHg以上の低下といった**血圧低下や頻脈、冷汗・冷感を認める場合は、心原性ショックの可能性が**あり、早急に静脈ラインの確保、モニター心電図や自動血圧計の装着、酸素投与を行います。

▶鑑別・初期治療の進み方

①心電図変化

12誘導心電図は非侵襲的かつ簡便に行える検査です。心筋梗塞では冠動脈血流が途絶し心筋内層から外層まで全層性に虚血となることで、**発症直後ではST上昇やT波増高**を認めます。また、不安定狭心症では冠動脈血流が途絶せず虚血が心筋内層にとどまり、ST低下やT波陰転を認めます（**図3**）。

他にも、新規の完全左脚ブロックや異常Q波といった変化を認める場合がありますが、12誘導心電図上での明らかな変化を認めた場合には、早急にドクターコールをします。

こんなときはすぐドクターコール
12誘導心電図上での明らかな変化を認めた場合

しかし、発症早期の場合は心電図上、典型的な変化がみられないこともありますので、10分ごとに心電図を取り直したり、モニター心電図で継続的に観察したりすることが必要となります。

②血液検査

心筋壊死や障害を受けることで、心筋細胞から特有の酵素やタンパク（心筋障害マーカー）が流出するため、クレアチンキナーゼ（CK）、心筋クレアチンキナーゼ（CK-MB）、心筋トロポニンT、ミオグロビン、心臓型脂肪結合タンパク（H-FABP）、心筋ミオシンIが上昇します。そのほかにも白血球数（WBC）、C反応性タンパク（CRP）、アスパラギン酸アミノトランスフェナーゼ（AST）、乳酸脱水素酵素（LDH）が上昇します。

まず、バイタルサインのチェックを行い、生命の危機につながる異常がないか確認します。

LDH
Lactate dehydrogenase

③治療の進み方

検査は、**12誘導心電図検査、血液検査、心臓超音波検査**が行われます。検査で急性冠症候群の可能性が高いと判断された場合は、初期治療として**“MONA（モナー）”**が行われ、心血管カテーテル検査による冠動脈造影が行われます。

急性冠症候群治療法には、冠動脈インターベンションである経皮的冠動脈形成術（PCI）や冠動脈バイパス手術（CABG）、血栓溶解療法による**再灌流療法**があります。その他にも、抗狭心症薬や抗血栓薬などの薬物療法があります。早急な対応が求められるため、人員の調整や、家族や関係部署への連絡

MONA
M：モルヒネ塩酸塩。O：O_2（酸素）投与。N：硝酸薬（ニトログリセリン）の舌下投与、口腔内スプレー噴霧、静注。A：アスピリン咀嚼服用（時にヘパリン静注）。

PCI
percutaneous coronary intervention

CABG
coronary artery bypass grafting

図3 心筋梗塞と不安定狭心症の心電図の変化

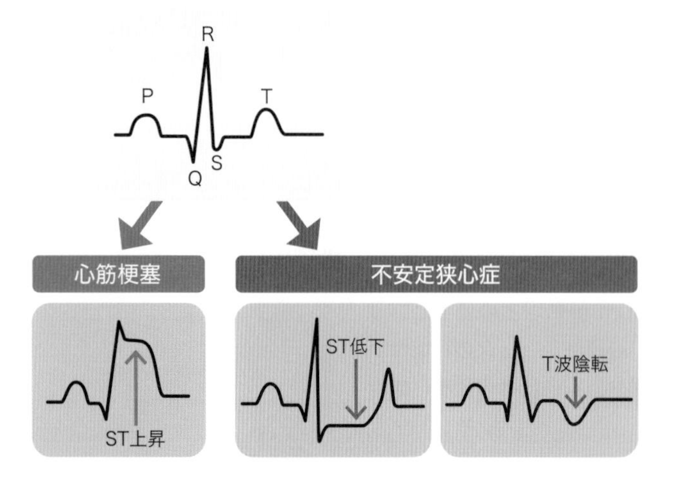

などを行いましょう。

②脳血管障害（脳梗塞、脳出血、くも膜下出血）を疑う

▶脳血管障害（脳梗塞、脳出血、くも膜下出血）ってどんな病気?

脳血管障害とは、脳血管に生じた異常により起きる疾患の総称です。

脳梗塞は、脳血管の狭窄/閉塞によって血流が減少/途絶し、脳組織が虚血/壊死に陥る疾患です。脳出血は、脳血管の破綻により脳実質内に出血が起こり、血腫の圧迫により局所神経症状および頭蓋内圧亢進症状を示す疾患です。くも膜下出血は、脳表面の血管病変の破綻によってくも膜下腔に出血を生じた疾患です。

脳血管障害（脳梗塞、脳出血、くも膜下出血）では、脳に直接的なダメージが生じるため、予後や後遺障害などの観点から迅速な対応を行う必要があります。

“最悪の状況”として、**脳組織の壊死の範囲拡大や出血の増大・再出血により、脳への直接的なダメージが増大することによって頭蓋内圧亢進から脳ヘルニアなどとなり、死に至る**場合があります。

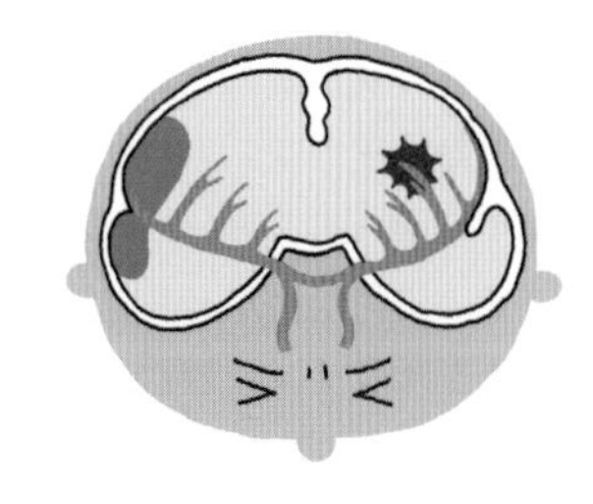

▶なぜ疑う?

悪心・嘔吐は、延髄に存在する**嘔吐中枢が何らかの原因で直接刺激される**ことによって起こります。直接的に嘔吐中枢が刺激される主要原因として、脳疾患があります。

この患者さんは、持続する嘔吐をきたしていることから、脳血管障害が起きたことにより、直接的に嘔吐中枢が刺激され、嘔吐に至っている可能性を考えます。

▶観察ポイント

①随伴症状の有無

脳血管障害で起こる代表的な症状は、急な片麻痺、しびれや感覚障害、構音障害です。そのほかにも急な意識障害、失語や失認、突然/急な頭痛、悪心・嘔吐、めまい、視野障害などがあります。

そのなかでも悪心・嘔吐が出現する頻度は、疾患によって異なります。悪心・嘔吐をきたしやすい疾患としては、くも膜下出血、次いで脳出血です。

ここ観察!

- 急な片麻痺
- しびれや感覚障害・構音障害
- 急な意識障害
- 失語・失認
- 突然/急な頭痛
- 悪心・嘔吐
- めまい
- 視野障害

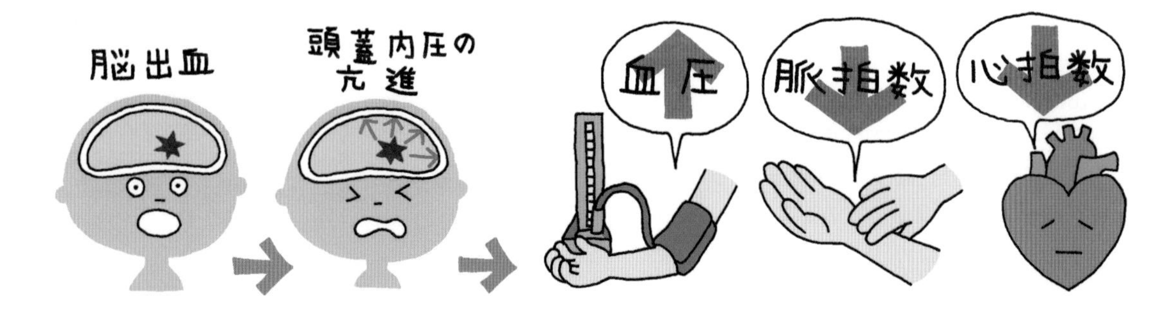

出血によって頭蓋内の圧力が高まり、脳自体が圧迫(頭蓋内圧亢進症状の1つ)されるためです。

ただし、脳幹周囲梗塞/出血により直接的に嘔吐中枢が刺激される場合や、小脳梗塞/出血によりめまいや眼振を伴い、悪心・嘔吐が起こることもあります。

②バイタルサイン

脳血管障害の初期対応においても、気道、呼吸、循環の評価と安定化を図り、その後に神経学的評価を行います。脳血管障害を疑う症状だからといって、「即刻CT/MRI撮影のために移動」などすると、移動中やCT/MRI室で“呼吸停止”などとなりかねないため、救命救急のABCDの確認と、バイタルサインの測定を行います。

特に頭蓋内圧亢進を伴うくも膜下出血や脳出血では、血圧が高く、脈拍数や心拍数が50回/分以下に低下(徐脈)するといった**クッシング現象**が生じていないか観察します。

意識障害とともに呼吸数の減少や呼吸パターンの異常(チェーンストークス呼吸、失調性呼吸など)を認める場合、脳血管障害が重篤な状態、つまりは頭蓋内圧亢進により、脳組織が本来あるべき位置から移動し、他の脳を損傷する**脳ヘルニア(クッシング現象、除脳硬直、意識障害、異常呼吸)**を起こしている可能性があり、増悪すると呼吸停止に陥りかねないため、**継続的にバイタルサインの観察**を行います。

血圧上昇に対しての降圧は、出血性疾患と確定してから行われますが、虚血性疾患の場合では、降圧により脳血流低下から虚血を助長させる可能性があり、血圧は高めでコントロールされます。そのため、**病型が確定するまでは、血圧の急激な変動に注意し観察**を行います。

▶鑑別・初期治療の進み方

脳血管障害が疑われる場合、バイタルサインのチェック、血糖測定と血液検査が行われます。また心疾患を合併している可能性が高いため、12誘導心電図による心電図異常の有無の確認も行います。

神経学的評価として、脳血管障害と間違われやすい疾患(低血糖、てんかんなど)があるため、**病歴や発症時刻、既往歴などの問診**が行われます。脳出血やくも膜下出血を疑う例では、まず**CT**を行います。脳梗塞を疑う例では、可能であれば**MRI**を行いますが、MRIまでに時間を要するのであれば、まずCTにて出血性疾患がないかを確認したあとで、MRIを行う場合もあります。

脳血管障害における初期治療の基本は**“神経障害を最小限にとどめる”**ことです。脳梗塞においては、発症後4.5～8時間以内で適応症例であれば、**血栓溶解療法**(t-PA)や脳血管内治療による**再開通療法**が行われます。適応がない場合には抗凝固および抗血小板療法、脳保護薬の投与などが行われます。

脳出血、くも膜下出血においては、血圧上昇により再出血をきたす可能性があることから、**血圧の管理(主に降圧)や鎮痛、時に鎮静による再出血の予防**を行います。また、高浸透圧利尿薬(グリセロール、マンニトール)投与や頭位30度挙上による**頭蓋内圧の管理**が行われます。

おさえておきたい

- 発症後4.5時間以内の適応症例
  - 血栓溶解療法(t-PA)
- 発症後8時間以内の適応症例
  - 脳血管内治療による再開通療法

次に危険な病態・疾患は…
①胆道感染症（胆嚢炎、胆管炎）
②腸閉塞

①胆道感染症（胆嚢炎、胆管炎）を疑う

▶胆道感染症（胆嚢炎・胆管炎）ってどんな病気？

胆道感染症とは、肝臓で産生された胆汁の通り道である胆道（肝内胆管、肝管、総胆管、胆嚢、胆嚢管）における感染症のことをいいます。

胆道感染症は大きく分けて、**胆嚢炎**と**胆管炎**の2つに分類されます。胆嚢炎は胆石などによる胆嚢管の閉塞により胆汁のうっ滞が生じ、そこに細菌感染を起こすことで胆嚢炎を生じます。胆管炎は総胆管結石、胆管がんや膵頭部がんなどの腫瘍による胆管の狭窄・閉塞により、胆汁のうっ滞が生じ、かつ細菌感染を起こすことで生じます。

“最悪の状況”として、胆汁のうっ滞による胆嚢や胆管の内圧上昇から血流障害を引き起こし、胆嚢壊死や穿孔を引き起こすことで**腹膜炎**を合併します。また、細菌を含む胆汁の逆流により肝膿瘍や敗血症を引き起こし、場合によっては敗血症に伴う**血液分布異常性ショック**、**播種性血管内凝固症候群（DIC）**や**多臓器不全（MOF）**を合併し、死に至る場合があります。

▶なぜ疑う？

胆道感染症（胆嚢炎・胆管炎）の症状は、**上腹部痛**（右季肋部痛、心窩部痛）が主ですが、「高齢者」「糖尿病既往」は腹痛以外の症状（ムカつき、重圧感などの不快感）を訴えたり、腹部の症状がなかったりと典型的な症状ではない場合もあります。

この患者さんは、上腹部の不快感や悪心・嘔吐、食欲不振などがあることから、**胆道感染症による嘔吐**の可能性を考えます。

▶観察ポイント

①随伴症状の有無

胆道感染症の場合、腹痛を伴っていることが多く、好発部位として**上腹部痛（右季肋部痛、心窩部痛）**があります。初期には鈍い痛み（内臓痛）ですが、腹痛が持続する鋭い痛み（体性痛）に変化し、腹部の圧痛や筋性防御、反跳痛を認める場合は、腹膜炎を併発している可能性を考えます。

他に胆道感染症の特異的な観察ポイントとして上腹部の“圧痛”の有無や、右季肋部を圧迫しながら患者さんに深呼吸させると、吸気時に痛みのために深呼吸が止まってしまう現象（**Murphy（マーフィー）徴候**）があります。

ここ観察！
- 上腹部痛（右季肋部痛、心窩部痛）
- 上腹部の圧痛
- Murphy徴候

②バイタルサインと身体所見

一見して、意識レベルの低下や、頻呼吸や努力呼吸など**呼吸状態の悪化**、**ショックの5徴候**（蒼白、冷汗、呼吸不全、脈拍触知不能、虚脱：コールドショック）を伴う場合は、胆道感染症が関連した腹膜炎や敗血症などに陥っている可能性があり、緊急度とともに重症度も高い可能性があると考えます。

胆道感染症は、前述のように胆汁のうっ滞と細菌感染により生じるため、**発熱**を認める場合があります。発熱と四肢末梢温感があるものの、血圧が低い場合は、敗血症初期のウォームショックに陥っている可能性を考え、コールドショックに陥らないよう早期に医師に報告するなど対応しましょう。

こんなときはすぐドクターコール

- 意識レベルの低下
- 呼吸状態の悪化（頻呼吸、努力様呼吸）
- ショックの5徴候
- 発熱と四肢末梢温感があり血圧が低い

③問診

胆道感染症の多くは、結石が胆嚢管や胆管にはまり込む（＝嵌頓（かんとん））ことによって生じます。腫瘍により、胆道が狭窄または閉塞することによって生じる場合もあり、既往歴や基礎疾患、特に脂質異常症や脂肪肝などの有無は大切な情報の1つとなります。

胆道感染症に伴う悪心・嘔吐では、胆汁（黄～緑色の液体）が吐物に混じる場合があります。また、悪心・嘔吐が長く続く場合には緊急処置を必要とする場合もあるため、胆汁の混入の有無だけでなく、悪心・嘔吐の頻度や量についても聴取しましょう。

▶鑑別・初期治療の進み方

身体所見や問診の情報から胆道感染症が疑われる場合は、血液検査により胆道系酵素（γ-GTP、LAP）、肝機能（AST〈GOT〉、ALT〈GPT〉）、炎症所見（WBC、CRP）の上昇の有無を確認します。

また、胆嚢の腫大や壁の肥厚、胆道系の拡張の有無を確認するため、腹部超音波検査が行われます。しかし、超音波検査の精度は患者さんの状態や施行者の技量に左右されるため、その他の疾患の除外も含め広範囲に撮影でき、かつ客観性に優れているCT検査が優先して行われる場合もあります。

胆道感染症の治療では、軽症、中等度症、重症の3つの重症度に分類して治療が選択されます。いずれの重症度でも、まずは食事を中止して、十分な補液を行いながら抗菌薬の投与が行われます。そのうえで、病態や原因に合わせた外科的手術や内視鏡的手術療法などが行われます。

②腸閉塞を疑う

▶腸閉塞ってどんな病気？

腸閉塞とは、腸が**機械的（物理的）**に狭窄、閉塞することで、腸管内容物（食物、腸液、ガス）の通過が障害された状態をいいます。“イレウス”という言葉が混同して使われることが多いですが、“イレウス”とは腸管に器質的な変化がなく、神経や筋肉が影響を受け蠕動運動が低下したり、けいれん性に収縮したりするなどで、腸管の運動が麻痺するという**機能障害**によって腸管内容物が停滞することで、腸閉塞とは区別されます（図4）。腸閉塞には、**血流障害を伴わない“閉塞性”腸閉塞**と、**血流障害を伴った“絞扼性”腸閉塞**とがあります。

図4 腸閉塞とイレウス

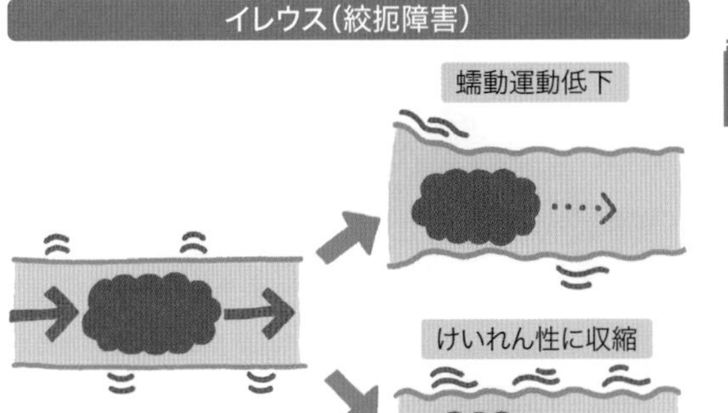

“最悪の状況”として、血流障害による腸管壊死により起こる穿孔や感染による急性腹膜炎などが原因となって生じる**循環血液量減少性ショック**、敗血症に伴う**血液分布異常性ショック**によって死に至る場合があります。

▶なぜ疑う?

腸閉塞の共通の症状は、腹痛、悪心・嘔吐、腹部膨満、排ガス・排便の停止、脱水があります。

食欲低下や胃部付近の不快感、悪心や急な嘔吐を生じていることから、消化器疾患による悪心・嘔吐の可能性を考えます。

> **ここ観察!**
>
> **腸閉塞の共通の症状**
>
> - □腹痛
> - □悪心・嘔吐
> - □腹部膨満
> - □排ガス・排便の停止
> - □脱水

▶観察ポイント

①随伴症状の有無

さしこむような腹痛(疝痛)が間欠的に出現し、徐々に持続する痛みに変化してくることがあります。持続する痛みとともに筋性防御や反跳痛を認める場合は、腸管に穴があく**穿孔**や**腹膜炎**を併発しているかもしれません。その他の主たる身体所見としては、腸管閉塞に伴う腹部膨満や悪心・嘔吐、排ガス・排便の停止があります。また、腸蠕動音の亢進により、キンキンと高音の金属音が聴取されることもあります。

> **ここ観察!**
>
> **腹膜刺激症状**
>
> **①筋性防御**:腹壁を押した際に痛みが出現して起こる腹筋の緊張
>
> **②反跳痛**(Blumberg(ブルンベルグ)徴候):腹壁を圧迫し離した際に出現する鋭い痛み

②バイタルサインと身体所見

一見して、**意識レベルの低下**や、頻呼吸や努力呼吸など**呼吸状態の悪化**、**ショックの5徴候**(蒼白、冷汗、呼吸不全、脈拍触知不能、虚脱)を伴う場合は、緊急度とともに重症度も高い可能性があると考えます。

腸閉塞により腸管での栄養や水分、ガスの吸収障害が起きます。それと嘔吐により脱水が起きることで、頻脈や血圧低下をきたす場合があります。発熱を伴う腹痛や嘔吐の場合、腹膜炎など感染を伴っている可能性があるため、早期に医師に報告します。

> **こんなときはすぐドクターコール**
>
> 発熱を伴う腹痛や嘔吐では、腹膜炎など感染を伴っている可能性がある

③問診

腸閉塞の原因には、**開腹手術の既往や腫瘍、結石**などがあります。そのため、既往歴、特に腸閉塞の既往や腹部の手術歴は重要な情報となります。また、突然の悪心・嘔吐や長く続く場合には緊急処置を必要とする場合もあるため、**悪心・嘔吐の頻度や量、性状、血液の混入の有無などの状態**を聞くこ

図5 鏡面像(ニボー像)

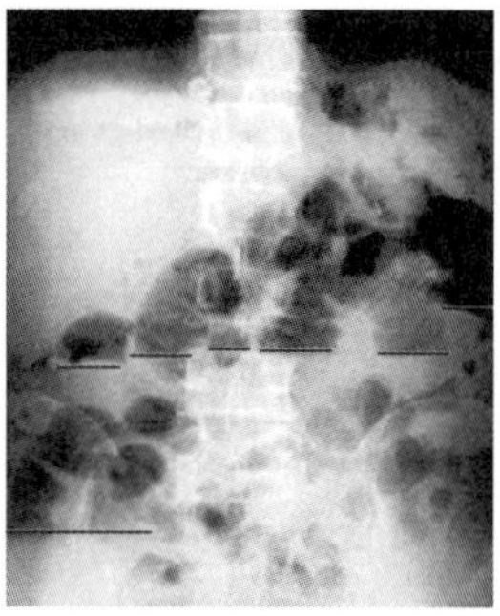

イレウスでの小腸のニボー像

図6 遊離ガス像(フリーエア像、腹腔内)

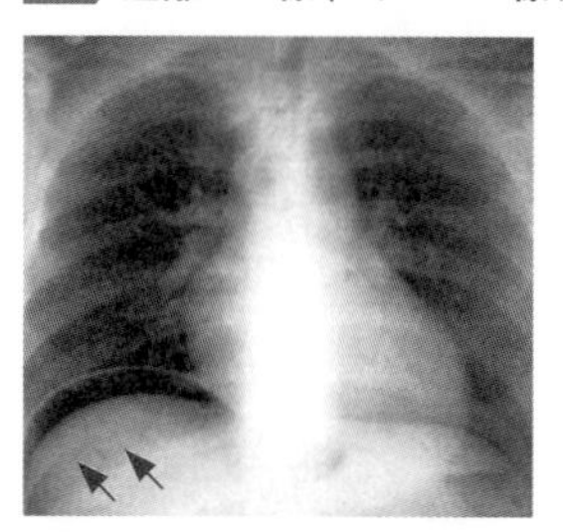

横隔膜下に三日月型の遊離ガス像

とも大切な情報の1つとなります。

悪心・嘔吐を伴う疾患は多数あるため、随伴する症状の有無についても聴取するとよいでしょう。

▶鑑別・初期治療の進み方

身体所見から腸閉塞が疑われる場合は、腸内に貯留したガスと液体の間に線上の陰影がみられる鏡面像(ニボー像、**図5**)や消化管穿孔時に生じる遊離ガス像(フリーエア像、**図6**)の確認のために、**立位と臥位の腹部X線検査**が行われます。また、腹部単純および造影CTによって、さらなる詳細な情報(原因検索、拡張腸管の部位、腹腔内液体貯留や腸重積の有無など)を得ます。

腸閉塞の治療は**保存的治療**と**手術療法**とがあります。

閉塞性腸閉塞の初期治療では、今以上の腸管内圧上昇を防ぐ目的に絶飲食が基本となります。また、イレウス管や胃管を挿入・留置し、腸管内圧の減圧と内容物の吸引が行われます。前述したように、脱水になりやすいため、輸液も行われます。数日で改善がみられない場合は、手術療法も考慮されます。

絞扼性腸閉塞では、血流障害による腸管虚血と腸の壊死の拡大防止のために**緊急手術**が行われます。

＊

嘔吐は、消化器系の疾患が原因とは限りません。突然の嘔吐や激しい嘔吐、長引くような嘔吐は緊急対応を要する可能性があります。バイタルサインのチェックや随伴する症状、既往歴の問診などから、時に生命にかかわる疾患もあるため、見逃してはいけない患者さんのサインを読み取りましょう。

〈引用文献〉
1. 日本救急医学会監：救急診療指針 改訂第5版．へるす出版，東京，2018：324.
2. 島村勇人，藤田善幸：消化器疾患 内科の立場から．悪心・嘔吐の見立て 知っておきたい鑑別と治療のポイント．レジデント 2014；7(1)：23.

〈参考文献〉
1. 小池伸亨編著，中村光伸医学監修：救急看護ポイントブック．照林社，東京，2019.
2. 山内豊明：患者さんのサインを読み取る！ 山内先生のフィジカルアセスメント 症状編．エス・エム・エス,東京，2015.
3. 森祐樹：もう困らない救急・当直Ver.3．林寛之編著,日本医事新報社，東京，2017.
4. 佐藤憲明：急変対応のすべてがわかるQ&A．照林社，東京，2012.
5. 日本救急医学会監：標準救急医学 第5版．医学書院，東京，2014.
6. 前野哲博，村松真司：帰してはいけない外来患者．医学書院，東京，2012.
7. 畑田憲吾，杉浦哲朗：心筋梗塞発症時にみられる嘔気・嘔吐の臨床的意義．日集中医誌 2001；8(2)：97-101.
8. Brieger D，Eagle KA，Goodman SG，et al.：Acute coronary syndromes without Chest Pain, An Under diagnosed and undertreated high-risk group. *Chest* 2004；126(2)：461-469.
9. Song L，Yan HB，Yang JG，et al.：Impact of patients' symptom interpretation on care-seeking behaviors of patients with acute myocardial infarction. *Chin Med J* 2010；123(14)：1840-1845.
10. 高田忠敬編：急性胆管炎・胆嚢炎診療ガイドライン2018．医学図書出版，東京，2018.

CASE 08 手足に「しびれた感じ」がある

福島麻利子

1 患者さんが早朝にナースコールで「手足のしびれ」を訴えました。

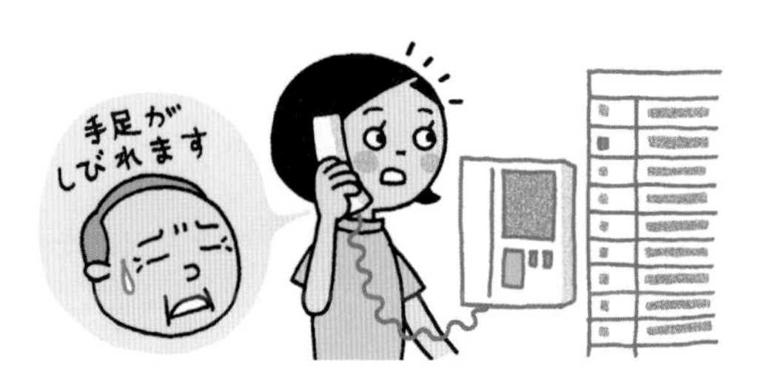

2 訪室すると右側の手足のしびれを訴え……。

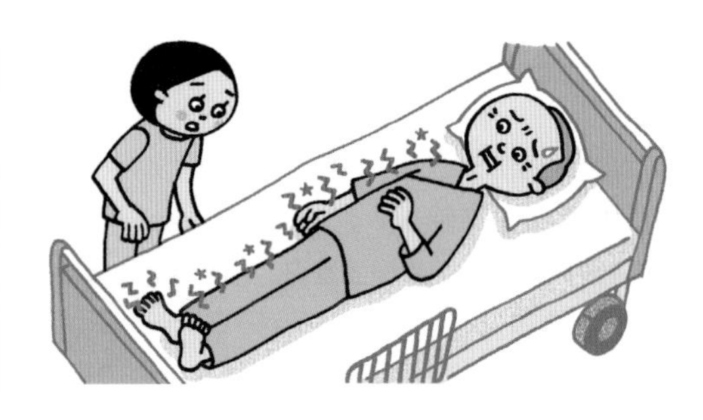

3 カルテを確認すると、既往には心房細動と高血圧、糖尿病、脂質異常症があります。

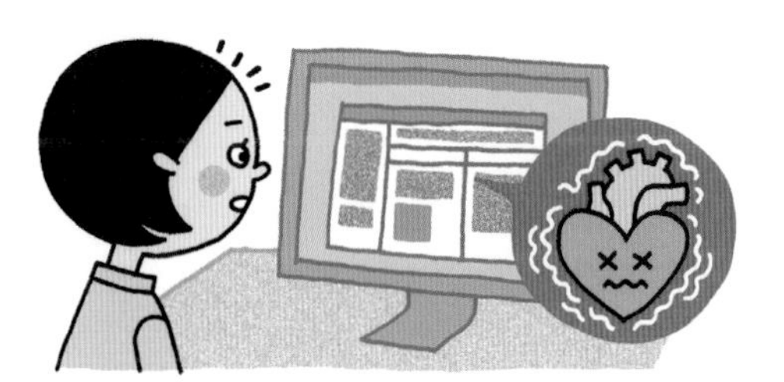

4 このとき予見される“**最も危険な状態**”は？何をどう観察する？

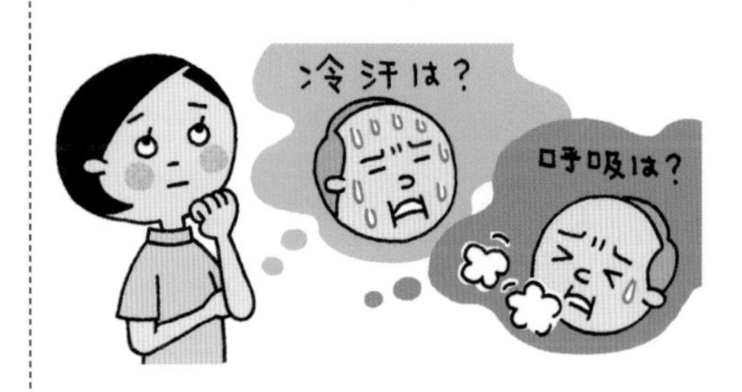

最も危険な病態・疾患

①脳卒中

はっきりと急変とはいえない場合

①脊椎・脊髄・末梢神経系疾患

このケースについて…

「手足のしびれ」と聞くと、よくある症状だと思ってしまうことはないでしょうか？　しびれの症状のなかには、時に緊急性の高い疾患も含まれます。

しびれに隠れた危険な徴候を見落とさないよう、情報収集と観察のポイントを確認していきましょう。

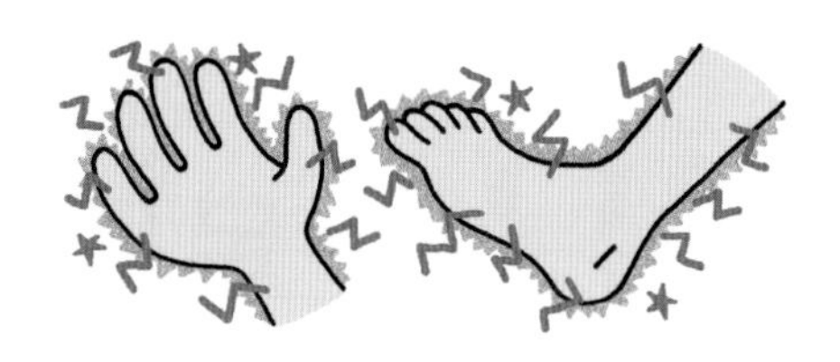

手足のしびれで考えたいこと・おさえておきたいこと

1　意識障害を伴うショック徴候に特に注意する

どんな症状の訴えであっても、まずは生命を脅かす危険な徴候がないかを確認し、緊急度を評価します。

異常な呼吸パターンや顔面蒼白、冷汗などのショック徴候、意識障害を確認します。意識レベルがGlasgow Coma Scale（GCS）≦8点、Japan Coma Scale（JCS）≧30のときには、重度の意識障害と判断できます（表1、表2）。そのため呼吸パターンの異常や意識障害、ショック徴候があるときには、緊急度の高い状態と判断します。

- 意識障害がある
- 呼吸状態がおかしい
- ショック徴候（顔面蒼白、冷汗など）がある

表1 グラスゴー・コーマ・スケール（Glasgow Coma Scale：GCS）

開眼（E：eye opening）	E4	自発的に開眼
	3	言葉により開眼
	2	痛み刺激により開眼
	1	開眼しない
言語反応（V：verbal response）	V5	見当識あり
	4	会話混乱
	3	言語混乱
	2	理解できない声
	1	発語がみられない
運動反応（M：motor response）	M6	命令に従う
	5	痛み刺激部位に手足をもってくる
	4	四肢を屈曲する（逃避）
	3	四肢を屈曲する（異常屈曲）
	2	四肢伸展
	1	まったく動かない

※合計の点数が小さいほど意識障害が重度

表2 ジャパン・コーマ・スケール(Japan Coma Scale：JCS、3-3-9度方式)

Ⅰ	刺激しないでも覚醒している(1桁)	Ⅱ	刺激すると覚醒する(2桁)	Ⅲ	刺激しても覚醒しない(3桁)
1	だいたい意識清明だが、今ひとつはっきりしない	10	普通の呼びかけで開眼する	100	痛み刺激に対し、払いのけるような動作をする
2	見当識障害がある	20	大きな声または体を揺さぶることにより開眼する	200	痛み刺激で少し手足を動かしたり、顔をしかめる(除脳硬直を含む)
3	自分の名前、生年月日が言えない	30	痛み刺激を加えつつ呼びかけを繰り返すとかろうじて開眼する	300	痛み刺激に応じない

※桁が多くなるほど意識障害が重度
R：不穏、I：尿失禁、A：自発性喪失を別に表示する(例：30-R)

2 緊急性の高い疾患でないか観察する

しびれを訴える疾患のなかには、生命を脅かすような疾患や日常生活に影響を残すような、緊急性の高い疾患も含まれます。**しびれの原因は何なのか、緊急性の高い疾患が隠れているのか、しびれの症状からどんな疾患が考えられるのか**を念頭に置いて、症状をみるようにしましょう。

"しびれ"は、感覚障害の症状の1つで、患者さんによっては**運動神経の障害として生じている"震え"をしびれと訴える**ことや、**感覚障害が運動麻痺に先行して生じる**こともあるため、症状の変化、随伴症状の確認をします。

3 しびれの部位から障害部位を予測できる

末梢からの刺激は、末梢神経→脊髄→脳幹→視床を経て大脳皮質感覚野に到達します。これを**感覚系伝導路**といい、この感覚系伝導路が障害されることで、"しびれ"として認知されます。そのため、**しびれの出現部位によって障害部位や疾患を予測することが可能**です(**図1**)[1]。また、これらの疾患を見きわめるために情報を網羅的に集める方法として、OPQRST(**表3**)やLQQTSFA(**表4**)があります。

しびれの症状と随伴症状をアセスメントし、緊急性の高い疾患を見きわめるようにしましょう。

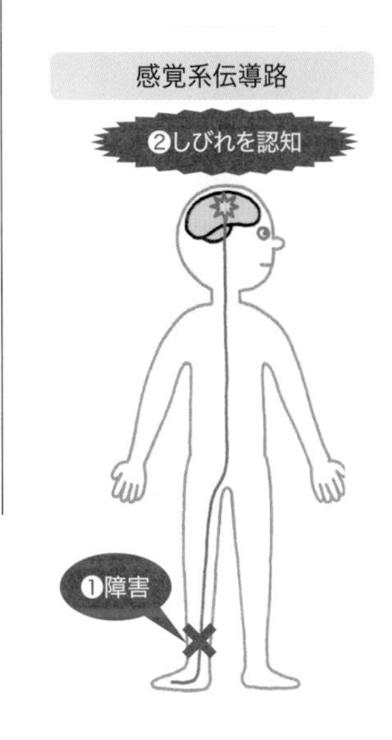

図1 感覚障害の分布と予想される障害部位と疾患

①感覚障害が手袋・靴下型に出現

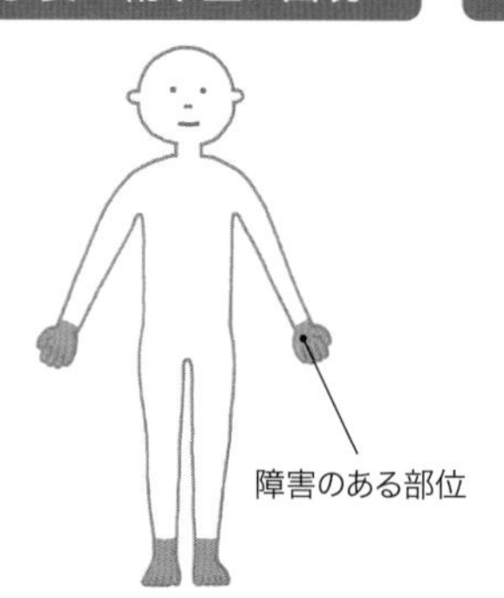

末梢神経に障害

【予想される疾患】
- 血管炎性ニューロパチー
- 絞扼性神経障害（手根管症候群など）
- 糖尿病性神経障害
- 中毒（薬物・金属・有機溶媒）
- 膠原病、ギラン・バレー症候群

②感覚障害が下半身に出現

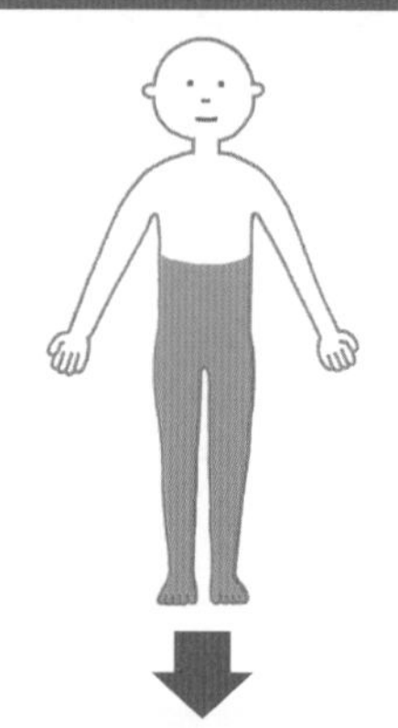

脊髄神経に障害

【予想される疾患】
- 脊髄の圧迫（椎間板ヘルニア・脊髄腫瘍など）
- 脱髄疾患（多発性硬化症など）
- 脊椎感染症（化膿性脊椎炎など）
- ビタミンB_{12}欠乏症（亜急性脊髄連合変性症）

③温痛覚障害が交差性に出現

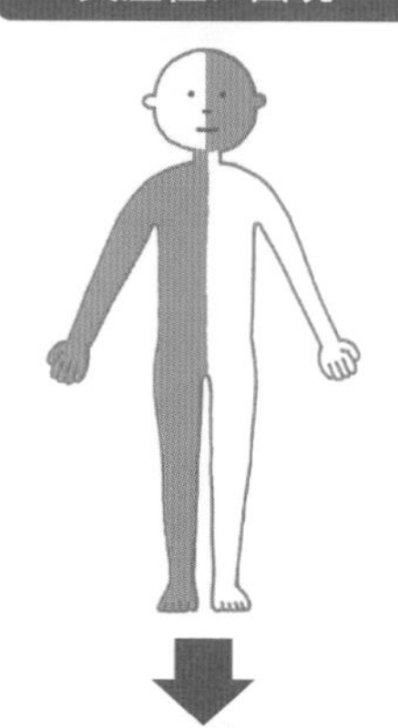

延髄に障害

【予想される疾患】
- 小脳失調
- 脳出血
- 脳炎

④感覚障害が片側性に出現

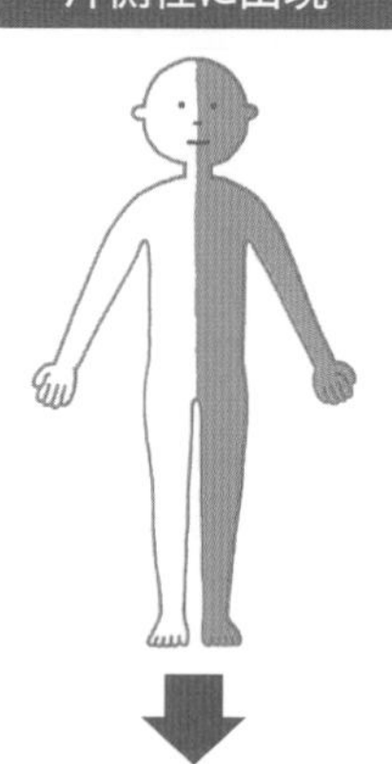

視床・大脳に障害

【予想される疾患】
- 脳梗塞
- 脳出血
- 脳腫瘍

（文献1を参考に作成）

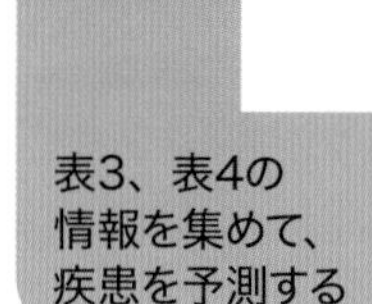

表3 OPQRST

Onset	発症様式
Palliative/Provocative	増悪／寛解因子
Quality/Quantity	症状の性質／強さ
Region/Radiation	場所／放散の有無
Associated symptom	随伴症状
Time course	時間経過

表4 LQQTSFA

Location	部位
Quality	症状の質
Quantity	症状の強さ
Timing	時間
Setting	状況
Factor	増悪／寛解因子
Association	随伴症状

最も危険な病態・疾患は…①脳卒中

①脳卒中を疑う

脳卒中とは、脳の血管に障害が起きることで生じる疾患の総称です。脳血管が詰まる・破れる・裂けるなど原因はさまざまで、疾患としては、**脳梗塞、脳出血、くも膜下出血など緊急性の高い疾患が多く含まれます。**

しびれを主訴にする脳卒中では、虚血障害が主な原因とされているため、脳梗塞や一時的に脳梗塞と同じ症状を生じる一過性脳虚血発作（TIA）などが考えられます。

脳梗塞は、脳動脈の狭窄や閉塞により灌流域に虚血が起こり、脳組織が壊死に至ります。

しびれが主訴のとき、多くは病初期であることが考えられますが、時間経過とともに脳のダメージは拡大し症状が急速に進行する可能性もあり、緊急性が高い疾患といえます（**図2**）[2]。

▶なぜ疑う？

脳卒中の要因として、中高年であること、動脈硬化の危険因子（高血圧、糖尿病、脂質異常症など）があること、心疾患などが挙げられます。

この患者さんは、既往歴に高血圧、脂質異常症、心房細動、糖尿病があります。突然しびれが発症し、その症状は右の上下肢、片側に現れています。**脳卒中発症要因が存在し、身体の片側にしびれの症状を訴えている**ため（図1参照）、まずは緊急性の高い脳卒中を疑います。

図2 脳梗塞の進行

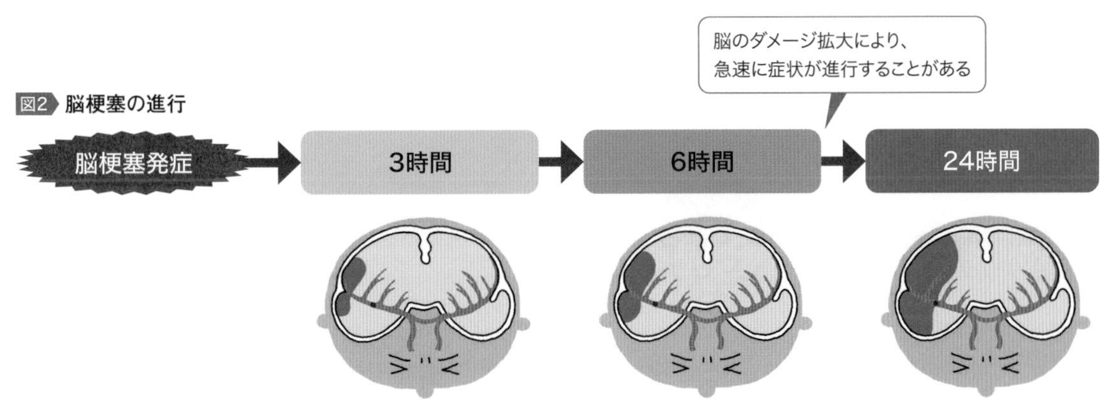

（文献2より引用、一部改変）

▶情報収集のポイント

①問診

しびれの問診で重要なのは、発症様式としびれの部位、随伴症状の有無です。脳卒中を疑うしびれの特徴は、**突然発症**することと、**身体の片側、あるいは片側の手足、または手口足周囲に症状が現れる**ことが多いことです。また、しびれとともに**片側の運動麻痺や運動失調**、**構音障害**や**意識障害**を伴うときは脳卒中を強く疑います。

問診時は、前述のOPQRSTやLQQTSFAなどのツールを活用し、網羅的に情報収集をするのがポイントです。

こんなときはすぐ ドクターコール

しびれとともに、以下の症状を確認した場合

- □失語・構音障害
- □片麻痺
- □頭痛・めまい
- □意識障害

②身体症状の観察

脳卒中を疑う症状は片側に現れます(p.78 図1)。脳卒中の症状を確認するために行う「FAST」があります(**図3**)。

顔面(表情の左右差)・上肢(バレー試験)・構音障害を確認して、このうちの1つでも陽性の場合は、72%の確率で脳卒中の可能性があるとされています[3]。また、しびれのほかに随伴症状として**神経症状を呈しているか**を確認することは、脳卒中のリスクを判断するために重要なことになります。

ここ観察!

- 顔面・上肢の運動障害
- 構音障害
- 神経症状

図3 FAST

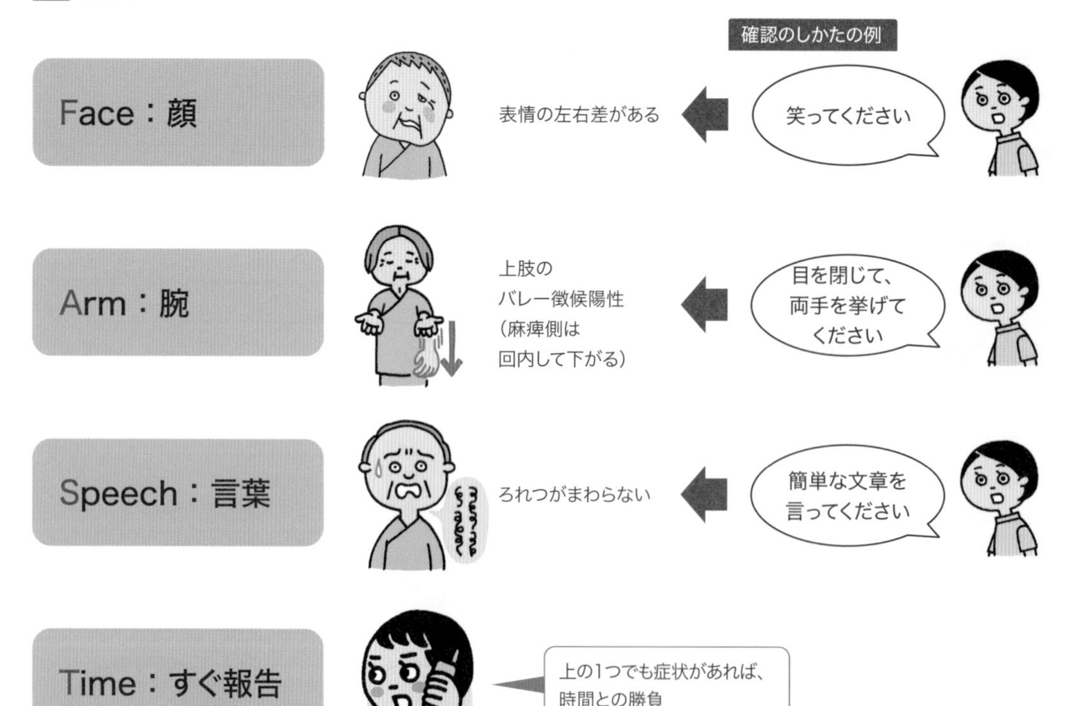

▶鑑別・初期治療の進み方

①鑑別

脳卒中と判断したら、心房細動や虚血性心疾患の確認のため、**12誘導心電図・モニター心電図での経過観察、輸液静脈路の確保の準備**を行います。静脈路確保の際に、**血糖・凝固系を含む採血の準備**もしておきましょう。

脳卒中において、画像検査は必須です。

MRIは発症1～2時間後の超急性期虚血巣の検索が可能であり、脳幹部、小脳梗塞、ラクナ梗塞などの小梗塞巣の検出にも優れています。CTでは出血巣の検索は容易ですが、梗塞などの虚血巣において多くは、12時間以上経過してから梗塞巣の検索が可能となります。しかし、出血の確認も必要となるため、**急性期ではCTとMRIによる検査**を行います。

②初期治療

急性期の治療では血行改善を目的とした、**血栓溶解療法**（血栓溶解薬であるアルテプラーゼの投与）や、抗凝固療法と脳損傷予防の目的で**抗脳浮腫療法**（高張グリセオールの静脈内投与）などが行われます。

●血栓溶解療法

血栓溶解療法は、治療適応基準の1つに**発症4.5時間以内**であることが含まれており、発症時刻が不明な場合は、**最終未発症時刻が発症時間**となります。

脳卒中を疑った場合は早期介入が必要となるため、検査、治療を予測した準備・対応が重要です。

●抗脳浮腫療法

抗脳浮腫療法では、**根治的治療**のほかに脳卒中急性期に亢進した**頭蓋内圧を低下させる**目的で薬剤投与が行われます。

頭蓋内圧亢進や低酸素血症、誤嚥のリスクがあるときには、**頭位挙上などの体位管理**も重要です。

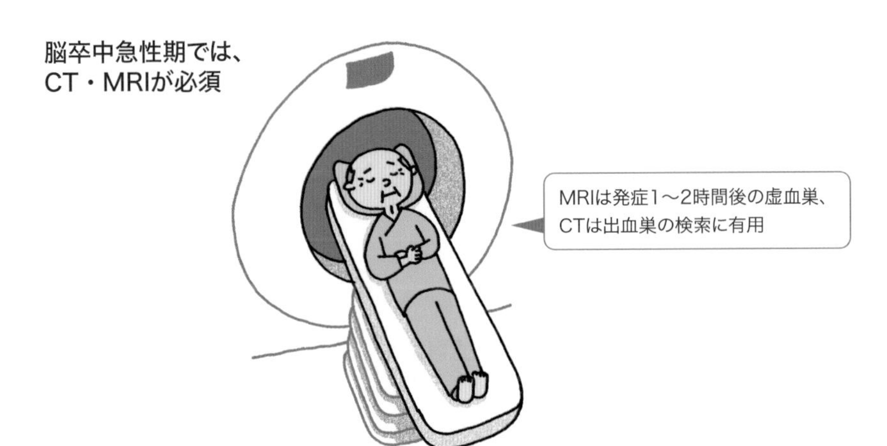

はっきりと急変とはいえない場合
①脊椎・脊髄・末梢神経系疾患

①脊椎・脊髄・末梢神経系疾患を疑う

しびれを主訴とした脊椎・脊髄系疾患では、対側で症状が分布します。原因としては、**血管障害による脊髄梗塞・出血**や**炎症によるウイルス性脊髄炎、腫瘍・脊髄ヘルニアなどによる機械的な圧迫**によるものなどがあります。

末梢神経系疾患では、**糖尿病、ビタミンB_{12}欠乏、アルコール性などの代謝性疾患**や自己免疫系疾患の**ギラン・バレー症候群**などが原因として考えられます。急速に進行し障害を残す疾患も含まれており、随伴症状を確認し緊急性の判断が必要となります。

▶なぜ疑う?

突然発症のしびれ症状の場合、脊椎・脊髄疾患の可能性が高くなります。また、患者さんの**既往に糖尿病**があり、糖尿病性末梢神経障害や低血糖によるしびれの出現も考えられます。

患者さんの主訴と、随伴症状や既往から考えられる疾患を見逃さないために、脊椎・脊髄・末梢神経系疾患を疑います。

▶情報収集のポイント

①脊椎・脊髄系疾患の場合

前述の頭蓋内病変の片側とは違い、**左右対側に出現**することが多いです(p.78 図1)。

脊髄が原因と考えられる"しびれ"は、**運動麻痺による機能障害**につながる可能性があります。**重度の運動麻痺、急激に進行する運動麻痺、馬尾症状(膀胱直腸障害、勃起機能不全)**を伴う場合、脊髄を圧迫している可能性があるため、手術治療を考慮し早期に対処が必要となります。

こんなときはすぐドクターコール
- 重度の運動麻痺
- 急激に進行する運動麻痺
- 馬尾症状(膀胱直腸障害、勃起機能不全)

②末梢神経系疾患の場合

末梢神経障害の症状は、**部分的に症状が出現し**(p.78 図1)、**感覚障害**と**運動失調**を伴うことがあります。

しびれの部位の出現はいつからの症状なのか、症状は進行しているのかを確認し、運動麻痺・失調がないことを確認しましょう。運動麻痺の評価ツールに徒手筋力テスト(MMT)があります(**表5**)。上下肢のMMTを経時的に確認し、症状の進行がないかを観察します。

ここ観察!
- 運動麻痺・失調の有無
- しびれの部位の拡大
- 呼吸状態

ほかにも、ギラン・バレー症候群では**両下肢から始まり四肢脱力をきたす運動神経障害**を伴います。重症例では呼吸筋麻痺を起こし、人工呼吸器管理

表5 徒手筋力テスト(MMT)

5	正常(normal)	強い抵抗を加えても、完全に運動できる
4	良好(good)	ある程度の抵抗に打ち勝って正常可動域まで運動できる
3	やや良好(fair)	抵抗を加えなければ重力に抗して正常可動域まで運動できる
2	不良(poor)	重力を除けば、正常可動域まで運動できる
1	痕跡(trace)	筋のわずかな収縮は起こるが、関節は動かない
0	活動なし(zero)	筋の収縮がまったくみられない

が必要となります。脳卒中より症状の進行は緩徐ですが、経時的な観察が必要となります。

血管炎性ニューロパチーは、末梢神経の終動脈の炎症による虚血性心疾患のため、しびれなどの感覚障害から、強い痛み、運動機能の障害へと症状が急性に進行する疾患です。発見が遅れると、不可逆的な神経障害に至ってしまうため、OPQRST、LQQTSFA(p.78 表3、表4)による情報収集からしっかりアセスメントしましょう。

▶鑑別・初期治療の進み方

脊椎・脊髄疾患の場合、識別のための第一選択は**画像検査(単純X線撮影、CT・MRI検査)**です。検査の結果によって脊椎固定手術や、脊髄損傷の場合には、麻痺の改善の目的で**ステロイドの投与**が考慮されます。

上位の脊椎・脊髄疾患の場合、横隔膜や呼吸筋麻痺による呼吸状態の悪化、交感神経系の遮断による低血圧や徐脈、神経原性ショックなど循環器系の障害の出現や、ギラン・バレー症候群など進行性の末梢神経系疾患においても呼吸筋麻痺など呼吸器系の障害の出現の可能性があり、全脊椎の保護に留意し、脊椎にひねりや負担をかけないよう、検査・診断がつくまでの間は**仰臥位管理**をします。また、呼吸抑制を早期に発見できるよう、息苦しさなどの自覚症状の出現や呼吸様式の変化に注意します。

一方、末梢神経系疾患の場合、低血糖症状ではブドウ糖の投与や、糖尿病性神経障害のときには血糖コントロールや、炎症性疾患などでは**原因疾患の治療**が行われます。

〈引用文献〉
1. 井上智子, 稲瀬直彦編：緊急度・重症度からみた 症状別看護過程＋病態関連図(第2版). 医学書院, 東京, 2014：404.
2. 井上智子, 佐藤千史編：病気・病態・重症度からみた 疾患別看護過程+病態関連図(第2版). 医学書院, 東京, 2014：1074.
3. American Heart Association：ACLSプロバイダーマニュアル AHAガイドライン2015準拠. シナジー, 東京, 2017：129.

〈参考文献〉
1. 柴田俊彦, 長田芳幸翻訳：マクギーの身体診断学 改訂第2版／原著第3版. 診断と治療社, 東京, 2014.
2. 村川裕二監修：新・病態生理できった内科学 7. 神経疾患. 医学教育出版社. 東京, 2015.
3. 日本救急医学会監修, 有賀徹, 坂本哲也, 嶋津岳士 編：標準救急医学(第5版). 医学書院, 東京, 2014.
4. 細谷真人監修, 青柳智和：洞察力で見抜く急変予兆～磨け！ アセスメントスキル～. ラプタープロジェクト, 茨城, 2017.
5. 長谷川修編：特集 しびれ診療を根底から見直そう！. レジデントノート 2013；15(9)：1646-1712.
6. 日本脳卒中学会 脳卒中ガイドライン委員会編：脳卒中治療ガイドライン2021. 協和企画, 東京, 2021.

資料 4

主な検査基準値

生化学検査：酵素

項目	基準値	主な原因
AST(GOT)	●10～40 IU/L	⬆肝疾患、心疾患、胆道・膵臓疾患、筋疾患
ALT(GPT)	●5～45 IU/L	⬆肝疾患、心疾患、胆道・膵臓疾患、筋疾患
アルカリホスファターゼ(ALP)	●80～260 IU/L	⬆肝障害、胆道系疾患、骨代謝系疾患 ⬇甲状腺機能低下症など
クレアチンキナーゼ(CK)	●男性：57～197 IU/L ●女性：32～180 IU/L	⬆脳梗塞、脳挫傷、悪性腫瘍 ⬇甲状腺機能亢進症など
クレアチンキナーゼ-MB(CK-MB)	●定性：1～4% ●定量：15～25 IU/L	⬆急性心筋梗塞、心筋炎、心膜炎、心臓外傷
リパーゼ	●5～35 IU/L	⬆急性・慢性膵炎、膵がん ⬇慢性膵炎(末期)、膵がん(末期)
γ-GTP(γ-グルタミルトランスペプチダーゼ)	●男性：10～50 IU/L ●女性：9～32 IU/L	⬆アルコール性肝炎、急性・慢性肝炎、肝硬変
コリンエステラーゼ(ChE)	●214～466 IU/L	⬆ネフローゼ症候群、肝がん、脂肪肝 ⬇肝障害(肝硬変、慢性肝炎、肝がん、劇症肝炎)
トリプシン	●100～550ng/mL	⬆急性膵炎、慢性膵炎の急性増悪時 ⬇慢性膵炎の非代償期、膵がん
心筋トロポニンT	●0.10ng/mL(ECLIA)	⬆急性心筋梗塞

免疫血清検査・輸血：感染症

項目	基準値	主な原因
梅毒血清反応(STS)	●陰性(－)	陽性：梅毒、生物学的偽陽性(妊娠、結核、リケッチア感染症など)
A型肝炎ウイルス検査	●陰性(－)	陽性：A 型肝炎
B型肝炎ウイルス検査	●HBs抗原：陰性(－) ●HBs抗体：陰性(－) ●HBe抗原：陰性(－) ●HBe抗体：陰性(－) ●HBV-DNA：30cpm未満(RA法)	陽性：B型肝炎
C型肝炎ウイルス検査	●HCV抗体定性：陰性(－) ●HCV-RNA定性：陰性(－) ●HCV-RNA定量：検出なし ●HCVウイルス型：いずれの型も検出なし	陽性：C 型肝炎
HIV検査	●スクリーニング検査：陰性(－) ●確認検査：陰性(－)	スクリーニング検査、確認検査で陽性の場合、HIV感染
HTLV検査	●スクリーニング検査：陰性(－) ●確認検査：陰性(－)	スクリーニング検査、確認検査で陽性の場合、HTLV感染
ASO(抗ストレプトリジンO：ASLO)	●成人：166ToddU以下 ●小児：250ToddU以下	⬆急性糸球体腎炎、リウマチ熱、猩紅熱など

＊基準値は、西﨑祐史、渡邊千登世 編著：ケアに生かす検査値ガイド 第2版. 照林社, 東京, 2018を参考にして作成。上記の検査基準値はあくまでも参考値である。基準値は、測定法や試験の種類によって数値が異なるので、必ず各医療機関で使われている数値・単位を確認してください。

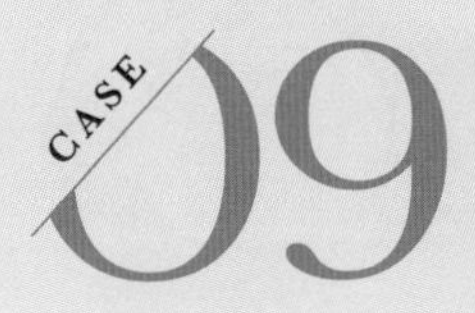

痰で「ゼロゼロ」いっている

譜久村 翔

1 心臓に既往のある術後3日目の患者さんは、意識障害のある70歳代の男性です。なんだか苦しそうです。

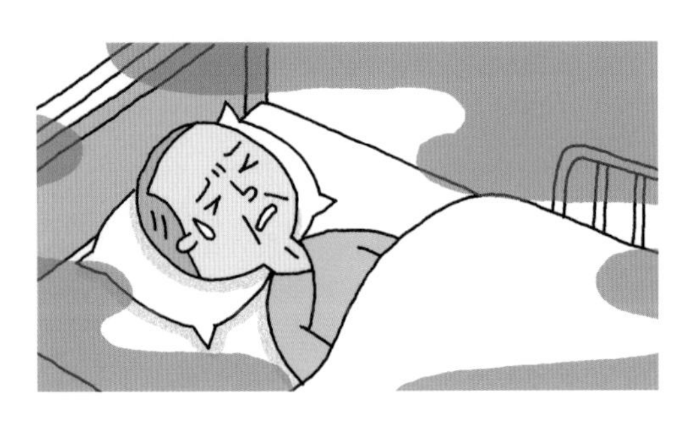

2 よく観察してみると、痰がゼロゼロいっていて、呼吸も速くなっています。

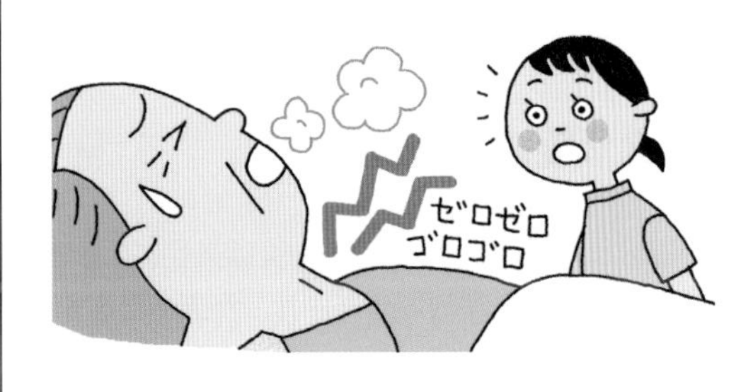

3 SpO_2を測定したところ、通常より値が下がっていました。

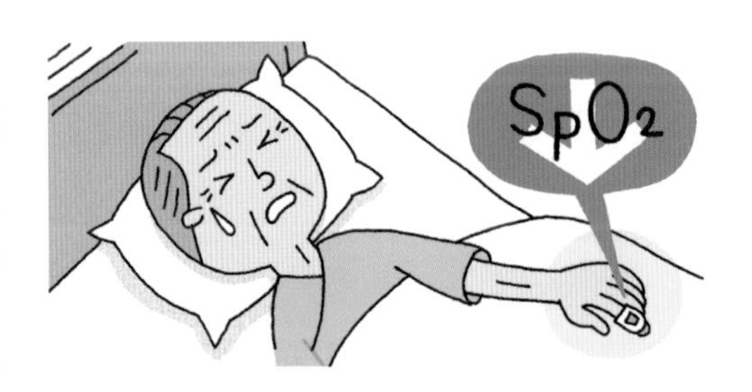

4 このとき予見される“**最も危険な状態**”は？何をどう観察する？

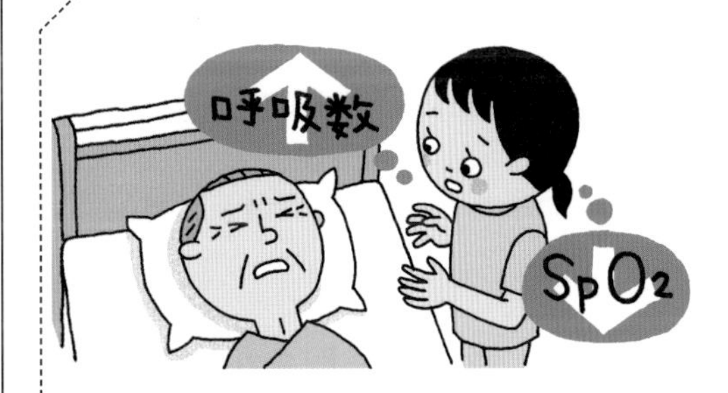

最も危険な病態・疾患

1. 閉塞性無気肺
2. 急性呼吸窮迫症候群（ARDS）
3. 心原性肺水腫

はっきりと急変とはいえない場合

1. 肺炎

このケースについて…

痰がゼロゼロしている患者さんを発見したとき、みなさんはどう思いますか？　痰がからむというだけでも、さまざまな病態が考えられます。意識状態のよい患者さんだったら苦しいと訴えられますが、意識障害のある患者さんの場合はどうでしょう。意識がよくても悪くても、悪化を防ぐ対応をしたいものです。そのための観察・対応のポイントをお伝えします。

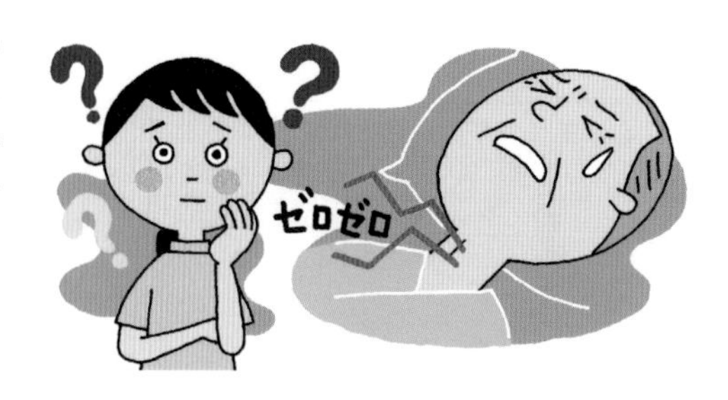

喀痰についておさえておきたいこと

1　なぜ喀痰が出るのか

痰(喀痰)は、気道内分泌物、もしくは炎症による滲出液のことを指します。

気道内分泌物は生理的に分泌され、気道の湿度を保ち、気道粘膜のはたらきを保持するなどの役割があります。通常、無意識のうちに、粘膜での再吸収や嚥下などにより吸収されていますが、何らかの原因により、生理的に吸収できないほど増加することがあります。喀痰の増加の原因は、**感染症や心血管系の異常、アレルギー**などさまざまです。

2　喀痰による咳嗽は?

咳嗽には、大きく分けて**「湿性咳嗽」**と**「乾性咳嗽」**があります。読んで字のごとく、喀痰など水分による咳嗽が「湿性咳嗽」といわれています。水分によるものではない咳嗽が「乾性咳嗽」です。

3　喀痰が原因で聴取される呼吸音は?

異常呼吸音は大きく分けると**表1**に示したようになります。これらを聞き分けることで、呼吸状態をアセスメントすることができます。この症例で聴取されるのは**「水泡音」**である可能性が高いといえます。ただし、**「喀痰が原因であるということ」と「痰がゼロゼロいっている」ということはイコールではありません。**鼻汁が気道側に流れてしまう後鼻漏、唾液や吐物の誤嚥、血液など、気道に水分を含む何かがあれば、他覚的には「痰がゼロゼロいっている」ようにみえます。これをフィジカルアセスメントにより、明らかにしていくことが重要です。

表1 異常呼吸音の分類

捻髪音	細かい断続性副雑音
水泡音	粗い断続性副雑音
笛声音	高調性連続性副雑音
類鼾音	低調性連続性副雑音

最も危険な病態・疾患は…
①閉塞性無気肺
②急性呼吸窮迫症候群（ARDS）
③心原性肺水腫

①閉塞性無気肺を疑う

▶なぜ疑う?

閉塞性無気肺とは、分泌物の貯留や異物などにより気道のどこかが閉塞することで、肺内の一部に気流がなくなってしまう状態です。痰がゼロゼロいっている状態では、下気道深部に分泌物が貯留している可能性もあり、見逃せない病態です。特に、**高齢者や術後の患者さんなどは、咳嗽が弱かったり、肺のコンプライアンスが低下しているため、喀痰を上気道へ運べないことにより無気肺を呈する**ことがあります。いわゆる「痰詰まり」です。常時モニタリングされていない環境では気づくのに時間がかかり、無気肺が悪化した状態で発見されることもあります。

おさえておきたい

- 肺のコンプライアンスとは、簡単に言うと「肺の膨らみやすさ」のこと
- 肺組織の弾性と、「サーファクタント」という表面活性物質の機能によって決定される
- 高齢者やCOPD患者等では、肺の線維化などによりコンプライアンスは低下する

▶情報収集のポイント

①呼吸数

無気肺により換気量が低下すれば、呼吸数は上昇します。たとえ**SpO_2の低下がなくても、呼吸回数を多くすることで換気量を補うことからSpO_2が低下していない**だけです。早期発見のため、普段から呼吸数を意識するようにしましょう。

こんなときはすぐドクターコール

- 呼吸数の上昇
- 呼吸音の左右差の出現
- SpO_2が下がる前に報告がベスト！

おさえておきたい

- 人は酸素化が低下する要因があると、呼吸数や換気量を上げることで血中の酸素濃度を維持しようとする
- この代償機能を超えた場合にSpO_2が低下するため、SpO_2が下がる前に発見・報告できるのがベストのタイミングである

②喀痰の性状

喀痰の性状により、閉塞をきたしやすい状態であるかがわかります。たとえ**喀痰量が少量であっても、粘稠度が高ければ気道での喀痰の移動はしにくくなります。**逆に、**粘稠度が低くても末梢の気管支まで到達することで無気肺を起こしている**可能性があります。

③呼吸音・打診音

喀痰の貯留があれば、水泡音が聞かれます。この水泡音は、水分を含む粘性物質の移動により起こる断続性の副雑音です。そのため、すでに閉塞してしまっている気道の先では聴取できません。そこで重要になるのが、**「呼吸音の左右差」**です。**無気肺を起こすと空気の出入りがなくなるため、無気肺部分に呼吸音の減弱が現れます。**これは、左右を比較すると明らかです。ただ、左右同じように無気肺があれば左右差だけではわからないため、左右が

同様に減弱している可能性も考慮する必要があります。

また、打診音も確認すべきです。すでに虚脱している肺の場合は、**通常の肺で聞かれる共鳴音ではなく濁音が聞かれます。**

④胸郭の運動

閉塞した肺は、たとえ閉塞点の先に空気が残っていても、少しずつ血管内に吸収されるため虚脱していきます。その領域が大きければ、罹患側の胸郭の可動域制限が起こります。つまり、胸郭が膨らみにくくなるということです。通常、肺には隣り合った領域どうしをつなぐ道があり、空気の交通があります。これを「側副換気」と呼び、無気肺を起こしにくくしています。しかし、この機能を上回る閉塞が存在することで無気肺となります。

⑤胸部X線画像、胸部CT画像

胸部X線画像では、無気肺の部分が**図1**のように白く(高吸収域として)写ります。

▶治療の進み方

通常の気管吸引で改善されることもありますが、気管支鏡による吸引が一般的です。気管は23分岐しており、末梢細気管支までの治療は難しいですが、気管支鏡によって喀痰吸引を行うことで、換気を改善することができます。

また、閉塞する原因となっている喀痰を喀出しやすくするため、去痰薬の投与を行います。超音波振動子の振動を利用して薬液を霧状にする超音波ネブライザーで、気道の加湿と気管支拡張薬の投与を行います。ただし、気道の加湿に関しては、臨床の場ではよく行われていますが、根拠は確立されていないことを覚えておきましょう。

根治治療として、喀痰が出る原因に対する治療を開始します。前述した通り喀痰の原因はさまざまです。その原因を治療することにより、無気肺自体を起こしにくくする必要があります。

図1 無気肺の胸部X線画像

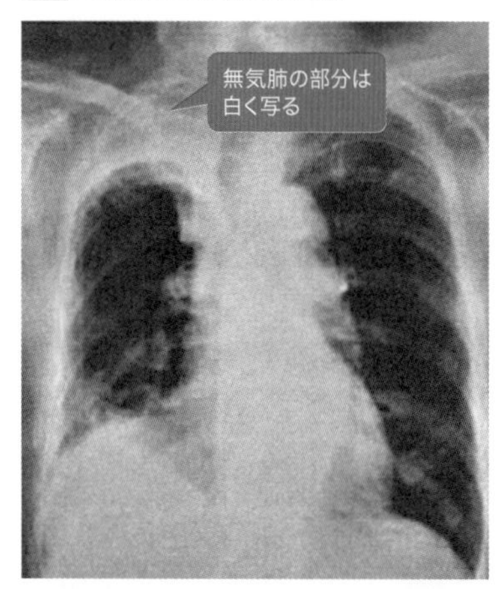

X線の透過性が低下し白く見える。病変部がしぼむことで、気管偏位や横隔膜の挙上を認めることもある

図2 ARDSの胸部X線画像

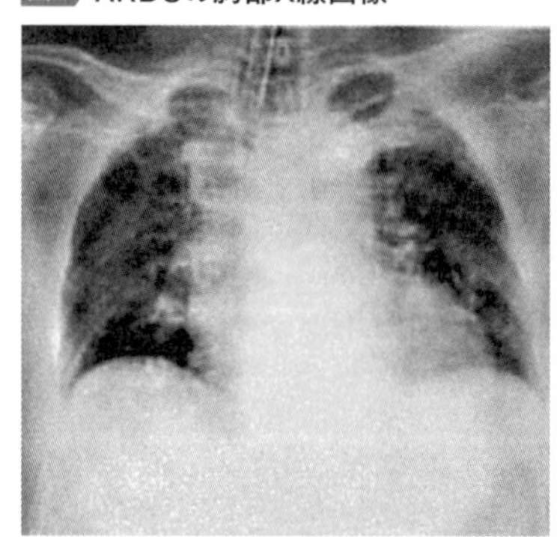

肺野全体にすりガラス状(びまん性)の陰影を認め、心陰影の拡大を認めないのが特徴

②急性呼吸窮迫症候群(ARDS)を疑う

▶なぜ疑う?

感染や外傷、手術など高度の侵襲によって起こる非心原性の肺水腫は急性呼吸窮迫症候群(ARDS)に含まれます。侵襲による高サイトカイン血症により、好中球のはたらきが活性化されることによって、肺胞内皮細胞や肺毛細血管内皮細胞が障害されます。これにより、血管透過性が亢進するため間質の浮腫を起こし、結果として酸素化能の低下をきたします。さらに分泌物の増加が起こるため、喀痰量は増加します。ARDSは、**急激に進行するため早期の対応が望まれる、絶対に見逃してはいけない病態**の1つです。

▶情報収集のポイント

①バイタルサイン

ARDSは、全身状態の悪化により起こる病態です。そのため、呼吸数の上昇、SpO_2の低下、心拍数の上昇など、バイタルサインはすべて異常を示す可能性があります。

また、侵襲に伴う体温の上昇を認めることもあります。しかし、免疫機能が低下している高齢者では、必ずしも体温が上昇するとは限りません。敗血症を呈していれば血圧も低下する可能性があります。

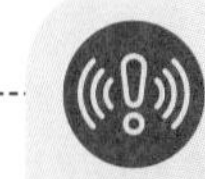

こんなときはすぐドクターコール

- 呼吸数の上昇
- 呼吸音の減弱
- ピンク色の泡沫状喀痰
- SpO_2が下がる前に報告がベスト！

②呼吸音

気管支の浮腫により、呼気・吸気ともに**高調性連続性副雑音**が聞かれます。**換気量が低下していれば呼吸音は減弱し、分泌物の増加による水泡音を聴取**します。なお、肺水腫のごく初期には、肺全体に水分が溜まっておらず[1]、捻髪音のような音が聴取されることもあります。

③喀痰の量・性状

血管の透過性亢進により滲出液が増加し、喀痰量は増加します。**血性成分が肺胞内に漏れ出しピンク色となり、肺胞レベルで気体と分泌物が混合するため、泡沫状となる**ことがあります(ピンク色の泡沫状喀痰)。また、原因が肺炎であれば、喀痰は黄色痰と混じっている可能性があります。

④胸部X線画像

ARDSでは、**両側性びまん性陰影**を認めるといわれています。しかし、それは**必ずしもびまん性ではなく、左右非対称であることや、上下肺野に程度差を認める**こともあるとされています(**図2**)。

⑤血液検査

血液ガス分析により、**PaO_2の低下**と**$PaCO_2$の上昇**がみられます。一般にRBCとCRPの上昇を認めますが、敗血症患者の場合はWBCの増加を認めないこともある[2]とされています。また、**PaO_2/FiO_2(動脈血酸素分圧/吸気酸素分画)=P/F比の低下**を認めます。

ARDSの重症度分類を**表2**に示します。以前は、ARDSの前段階として「急性肺障害(ALI)」という病名が使用されていましたが、2016年のガイドライ

表2 ARDSの診断基準と重症度分類

重症度分類	Mild 軽症	Moderate 中等症	Severe 重症
PaO_2/FiO_2 （酸素化能、mmHg）	200＜PaO_2/FiO_2≦300 （PEEP、CPAP≧5cmH_2O）	100＜PaO_2/ FiO_2≦200 （PEEP≧5cmH_2O）	PaO_2/ FiO_2＜100 （PEEP≧5cmH_2O）
発症時期	侵襲や呼吸器症状（急性/増悪）から1週間以内		
胸部画像	胸水、肺虚脱（肺葉/肺全体）、結節ではすべてを説明できない両側性陰影		
肺水腫の原因 （心不全、溢水の除外）	心不全、輸液過剰ではすべて説明できない呼吸不全：危険因子がない場合、静水圧性肺水腫除外のため心エコーなどによる客観的評価が必要		

（文献3より引用）

ンでARDSの重症度が細分化されたため、近年では用いられていません。

▶治療の進み方

ARDSの原因となった病態に対する根治治療を行います。そのうえで、人工呼吸器を使用した対症療法を行うことが重要となります。

呼吸管理の方法としては、許容的高二酸化炭素血症とPEEP（呼気終末陽圧）が一般的です。ARDS患者は、肺が水浸しになることで換気量が大きく低下しています。そのため、大量の空気を人工呼吸器による陽圧換気で肺内に入れると、肺胞の過伸展などにより、健常な肺の組織にダメージを与えてしまいます。

また、FiO_2が60％を超える酸素投与を継続すると、酸素毒性により気道粘膜や肺の損傷が起こるとされています。これらを予防するために1回の換気量を少なくし、PEEPによって肺胞の虚脱を防ぐことが必要になります。

許容的高二酸化炭素血症
permissive hypercapnia。動脈血に、通常よりも多少二酸化炭素が多く含まれている状態に維持する呼吸管理のこと。人工呼吸器を用いる。

③心原性肺水腫を疑う

▶なぜ疑う？

心原性肺水腫は、**左心不全に起因する肺水腫**を指します。不整脈、輸液過剰、虚血性心疾患などさまざまな原因があります。右心室から肺に流れた血液の出口が左心です。

この左心にかかっている負荷が高くなる、または左心自体の機能不全によって左心から血液を押し出す力が低下することが原因です。左心に血液を十分に引っ張ることができないため、肺内に血液が充満し、肺毛細血管内圧が上昇し、間質に水分が移動します。

これにより、肺が水浸しになっているような状態となります（**図3**）。気管内分泌物も増加しますので、喀痰の量が増加します。肺水腫を起こすと肺胞が広がりにくくなり、分泌物によって細気管支が閉塞するため呼吸不全に陥ります。一刻も早い対応が望まれる病態です。

図3 心原性肺水腫の発生機序と原因のイメージ

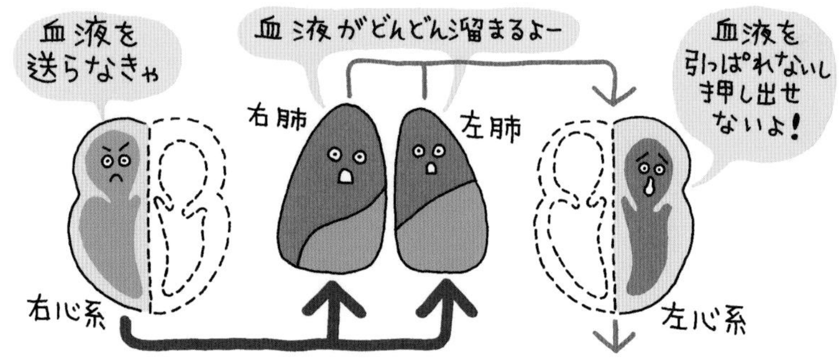

青の血液量＞赤の血液量

機能的な異常（前負荷、後負荷の異常）	●圧負荷の増大：大動脈弁狭窄症、閉塞性肥大型心筋症、高血圧症　など ●容量負荷の増大：弁逆流、シャント、静脈還流増加　など ●心室充満の障害：僧帽弁狭窄症、三尖弁狭窄症　など
心収縮力の低下	●一次性の心筋異常：心筋症、神経筋障害、心筋炎 ●二次性の心筋異常：虚血性心疾患、慢性閉塞性肺疾患、薬物による心筋障害　など
心拍数の異常	●心停止、心室粗動、心室細動、心室頻拍、著しい頻拍・徐脈、電気的同調不全、伝導障害

（文献4より引用、一部改変）

▶情報収集のポイント

①バイタルサイン

呼吸数の上昇、SpO_2の低下、脈拍の上昇などが起こります。急性期では、代償機能により収縮期血圧の上昇を認める場合があります。

こんなときはすぐドクターコール
- 呼吸数の上昇
- 脈拍の上昇
- 泡沫状喀痰
- 呼吸音の減弱
- SpO_2が下がる前に報告がベスト！

②頸静脈の怒張

左心不全の多くは右心不全もきたしており、右心房の血液を駆出する力も弱まっていることから、血液がうっ滞し、**頸静脈怒張**を確認できます。頭部を45度以上に挙上して右内頸静脈を観察しましょう。

③呼吸音

ARDSと同様に、**高調性連続性副雑音、呼吸音の減弱、水泡音**が聴取されます。

④喀痰の量・性状

心原性肺水腫の場合、肺毛細血管内圧の上昇により喀痰量が増加し、血漿成分が肺胞内に押し出される形でピンク色となります。また、気体との混合により泡沫状となることがあります。性状は同じでもARDSとは機序が異なります。

⑤心音の聴取

患者さんを45度左側臥位にして、心尖部付近（左第4～5肋間鎖骨中線上付近）に聴診器のベル面を当てて聴取しましょう。心不全におけるⅢ音は、感度は13%と低めですが、特異度は99%と高値です。つまり、Ⅲ音が聞こえたら心不全の可能性が高いということです。

図4 心原性肺水腫の胸部X線画像

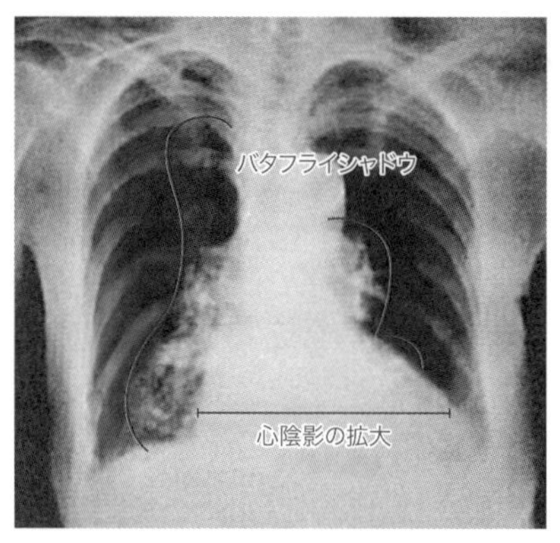

肺門部を中心にすりガラス状の陰影(バタフライシャドウ)を認め、
心陰影の拡大を認めるのが特徴

⑥不整脈の有無

不整脈による心拍出量の低下の可能性があります。可能であれば、**モニター心電図の装着**や**12誘導心電図**を行いましょう。**P波の幅の増大などで左房負荷が示唆され、ST異常などをみることもできる**ため、急性冠症候群の鑑別にも有用です。

⑦下肢の浮腫、水分出納

右心不全が合併していれば下肢の浮腫を呈していることがあります。また、水分出納がプラスバランスに大きく傾いているようであれば、肺水腫の原因である可能性があります。

⑧胸部X線画像、心臓エコー検査

両側左右対称にうっ血像(バタフライシャドウ)や心陰影の拡大を認めます(図4)。また、心臓エコー検査では、左心室・左心房の拡張を認めます。

▶治療の進み方

仰臥位は静脈還流量が増加することでうっ血の悪化を起こすため、**起座位を保持**します。

また、酸素投与を行いますが、維持が難しい場合は、**非侵襲的陽圧換気(non-invasive positive pressure ventilation：NPPV)による換気**を行います。PEEPをかけることにより肺胞内圧が上昇するため、水分の濾出を防ぎ、肺胞の虚脱を改善することで、非侵襲的に酸素化や換気を改善できます。また、胸腔内圧も上昇するため、前負荷・後負荷を軽減することが可能です。ただし、肺炎などを合併している場合は、喀痰の排出を阻害するため、挿管管理が望ましいです。適応を考えて治療が選択されます。

血圧コントロールでは、後負荷の軽減のためACE阻害薬、前負荷の軽減のため亜硝酸薬などを投与します。水分過剰が疑われる場合には、利尿薬の投与を行います。

ただし、肺水腫の原因がACSの場合は、その治療を早期に行う必要があります。

はっきりと急変とはいえない場合 ①肺炎

①肺炎を疑う

▶なぜ疑う?

限局した肺炎であれば、前述の閉塞性無気肺、ARDS、心原性肺水腫のように、緊急な対応が必要とはいえないものの、肺炎は重症化すれば命にかかわる疾患です。早期発見が大切なことは間違いありません。また、基礎疾患によっては、肺炎を起因として全身状態が悪化する例もあるので、注意が必要です。そこで、肺炎が疑われる患者さんへの対応を覚えておきましょう。

肺炎は、細菌やウイルスによる感染、誤嚥などによって起こります。肺に炎症を起こすことで分泌物は増加し、「痰がゼロゼロする」状態になります。炎症によって気道・肺胞に浮腫が起こり、分泌物の貯留によって換気を妨げるため、酸素化能や換気が障害されます。

▶情報収集のポイント

まずは、**バイタルサイン**を確認しましょう。感染を起こせば炎症により**体温が上昇**します。呼吸が障害されることによって**呼吸数が上昇**し、障害の程度によって**SpO_2が低下**します。

呼吸音では、分泌物による**水泡音**が聞かれます。また、一般的に**膿性痰**を認めます。

胸部X線画像では、肺炎を起こしている部位に浸潤影を認めます。

ここ観察!
- 体温の上昇
- 呼吸数の上昇
- SpO_2低下

▶治療の進み方

抗菌薬、去痰薬、気管支拡張薬の投与などを行います。

喀痰の培養検査により起因菌を同定し、その菌に対しての薬物療法を行いますが、**抗菌薬の投与が先行してしまうと起因菌を同定できない**可能性があります。できる限り抗菌薬投与の前に喀痰培養を行いましょう。

酸素化能が障害されている場合には酸素投与を行います。ただし、**不要な酸素投与は避けるよう医師の指示を仰ぎましょう。**

おさえておきたい
痰の培養検査前に抗菌薬の投与はできる限り行わない

▶肺炎患者へのケアのポイント

肺炎により喀痰が貯留すれば、前述した無気肺を呈する可能性があります。安楽に配慮しながら体位を調整し、水泡音の聴取された部位から主気管支への喀痰の移動を促しましょう。主気管支まで喀痰が移動しても、喀出できない理由があれば吸引により喀痰を除去します。主気管支までの移動がないのに吸引しても喀痰は吸引されません。むやみな吸引は苦痛を伴うだけでなく、気道粘膜の損傷や肺胞をしぼませる要因になるなど、たくさんのリス

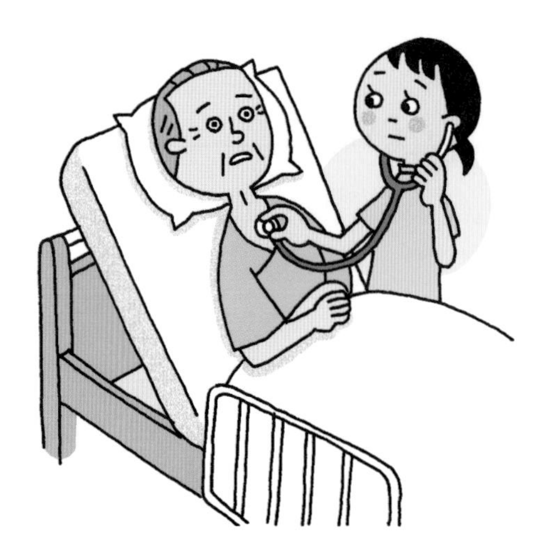

クがあります。アセスメントにより有効な吸引を行いましょう。
　また、体温を上げることによって免疫機能を活性化しているので、むやみに解熱剤を使うべきではありません。ある程度の体温上昇は経過をみましょう。クーリングに関しては、安楽を目的に頭部などに行いましょう。

〈引用文献〉
1. 山内豊明：フィジカルアセスメントガイドブック 目と手と耳でわかる 第2版. 医学書院, 東京, 2011：86.
2. 3学会合同ARDS診療ガイドライン2016作成委員会編：ARDS診療ガイドライン2016. 日本呼吸器学会・日本呼吸療法医学会・日本集中治療医学会, 東京, 2016：51.
http://www.jsicm.org/ARDSGL/ARDSGL2016.pdf(2022.11.9アクセス)
3. 3学会合同ARDS診療ガイドライン2016作成委員会編：ARDS診療ガイドライン2016. 日本呼吸器学会・日本呼吸療法医学会・日本集中治療医学会, 東京, 2016：28.
4. 半田俊之介, 伊苅裕二監修：循環器内科ゴールデンハンドブック 改訂第3版. 南江堂, 東京, 2013：167.

〈参考文献〉
1. 村川裕二：新・病態生理できった内科学2 呼吸器疾患 第3版. 医学教育出版社, 東京, 2013.
2. 半田俊之介, 伊苅裕二監修：循環器内科ゴールデンハンドブック 改訂第3版. 南江堂, 東京, 2013.
3. 古谷伸之編：診察と手技がみえる vol.1. メディックメディア, 東京, 2008.

CASE 10 ドレーンの「赤い」排液が続く

印東真奈美

1 高血圧の既往がある60歳代の男性患者さんは、胃がんに対して胃切除術とリンパ節郭清術を行いました。排液は“赤い”状態で経過中です。

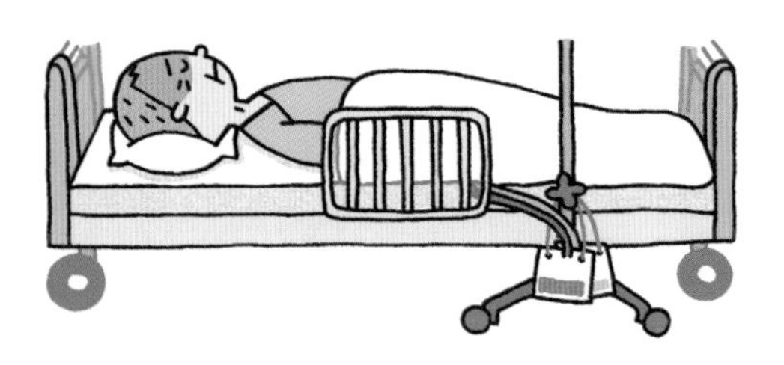

2 夜間、患者さんから「なんだか気分が悪い」とナースコールがありました。

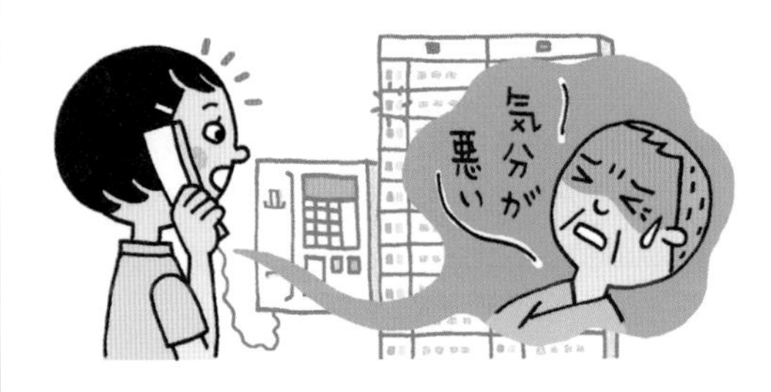

3 急いで患者さんのベッドサイドに駆けつけたところ、呼びかけには反応しますが、とても苦しそうです。

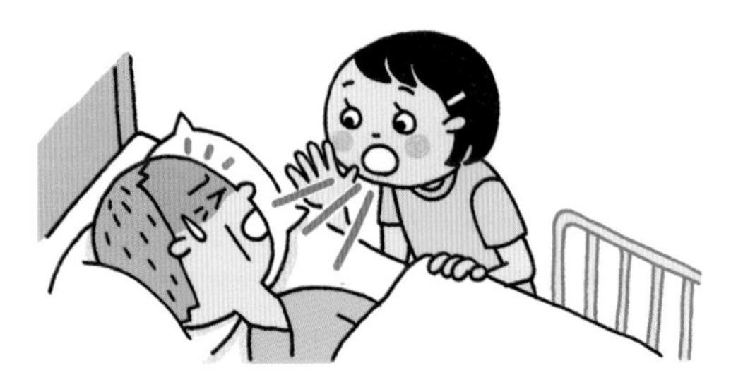

4 ドレーンからの排液を観察すると“赤い”状態が続いているのが確認されました。このとき予見される“**最も危険な状態**”は？何をどう観察する？

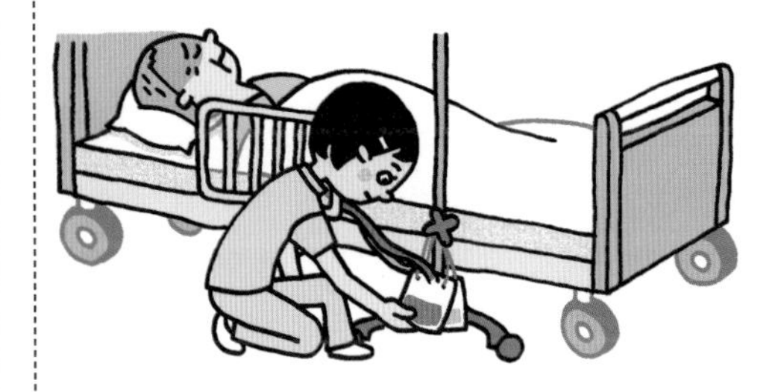

最も危険な病態・疾患

①術後出血
②膵液漏による仮性動脈瘤破裂

はっきりと急変とはいえない場合

①術後腹膜炎（腹腔内感染）

このケースについて…

この患者さんは、胃がんによる胃切除術およびリンパ節郭清術が行われ、リンパ液や膵液の漏出、縫合不全などの合併症の早期発見と対処を目的としたドレーンが挿入されています。切除範囲により、ウィンスロー孔、左横隔膜下、膵周囲へ挿入されました。

ドレーンからの排液は“赤い”状態が続いている状況であるため、術後の時期と排液の性状から、患者さんの身体のなかで、何が起きているか考えます。

排液についておさえておきたいこと

1 ドレナージの種類と目的

ドレーンは、血液、膿、滲出液、消化液などの感染原因の除去や減圧など、ドレナージ(排液)を目的として挿入されます。ドレナージは、それぞれ目的別に**治療的ドレナージ、予防的ドレナージ、情報(インフォメーション)ドレナージ**に分類されます(**表1**)。

2 排液の性状

ドレーンからの排液の性状や量は、バイタルサインと同様に**生体情報のパラメーター**になるため、経時的な観察を行い、記録に残すことが重要です。通常、**術直後は血性**であっても、**徐々に淡血性や漿液性へと変化**し、**排液量も減少**していきます(**図1**)。

表1 ドレナージの種類と目的

種類	目的
治療的ドレナージ	血液・膿・消化液などを排出、減圧、薬剤の注入、洗浄
予防的ドレナージ	死腔の形成、感染の危険性がある場合や減圧
情報(インフォメーション)ドレナージ	術後出血や縫合不全などの早期発見、診断のための情報を得る

図1 正常な排液と異常な排液

正常な排液

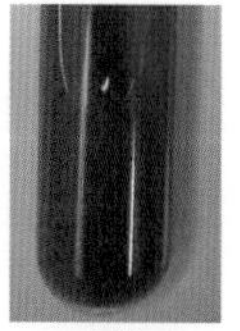

血性

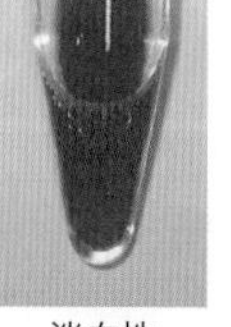

淡血性

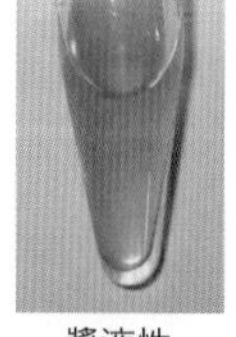

漿液性

術直後 → 術後1日目以降

異常な排液とその原因

血性
(出血)

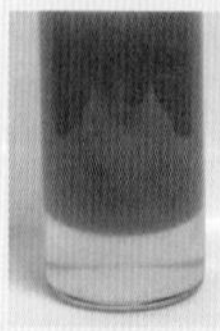

緑色〜茶褐色
(縫合不全などによる腸液漏出)

混濁
(感染・縫合不全)

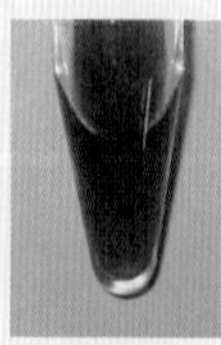

褐色
(胆汁漏)

(文献1より許可を得て転載)

排液の量や性状が変化した場合は、正常な経過であるかどうか評価する必要があります。また、排液量が減少した場合でも、ドレーンの屈曲や閉塞、体位の変化などによるドレナージ不良の可能性があります。

異常を早期に発見するためには、ドレーン挿入部位や目的、術後の正常あるいは異常な排液の変化を理解しておく必要があります。そして、排液の量や性状の変化とともに、バイタルサインや全身状態を観察し、総合的に評価することが重要です。

最も危険な病態・疾患は…

①術後出血
②膵液漏による仮性動脈瘤破裂

①術後出血を疑う

▶なぜ疑う?

術後の早期合併症の1つである術後出血は、**術直後から48時間以内に起こりやすい**といわれています。

術後のドレーンからの排液の性状は、時間とともに血性から淡血性へと色調の変化を認めますが、血性が続く場合は術後出血が考えられます。患者さんが術後早期であれば、**手術による組織損傷**や**縫合不全**から術後出血をきたしている可能性を考えます。

▶何をみる?

術後早期に、ドレーンからの**血性排液が1時間あたり100mL以上**の場合は、ただちに医師へ報告する必要があります。**出血により循環血液量が減少すると全身性の末梢循環不全が起こり、循環血液量減少性ショックに至る**可能性があります。

ショックとは、「生体に対する侵襲あるいは侵襲に対する生体反応の結果、重要臓器の血流が維持できなくなり、細胞の代謝障害や臓器障害が起こり、生命の危機にいたる急性の症候群」と定義されており、「ショック＝血圧低下」ではありません。

循環血液量が減少すると心臓から1回に拍出される血液量は減少してしまいますが、代償機能がはたらくことで交感神経の緊張が高まり、末梢血管は収縮して心拍数が増加します。そのため、心臓や脳、肺などの重要臓器への血流や血圧は維持されます。しかし、出血の持続により代償機能が破綻すると血圧は低下し、組織への血液灌流や酸素供給がさらに不足するため、組織の細胞障害が進行し、多臓器不全となり死に至る可能性があります。そのため、血圧が低下する前に**ショックの5徴候**を発見することが重要になります。

こんなときはすぐドクターコール

- 1時間あたり100mL以上の血性排液
- バイタルサインの変化
- ショック徴候

こんなときはすぐドクターコール

ショックの5徴候

- □蒼白
- □虚脱
- □冷汗
- □脈拍触知不能
- □呼吸不全

表2 出血性ショックの重症度と臨床症状

重症度	クラスⅠ	クラスⅡ	クラスⅢ	クラスⅣ
ショックの程度		軽症	中等症	重症
出血量(mL)	＜750	750〜1,500	1,500〜2,000	＞2,000
出血量(%)	＜15	15〜30	30〜40	＞40
脈拍数	正常〜時に頻脈	＞100	＞120	＞140 or 徐脈 脈拍微弱〜不触
血圧(収縮期)	不変	拡張期圧↑	収縮期圧↓ 拡張期圧↓	収縮期圧↓ 拡張期圧↓
尿量(mL/h)	正常〜時に減少	乏尿傾向	乏尿(5〜15)	無尿
臨床症状	無症状が多い めまい、四肢冷感、顔面蒼白	呼吸促迫、脱力感、冷汗、不穏〜失神、めまい、四肢冷感	四肢冷感、蒼白軽度、不穏〜意識混濁	昏睡、下顎呼吸、虚脱、斑点状チアノーゼ

（文献3より引用、一部改変）

そのほか、**血圧低下(収縮期血圧90〜100mmHg以下)、脈圧の減少、表在性静脈虚脱、呼吸数増加、尿量減少などもショック徴候として観察**します。

出血性ショックの重症度を評価する指標として**ショック指数(shock index：SI)**を用いることで、経時的に状態を把握することができます。さらに、出血量と臨床症状による分類から、重症度をアセスメントすることが可能です(**表2**)。

しかし、血性排液が1時間あたり100mL未満であっても、凝血塊によるドレーンの閉塞や体位の変化などからドレナージ不良が起きている場合があります。そのため、術直後から血性の状態が持続していたり、淡血性の状態から血性へ変化した場合にはバイタルサインを測定し、排液量や性状と合わせて患者状態を評価します。

脈圧
収縮期血圧と拡張期血圧の差

おさえておきたい
●ショック指数
心拍数/収縮期血圧
＝1.0：約1Lの推定出血量
1.5：約1.5Lの推定出血量
2.0：約2Lの推定出血量

▶初期治療の進み方

初期治療介入では、OMI(O：酸素投与、M：モニター装着、I：静脈路確保)がポイントになります。

ショック徴候を認める場合は、循環動態の安定化を図ることが優先されます。モニターを装着して**バイタルサインの変化を経時的に観察**し、必要であれば**静脈路を追加で確保し、輸液や輸血を施行**します。同時に血液検査によりヘモグロビン(hemoglobin：Hb)、ヘマトクリット(Ht)、赤血球(RBC)の値の推移から**貧血の進行の有無を確認**します。

ショック状態では、末梢への循環不全により酸素供給量が減少し末梢組織が低酸素状態に陥るので、乳酸が蓄積され**代謝性アシドーシス**となります。**血液ガス分析**では、代謝性アシドーシスを判断するうえで指標となる乳酸値(Lactate)、HCO_3^-、ベースエクセス(BE)、アニオンギャップ(AG)などを測定できます。**末梢組織が低酸素状態に陥るため、酸素投与を開始**します。

腹部超音波検査は、ベッドサイドで行うことができる非侵襲的な検査で、腹腔内への液体貯留の有無を確認することができます。ほかにも、**造影CT**などで原因検索を行います。

術後出血を認めた場合は、緊急開腹止血術や血管塞栓術が考慮されるため、緊急処置に向けて準備を整えておく必要があります。

おさえておきたい
●OMI
O：oxygen(酸素投与)
M：monitoring(モニター装着)
I：IV route(静脈路確保)

ここ観察！
●バイタルサインの変化
●Hb、Ht、RBC値(貧血の進行の有無)

②膵液漏による仮性動脈瘤破裂を疑う

▶なぜ疑う?

この患者さんはリンパ節郭清術が行われており、膵周囲への手術侵襲を伴うことから、膵液漏を合併する可能性があります。

膵液漏により形成された仮性動脈瘤が破裂すると腹腔内に出血が起こるため、ドレーンからの排液は血性になります。さらに、この患者さんは既往に高血圧があるため、コントロール不良により血管へ高い圧がかかることで破裂の危険性が高まります。**膵液漏の診断があり、ドレーンからの排液が血性へと変化した場合は仮性動脈瘤破裂**を考えます。

▶何をみる?

①起こっていること

膵液は、タンパク分解酵素(トリプシン)、糖質分解酵素(アミラーゼ)、脂肪分解酵素(リパーゼ)などの消化酵素と重炭酸ナトリウムが含まれており、膵管を通って十二指腸に分泌され胃酸を中和します。**膵液に含まれる消化酵素が腹腔内へ漏れ出てしまう膵液漏は術後合併症の1つ**であり、**術後数日で排液が混濁したり、ワインレッド色へと変化**します。この時点でただちに医師に報告する必要があります。

こんなときはすぐ ドクターコール
術後数日で排液の混濁・ワインレッド色に変化を認める

膵液漏は「ドレーン排液量にかかわらず血性アミラーゼ値の3倍以上の排液アミラーゼ値が3日以上持続する」と定義されており[4]、**膵液漏の診断には排液中のアミラーゼ値の測定が必要**になります。

膵液漏が起こると、リンパ節郭清によって露出した動脈の外膜が膵液の強力な消化酵素により溶解され、仮性動脈瘤を形成します。この動脈瘤が破裂することで腹腔内への大量出血が起こるため、術後出血と同様に、**出血による循環血液量減少性ショックに至る危険性があります。**

②観察のポイント

排液の性状や量の変化を観察し、モニターを装着して**経時的にバイタルサインの測定**を行い、ショックの5徴候(蒼白、冷汗、呼吸不全、脈拍触知不能、虚脱)や**血圧低下、頻脈、頻呼吸の有無を観察**します。特に呼吸数の変化は急変の徴候として重要な指標になります。異常を早期発見するためには、呼吸数の推移を観察することが大切です。

こんなときはすぐ ドクターコール
- ドレーンからの血性排液
- ショック徴候

また、そのほかに腹痛や腰背部痛などの症状の有無や腹部を観察します。

▶治療の進み方

術後出血と同様に、出血による循環血液量減少性ショックに至る可能性が非常に高いため、経時的なバイタルサインの測定や意識レベルの観察を行い、**輸液や輸血により循環動態の安定化を図る**ことが重要になります。血圧が高い場合は、破裂部位にさらなる圧が加わり出血が拡大する可能性がありますので、血圧のコントロールを図ります。

腹部超音波検査や造影CTにより確定診断に至ると、**緊急血管造影や血管内治療、または開腹術**が行われます。ショックの原因となる出血に対する治療が必要であるため、すばやい入室ができるよう整えておく必要があります。

はっきりと急変とはいえない場合
①術後腹膜炎（腹腔内感染）

①術後腹膜炎（腹腔内感染）を疑う

▶なぜ疑う?

吻合部の縫合不全や膵液漏などに対するドレナージ不良によって消化液が腹腔内へ漏出することで、腹腔内膿瘍の形成や腹腔内感染が起こります。ドレーンからの**排液が膿性、混濁がみられた場合は腹膜炎を考えます**。

▶何をみる?

炎症によって生じる**発熱や腹膜刺激症状の有無**を観察します。また、炎症による腸管浮腫から麻痺性イレウスの状態となるため、聴診にて**腸蠕動音**を確認します。**排液の性状として、混濁や臭気の有無を観察します**。腹膜炎から敗血症性ショックへ移行する可能性が考えられるため、**バイタルサインや意識レベル、腹膜刺激症状の有無**を観察（図2）する必要があります。

敗血症を疑う場合にICU以外で使用されるツールであるqSOFAは、ベッドサイドで迅速かつ繰り返し評価することができ、状態の変化を早期にとらえることや根拠をもった報告につながります。

ここ観察!
- 発熱
- 腹膜刺激症状
- 腸蠕動音
- 排液の混濁・臭気

こんなときはすぐドクターコール

qSOFA（quick SOFA）基準[5]（以下）を2項目以上満たす

- □意識変容
- □呼吸数≧22回/分
- □収縮期血圧≦100mmHg

図2 腹部観察のポイントと主な腹膜刺激症状

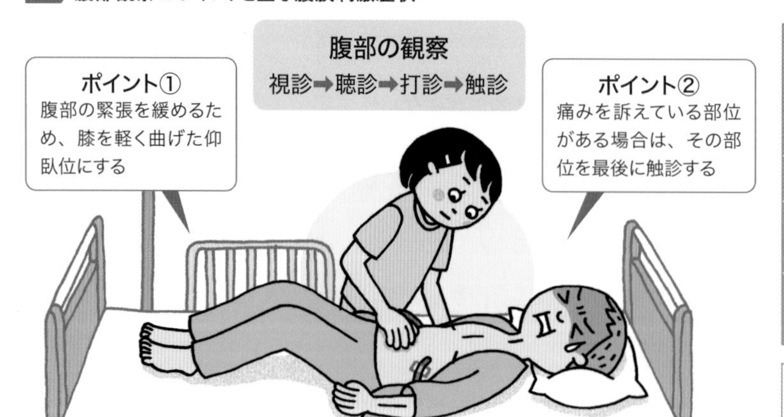

視診	腹部膨隆の有無、創部からの滲出液の有無や性状、量、ドレーン刺入部の状態、皮膚色、湿潤の有無、血管拍動の有無
聴診	主に腸蠕動音の観察
打診	疼痛部位、ガスの分布、炎症などによる叩打痛の有無
触診	腹部の張り、圧痛、筋性防御の有無

腹膜刺激症状
①**筋性防御**：腹壁を押した際に痛みが出現して起こる腹筋の緊張
②**反跳痛（Blumberg徴候）**：腹壁を圧迫し離した際に出現する鋭い痛み
③**板状硬**：腹部全体が板のような硬さ

▶治療の進み方

血液検査により、炎症反応を指標とするマーカー（WBC、CRP、PCT）の値を確認します。また、単純X線検査や腹部CTで、腹腔内の液体貯留や膿瘍形成の有無を調べます。腹部超音波検査は、簡易で侵襲が少なく、腹水や腸管麻痺の確認に適しています。**ドレーンが適切な位置に挿入されている場合は、抗菌薬の投与やドレナージを継続し、保存的な治療が継続されます。ドレナージ不良による腹膜刺激症状の悪化や循環動態の悪化を認めるなど、状態によって再手術となる可能性があります。**

＊

「“赤い”排液」といっても、図1に示したように、血性、淡血性、褐色、混濁などさまざまな性状があります。術後、ドレーンから“赤い”排液が続きバイタルサインに変化を認めた場合や、血性排液へと変化した場合は、緊急手術や処置の可能性が高いため、すぐにドクターコールをします。

しかしドレーンからの排液は、バイタルサインと同様に状態を把握するためのパラメーターの1つであり、排液量や性状だけで患者状態を評価することはできません。

ショック徴候や腹部理学所見を認めない場合も、術式やドレーン挿入部位とその目的を理解したうえで、術後の時期と排液量や性状の変化とともにバイタルサインや身体所見を経時的に観察し、総合的に状態を評価していくことが重要になります。

また、体動や発汗などによりドレーンの固定が緩み、位置がずれてしまい組織が損傷されて出血をきたすこともあります。そのため、勤務交替時やラウンドごとにドレーン挿入の長さや固定を確認し、ドレナージが確実に行われるよう整えていく必要があります。

“赤い”排液が続く＋バイタルサインの変化・腹部理学所見を認めた場合は、すぐにドクターコール！

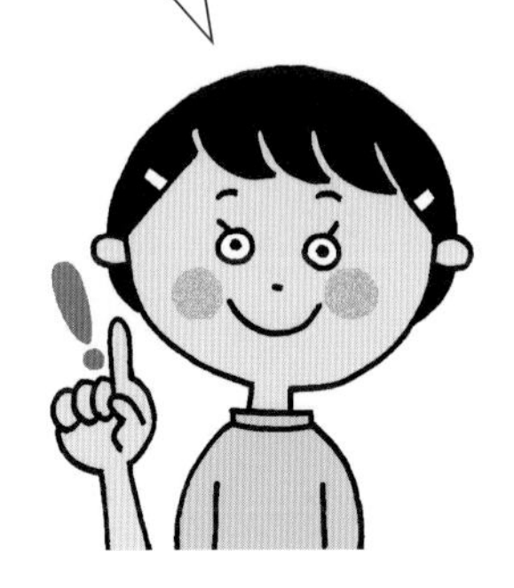

〈引用文献〉
1. 高山由理子，高山忠利：一般手術時のドレーンの処置．窪田敬一編，ドレーン・カテーテル・チューブ管理 完全ガイド．照林社，東京，2015：12.
2. 日本救急医学会：救急診療指針 改訂第5版．へるす出版，東京，2018：72.
3. 日本救急看護学会監修：改訂第4版 外傷初期看護ガイドライン JNTEC．へるす出版，東京，2018：164.
4. Bassi C, Dervenis C, Butturini G, et al. Postoperative pancreatic fistula：An international study group (ISGPF) definition. *Surgery* 2005；138(1)：8-13.
5. Singer M, Deutschman CS, Seymour CW, et al.：The Third International Consensus Defi nitions for Sepsis and Septic Shock (Sepsis-3). *JAMA* 2016；315(8)：801-810.

〈参考文献〉
1. 磯野可一編：ナースの外科学 改訂7版．中外医学社，東京，2017.
2. 古谷伸之編：診察と手技がみえる vol.1 第2版．メディックメディア，東京，2007.
3. 窪田敬一編：ドレーン・カテーテル・チューブ管理 完全ガイド．照林社，東京，2015.
4. 北野正剛監修：消化器外科 周術期合併症のminimal requirements．メジカルビュー社，東京，2015.

資料 5

主な検査基準値

免疫血清検査・輸血：自己免疫・アレルギー

項目	基準値	主な原因
リウマトイド因子(RF)	●定性：陰性(－) ●定量：20 IU/mL未満	陽性：関節リウマチ、全身性エリテマトーデス
抗CCP抗体	●5.0U/mL未満(ELISA)	⬆関節リウマチ
抗核抗体(ANA)	●陰性(40倍未満[IFA法])	陽性：全身性エリテマトーデス、シェーグレン症候群
抗ミトコンドリア抗体(AMA)	●陰性(10倍未満[間接蛍光抗体法])	強陽性：原発性胆汁性胆管炎(旧称：原発性胆汁性肝硬変) 弱陽性：原発性胆汁性胆管炎、自己免疫性肝炎

免疫血清検査・輸血：血漿タンパク、補体

項目	基準値	主な原因
CRP(C反応性タンパク)	●0.30mg/dL未満	⬆細菌・ウイルス感染症、関節リウマチ
免疫グロブリン	●IgG：800～1,600mg/dL ●IgA：140～400mg/dL ●IgM： 男性：31～200mg/dL 女性：52～270mg/dL ●IgD：2～12mg/dL ●IgE：250 IU/mL(RIST) 0.34PRU/mL(RAST)	⬆IgG：慢性肝炎、肝硬変 ⬇IgG：原発性免疫不全症候群 ⬆IgA：慢性肝炎、肝硬変 ⬇IgA：原発性免疫不全症候群 ⬆IgM：急性肝炎、感染症 ⬇IgM：原発性免疫不全症候群 ⬆IgD：IgD型多発性骨髄腫 ⬇IgD：無γ-グロブリン血症 ⬆IgE：気管支喘息、アレルギー性鼻炎 ⬇IgE：IgE型以外の多発性骨髄腫

＊基準値は、西﨑祐史、渡邊千登世 編著：ケアに生かす検査値ガイド 第2版．照林社，東京，2018を参考にして作成。上記の検査基準値はあくまでも参考値である。基準値は、測定法や試験の種類によって数値が異なるので、必ず各医療機関で使われている数値・単位を確認してください。

CASE 11 下血（タール便）がみられた

井上隆治

1 検査のために入院した50歳代の男性患者さん。元来、大酒・愛煙家です。

入院時のオリエンテーションでは…

この検査入院が「休肝・休煙日」です
既往歴
●心筋梗塞
●アルコール性肝炎
●腰椎ヘルニア

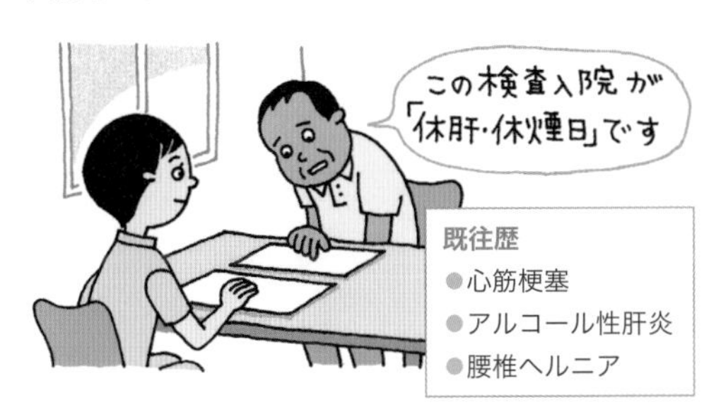

2 入院1日目。患者さんは、最近、太ったせいか持病の腰痛がひどいことや、痛み止めがあまり効かないことを、ほかの患者さんに話していました。

薬をよく飲むから、何となくおなかが張って酒の量が減ったよ

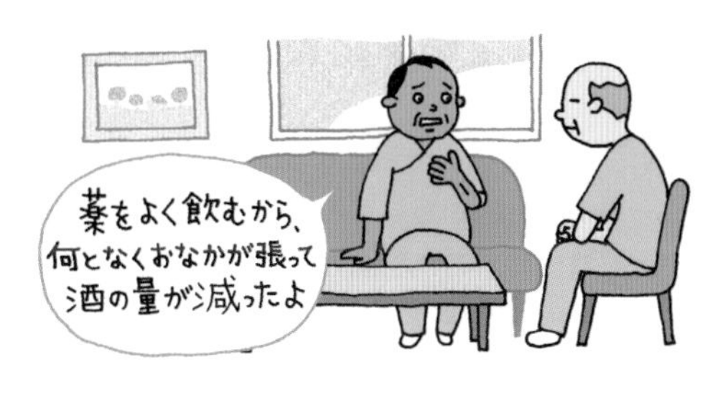

3 入院2日目。消灯前に病室を訪れると、患者さんが布団にくるまっています。普段と違う姿が気になり、声をかけました。

あれ？いつも大きな声でほかの患者さんと話しているのに……

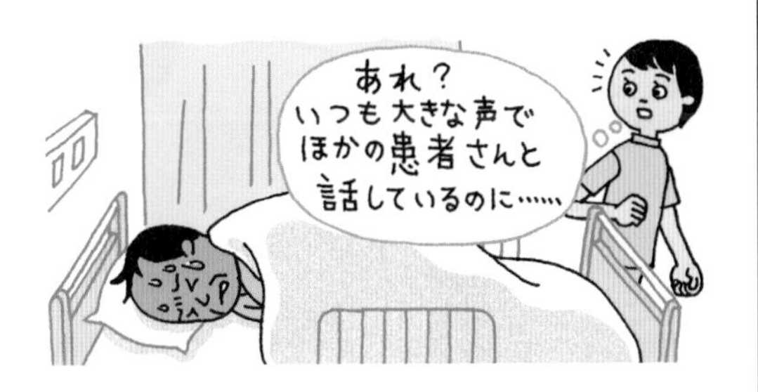

4 患者さんによると、「入院前からドロドロの黒い、海苔のような便が出ていた」とのこと。
このときに予見される“**最も危険な状態**”は？　どんな情報を収集すればいい？

黒い便が増えていて、何だか体がしんどい

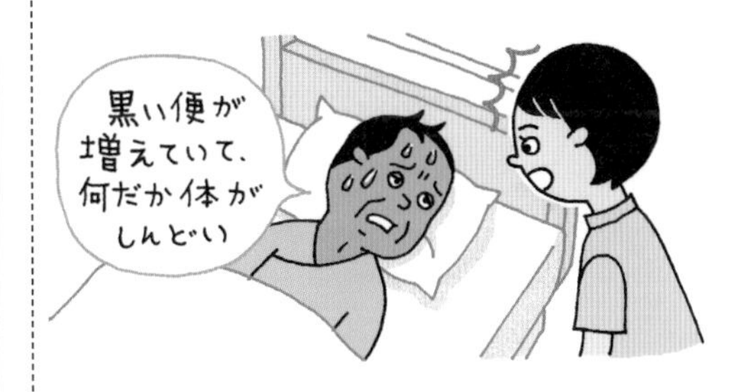

最も危険な病態・疾患

①食道・胃静脈瘤からの出血

はっきりと急変とはいえない場合

①出血性胃・十二指腸潰瘍

このケースについて…

下血（タール便）の患者さんを見たら、消化管からの出血が疑われます。下血は、消化管内に出血した血液中のヘモグロビンが酸性の胃液により酸化され、ヘマチンという物質に変化することで黒色を呈します[1]。また、血液が消化液によって変性し、便とも混じるため、その性状は多彩です。

下血は、循環血液量の減少からショックとなる可能性がある危険な症状であり、すみやかに対応する必要があります。

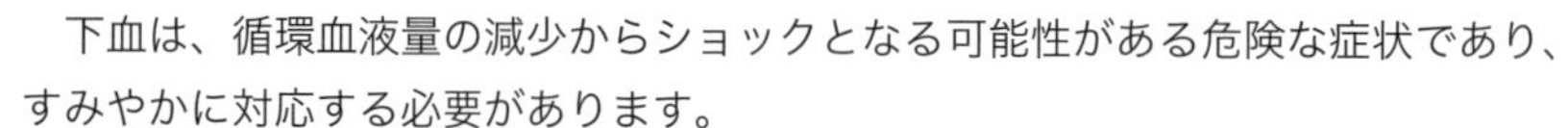

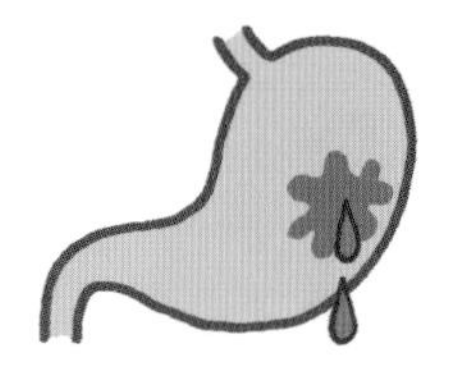

下血（タール便）で考えたいこと・おさえておきたいこと

1 下血は上部消化管からの出血により起こる

下血（タール便）は、一般的に**60〜100mL以上出血がある際に認める**といわれ、**相応の出血があることを示唆**します。タール便を認めたときの出血源は、**上部消化管〜右半結腸**と考えられます（**図1-③**）[2]。

血便は鮮紅色や暗赤色で、出血源は大腸や小腸（回腸）と考えられます。**上部消化管出血であっても大量に出血した場合には、消化管内の停滞時間が短いため、血便となることがあります**（**図1-④**）[2]。

ここ観察！

便の色調

□黒色（タール便）
　＝上部消化管〜右半結腸
□鮮紅色
　＝大腸、小腸（回腸）

図1 消化管出血の色調と出血場所（→と→は出血を示す）

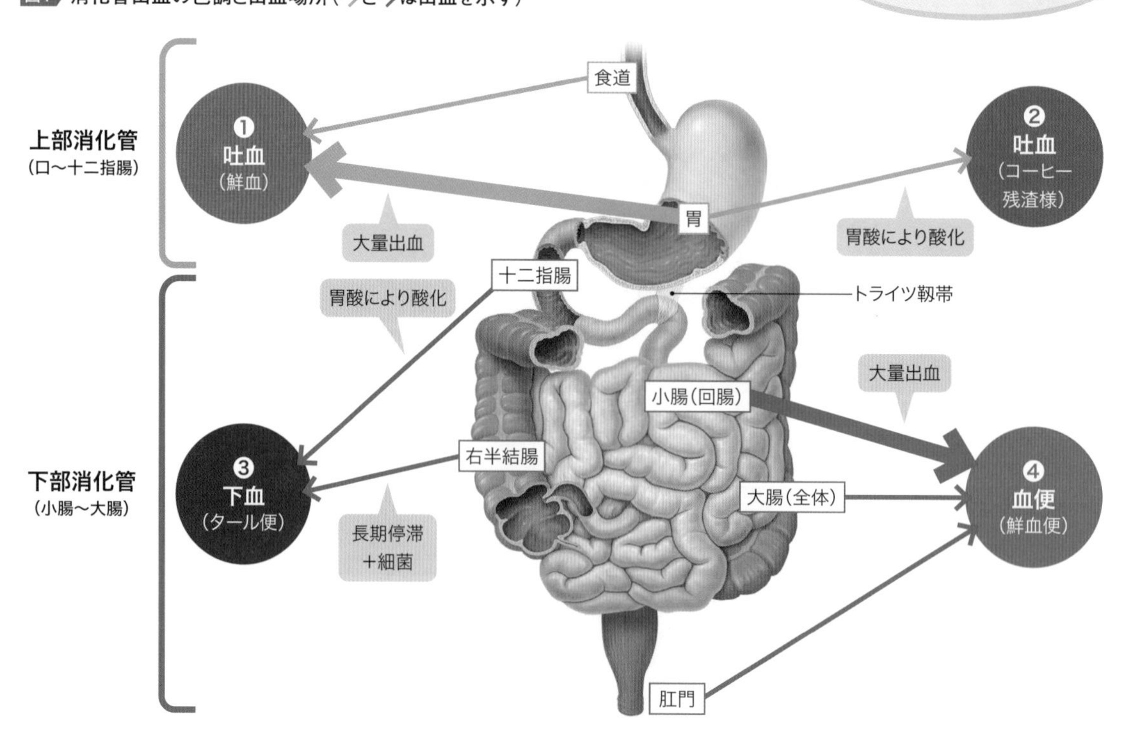

（文献2を参考に作成）

2 循環血液量減少性ショックの危険がある

下血は、循環血液量減少性ショック（hypovolemic shock）となり得ます。循環血液量減少性ショックとは、その名の通り、循環血液量が減少することで生じるショックで、主なものに外傷や消化管出血、動脈瘤破裂などによる出血性ショックが挙げられます（**表1**）。

出血性ショックを疑ったら、臨床症状や出血量によって、重症度をアセスメントしましょう（**表2**）[3]。

おさえておきたい
- ショックの分類
血液分布異常性ショック
循環血液量減少性ショック
心原性ショック
閉塞性ショック

末梢血管が拡張し、手足が温かくなる「ウォームショック」

表1 ショックの分類

分類	主な原因
Ⅰ．血液分布異常性ショック	●敗血症性ショック ●アナフィラキシーショック ●神経原性ショック
Ⅱ．循環血液量減少性ショック	●出血性ショック ●体液喪失
Ⅲ．心原性ショック	●心筋性（心筋梗塞、拡張型心筋症、敗血症性心筋症など） ●不整脈 ●機械性（僧帽弁閉鎖不全症、心室瘤、心室中隔欠損など）
Ⅳ．心外閉塞・拘束性ショック	●心タンポナーデ ●収縮性心膜炎 ●急性肺塞栓症 ●緊張性気胸

出血性ショックを疑ったら、重症度をアセスメント

表2 出血性ショックの重症度と臨床症状

ショックの程度	なし	軽症	中等症	重症
重症度	クラスⅠ	クラスⅡ	クラスⅢ	クラスⅣ
臨床症状	●無症状がほとんど ●四肢冷感 ●顔面蒼白 ●めまい	●呼吸促迫 ●脱力感 ●冷汗 ●不穏～失神 ●めまい ●四肢冷感	●四肢冷感 ●軽度の蒼白 ●不穏～意識混濁	●昏睡 ●下顎呼吸 ●虚脱 ●斑点状チアノーゼ
脈拍数	●正常～時に頻脈	●頻脈（＞100回/分）	●頻脈（＞120回/分） ●脈拍微弱	●頻脈（＞140回/分）か徐脈 ●脈拍微弱～触知せず
血圧	●変化なし	●拡張期圧↑	●収縮期圧↓ ●拡張期圧↓	●収縮期圧↓ ●拡張期圧↓
尿量	●正常～時に減少	●乏尿傾向	●乏尿（5～15mL/時）	●無尿
中心静脈圧	●正常	●低下	●ほぼ0cmH_2O	●≦0cmH_2O
出血量（mL）	●＜750mL	●750～1,500mL	●1,500～2,000mL	●＞2,000mL
出血量（循環血液量に対する割合）	●＜15％	●15～30％	●30～40％	●40％以上

（文献3より引用、一部改変）

そもそもショックとは、「生体に対する侵襲あるいは侵襲に対する生体反応の結果、重要臓器の血流が維持できなくなり、細胞の代謝障害や臓器障害が起こり、生命の危機にいたる急性の症候群」[4]です。一般的には、**血圧低下（収縮期血圧90mmHg以下）**を指標とすることが多いですが、生体の代償反応の結果、**血圧が維持されていることもしばしば**あります。血圧値に頼った判断をすると、ショックの早期認知ができなくなるため、**臨床症状も含めて患者さんの状態を判断**しましょう。

ショック状態であれば、**意識の変容（傾眠、嗜眠、錯乱）**がみられ、**末梢動脈の触知は速く・弱くなります。手足は冷たく・湿潤し、**体幹や四肢に網状の**チアノーゼ**を認めます。ショックの徴候としてよく知られる5徴候を覚えておくとよいでしょう。

ここ観察！

バイタルサイン

収縮期血圧90mmHg以下（低下しないこともある）

こんなときはすぐドクターコール

ショックの5徴候が1つでも存在する

- ☐蒼白
- ☐虚脱
- ☐冷汗
- ☐脈拍触知不能
- ☐呼吸不全

3 ショック状態や大量出血があれば、対応しながら医師に報告する

下血（タール便）を認めたら、相応の出血があることが想定されますので、最終的には専門医の診察や内視鏡・造影CTなどによる検査、治療が必要となります。

初期対応として、まずは**ショック状態にあるのかどうかを確認**します。バイタルサインや出血量、ショック徴候を確認し、**ショック状態や大量の出血を認めるようなら、ショックに対応しながら、ただちに医師へ報告**します（ショックの対応は、p.109の初期対応を参照）。

バイタルサインが安定し、大量の出血がない場合は、**病歴（現病歴、既往歴）**や**全身症状（自覚症状、他覚症状）**、**家族歴**、**嗜好・使用薬物**などを確認しましょう（**表3**）[5]。

表3 問診のポイント

項目	内容
下血の性状	☐排泄物の色調は？　量は？　においは？
現病歴	☐いつから？　どのように（突然）？　下血の経験は？ ☐前駆症状（胸やけ、下痢、腹痛）は？　吐血を伴っている？
全身症状	☐めまいは？　立ちくらみは？　冷汗は？ ☐腹痛は？　嘔吐は？　下痢は？　発熱は？ ☐それらの症状はいつから始まった？
既往歴	☐消化管出血をきたす既往歴（胃・十二指腸潰瘍、肝疾患、食道・胃静脈瘤、クローン病、潰瘍性大腸炎など）は？ ☐血液疾患（白血病、悪性リンパ腫、血友病など）の既往は？ ☐抗凝固薬などを服用するような疾患（弁膜症、不整脈、心筋梗塞、脳梗塞）や治療歴（血管内治療、手術歴）は？
家族歴	☐家族の病歴（家族性ポリポーシス、肝疾患、血友病など）は？
嗜好・使用薬物	☐飲酒は？ ☐喫煙は？ ☐常用薬剤（消炎鎮痛薬、血液凝固系に影響を与える薬物など）は？
その他	☐海外渡航歴（いつ、どこへ）は？ ☐食事（生肉、生魚、生焼けの肉など）は？

鉄剤の内服やイカスミといった、黒色便の原因がないかも確認

（文献5を参考に作成）

4 病歴などは、ていねいに聴取する

下血をきたす原因を病歴や常用薬剤、随伴症状などから推測できる場合があるため、ていねいに聴取します。

例えば、**肝疾患や食道・胃静脈瘤の既往、アルコールの多飲歴**は、**食道・胃静脈瘤からの出血**の可能性を考えます（詳しくは、p.108）。また、**抗凝固薬や非ステロイド性消炎鎮痛薬（non-steroidal anti-inflammatory drugs：NSAIDs）**を常用していれば、**出血性胃・十二指腸潰瘍**の可能性があります。**鉄剤の内服やイカスミの食事は、出血がなくても黒色便**を呈することがあります。

ショック状態などで、患者さんから病歴が確認できない場合は、家族などキーパーソンからの情報が重要になることがあります。下血（タール便）を見たら焦ってしまうかもしれませんが、病歴や症状などから緊急性や病態を判断し、医師へ報告できるように努めましょう。

おさえておきたい

実際に排泄物を確認する（色や量の表現は、患者さんと医療者では異なることがあるため）

5 胃・十二指腸には「攻撃因子」と「防御因子」が存在する

胃・十二指腸には、胃・十二指腸の粘膜を傷つける攻撃因子（胃酸、ペプシン、ピロリ菌〈*Helicobacter pylori*（ヘリコバクター ピロリ）〉）と、胃・十二指腸の粘膜を守ろうとする防御因子（粘液、粘膜血流、プロスタグランジンなど）が存在します。通常は防御因子が優位な状態にあり、胃・十二指腸粘膜は守られています（図2-①）。さまざまな理由により攻撃因子と防御因子のバランスが崩れ、**攻撃因子が優位になると、胃・十二指腸潰瘍**が生じると考えられています（図2-②）。

攻撃因子は体外にも存在し、NSAIDsや低用量アスピリンの服用、喫煙などが挙げられます。

図2 胃・十二指腸の「攻撃因子」と「防御因子」

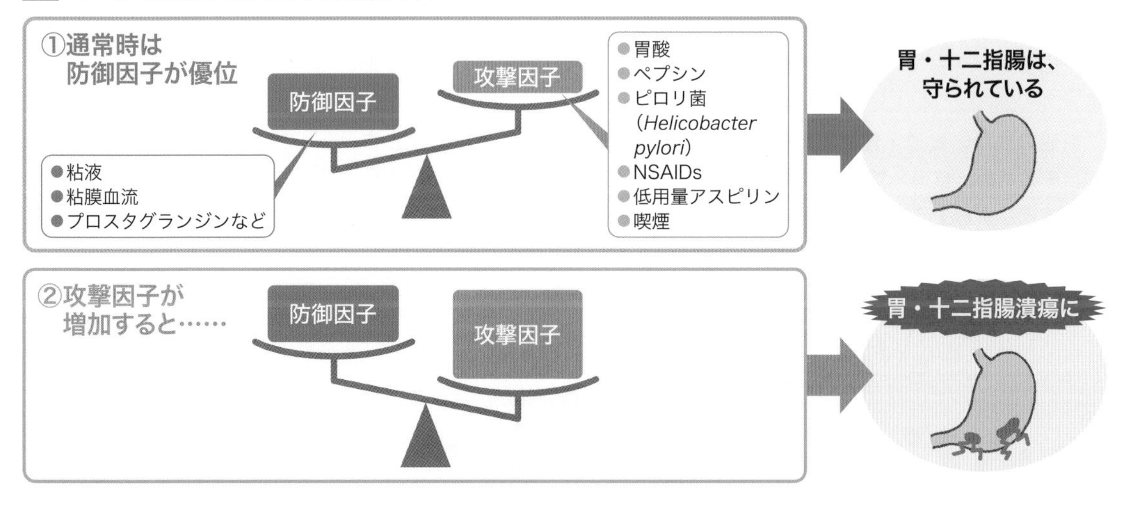

最も危険な病態・疾患は…
①食道・胃静脈瘤からの出血

①食道・胃静脈瘤からの出血を疑う

▶なぜ疑う？

食道・胃静脈瘤の原因は、**肝硬変**が多いです。肝硬変になると、肝臓で産生される血液凝固因子が減少するため、**血液凝固能が低下**します。また、門脈圧の亢進で生じる脾腫では脾機能が亢進し、血球の破壊が促進されることで**汎血球減少**が引き起こされ、血小板が減少します。このため、肝硬変では止血が妨げられた状態になっています（**図3-①**）。

さらに肝硬変になると、門脈系と上大静脈系（下甲状腺静脈、奇静脈、左胃静脈など）の間に側副血行路を生じ、それにより腹壁の静脈が怒張し、食道や胃に静脈瘤を生じます（**食道・胃静脈瘤**が代表的。**図3-②**）。静脈瘤自体は無症状で経過しますが、静脈瘤内は血流が豊富なためいったん破裂すると大量に出血し、吐血や下血を呈するとともに、致命的となることがあります。

こんなときはすぐドクターコール

吐血を伴い、食道・胃静脈瘤からの出血を疑わせる病歴（肝疾患や食道・胃静脈瘤の既往など）がある

事例の患者さんは、既往歴に**アルコール性肝炎**があり、大量の飲酒を続けていたことから肝硬変に至り、形成された静脈瘤が破裂した結果、下血したことが疑われます。

▶観察のポイント

食道・胃静脈瘤からの出血の多くは**吐血**を生じますが、**下血を伴う場合**や、出血量が多量ではない場合は**吐血がなく下血のみ認める**場合もあります。

前述の通り、食道・胃静脈瘤は肝硬変による門脈圧亢進によって生じます。そのため、食道・胃静脈瘤からの出血を疑ったら、その他の肝硬変の症状を確認しましょう。肝硬変の症状は、低タンパク血症による**浮腫や腹水**、

図3 肝硬変による食道・胃静脈瘤破裂

＼肝硬変になると…／

①止血しにくい状態に

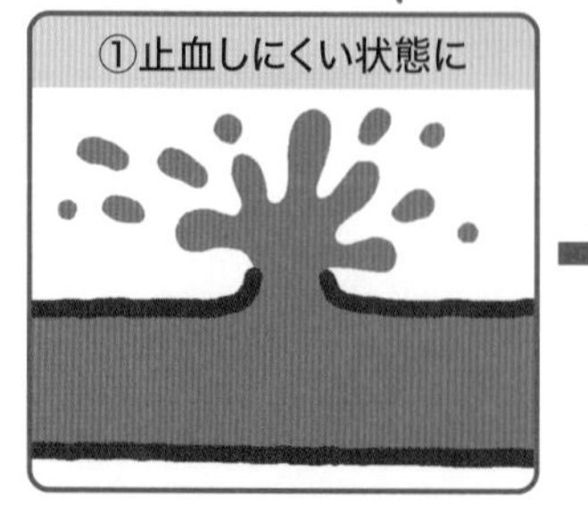

＋

②食道・胃静脈瘤が形成

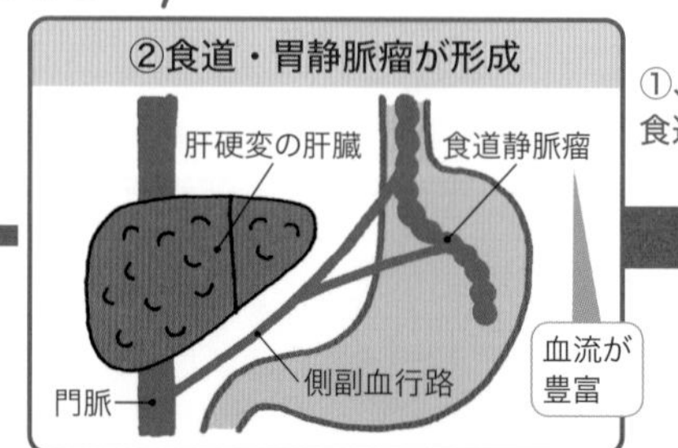

①、②の状態で、
食道・胃静脈瘤が
破裂

エストロゲン代謝障害による**女性化乳房**や**手掌紅斑**、**くも状血管腫**があります。門脈圧亢進による**腹壁皮下静脈の怒張（メデューサの頭）**は、外表から視認できるため、確認するとよいでしょう。

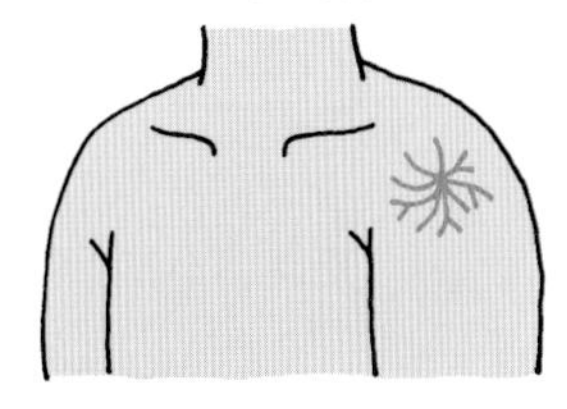

▶鑑別と初期治療の進み方

①初期対応

前述の通り、食道・胃静脈瘤からの出血は致命的な状態に進展する場合があるため、疑った場合はただちに医師へ報告します。**ショック徴候がある場合には、すみやかに応援を要請し、救急カートを準備**します。

また、**酸素投与の開始**や**静脈路の確保**を行い、生体監視モニターで**モニタリング**します。吐血を伴い繰り返す場合や、ショックによる意識障害を認める場合には、確実な気道確保が必要となるため、**気管挿管の準備**を行います。循環血液量の補充は必要ですが、漫然とした輸液は過剰輸液や血液の希釈をもたらしてしまうため、**バイタルサインの確認やショック徴候を継続的に観察**し、循環動態の評価を行いましょう。また、ショックでは細胞の代謝が低下するため、**体温が低下**します。低体温では、**血小板の機能が障害されるため出血傾向を助長**します。さらに、低体温が進行すると**心拍出量が低下し、ショックを助長**することにもなります。忘れがちですが患者さんの**保温**に努めましょう。

また、緊急検査が必要となるため、ショックの対応と並行して**採血検査**（血液血球算定検査、血液生化学検査、血液凝固能検査、輸血前検査など）や画像検査（超音波、X線、CT）、上部消化管内視鏡検査の準備を行いましょう。

状況の変化に患者さんは動揺し、不安を抱いています。患者さんが理解できるように、**状況や行われる処置・検査とその必要性を説明し、患者さんの不安を軽減**できるように努めましょう。

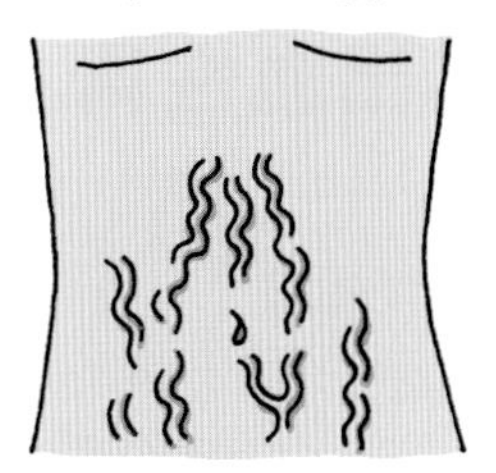

ここ観察！

ショック状態を疑う徴候（ショックの5徴候）

- □蒼白
- □虚脱
- □冷汗
- □脈拍触知不能
- □呼吸不全

②行われる治療

食道・胃静脈瘤は内視鏡治療（内視鏡的静脈瘤結紮（けっさつ）術〈EVL、**図4-①**〉、内視鏡的静脈瘤硬化療法〈EIS、**図4-②**〉が第一選択として確立されていますが、大量出血などで視野の確保ができない場合や、出血点が確認できない場合は、Sengstaken-Blakemore（ゼングスターケン ブレークモア） tube（S-B tube）による圧迫止血（**図4-③**）を行うことがあります。

EVL
endoscopic variceal ligation
EIS
endoscopic injection sclerotherapy

図4 食道・胃静脈瘤の治療法

①内視鏡的静脈瘤結紮術（EVL）

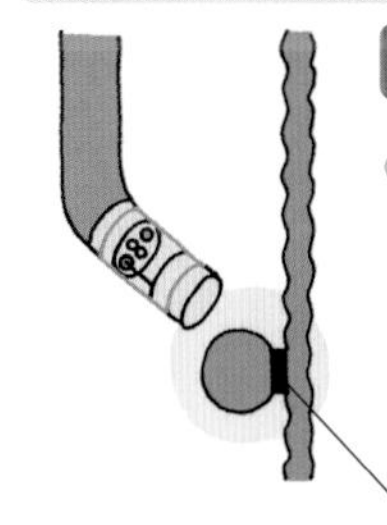

第一選択

- 正常粘膜も含めて静脈瘤に結紮**リングを装着し、血流を遮断**することで、壊死・脱落させる

②内視鏡的静脈瘤硬化療法（EIS）

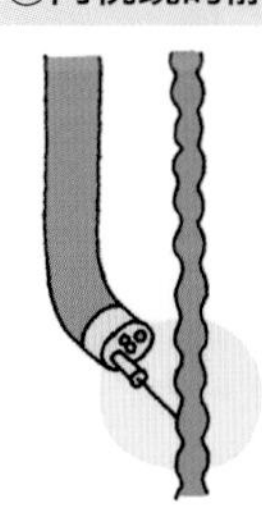

第一選択

- 静脈瘤のある血管または静脈瘤周囲に**硬化剤を注入し静脈瘤を固めて、出血を防止させる**

③圧迫止血

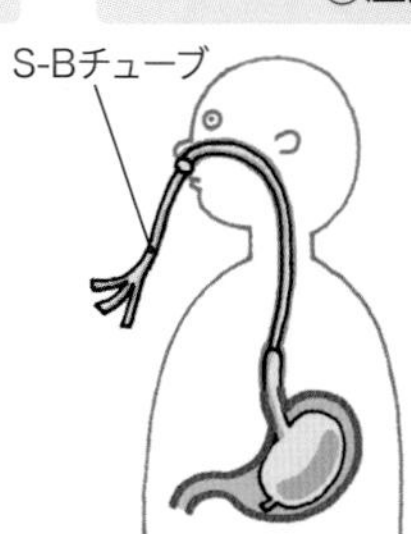

視野の確保ができない場合や、出血点が確認できない場合

- S-Bチューブを経鼻的に胃内に挿入し、バルーンを膨らませて**静脈瘤破裂部を圧迫止血**する

はっきりと急変とはいえない場合 ①出血性胃・十二指腸潰瘍

①出血性胃・十二指腸潰瘍を疑う

▶なぜ疑う?

図2(p.107)に示した攻撃因子のうち、胃・十二指腸潰瘍の原因としては、一般的に**ピロリ菌の感染**と**NSAIDsの服用**が挙げられます。

ピロリ菌に感染すると、白血球が消化管粘膜に集合し、ピロリ菌を攻撃するための毒素を放出しますが、その毒素が消化管粘膜も傷つけるため、慢性胃炎や十二指腸炎の状態となります(**図5-①**)。また、NSAIDsを服用すると、シクロオキシゲナーゼ(COX)という酵素を阻害し、胃粘膜細胞の保護にはたらくプロスタグランジンの生成を抑制します(**図5-②**)。

COX
cyclooxygenase

これらによって胃・十二指腸粘膜を防御・修復するシステムが正常にはたらかなくなり、その結果、胃酸によって粘膜が損傷を受けやすくなることで、胃・十二指腸潰瘍を生じます。胃・十二指腸潰瘍の合併症として頻度の高いものに、**出血**があります。

事例の患者さんは**鎮痛薬(NSAIDs)**を服用していますが、効果があまりなく、頻繁に使用していることが予想されます。また、**喫煙**の量が多いようですが、喫煙は胃粘膜の血流低下や、胃酸の分泌過多をきたします。これら

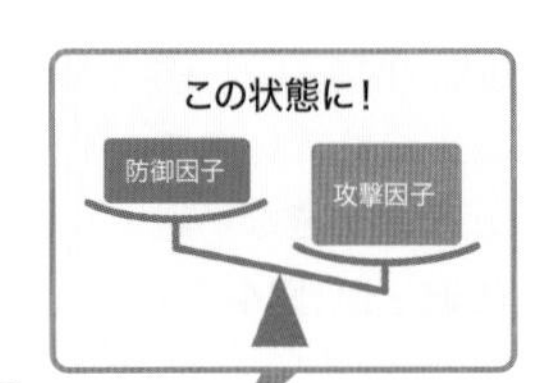

図5 胃・十二指腸潰瘍の原因

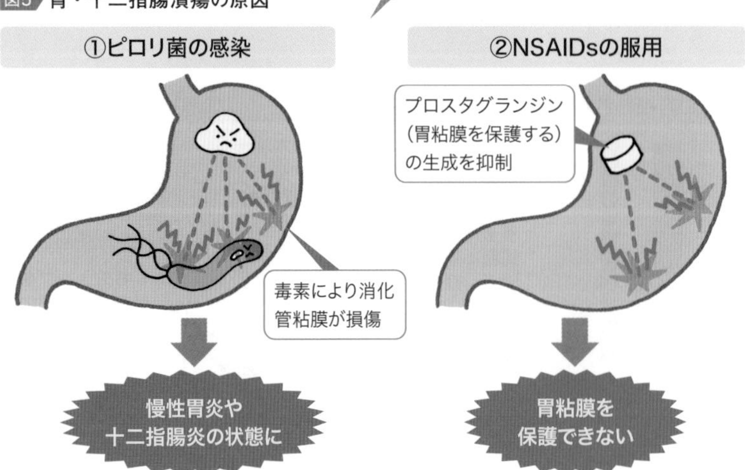

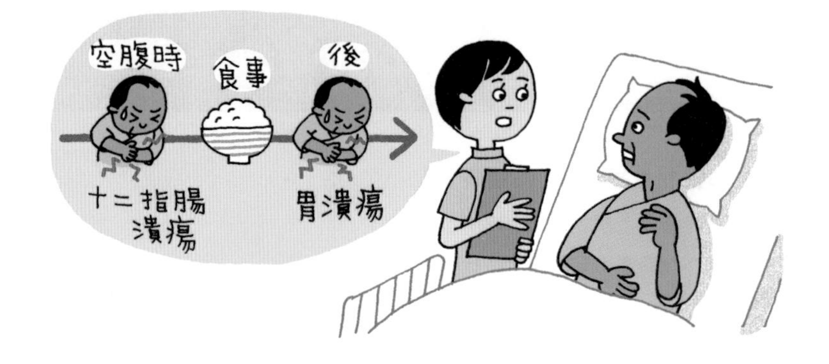

のことから、胃・十二指腸潰瘍が疑われます。

▶観察のポイント

問診でその他の症状を確認しましょう。胃・十二指腸潰瘍に代表的な症状は、**上腹部痛と悪心、食欲不振、腹部膨満感**です。

これらの症状は胃・十二指腸潰瘍に特異的なものではありませんが、上腹部痛を認めるタイミングと食事に関連があります。一般的には、**胃潰瘍では食後に、十二指腸潰瘍では空腹時**に痛みを自覚します。そのため、上腹部痛を自覚するタイミングを患者さんに質問するとよいでしょう。

▶鑑別と初期治療の進み方

胃・十二指腸潰瘍からの出血は、第一に**内視鏡的止血術**を行うことが推奨されています。ショック状態の場合は、食道・胃静脈瘤からの出血の項でも述べたように、ショックに対応し、**呼吸・循環動態を安定させることを優先**します。バイタルサインが安定したのちに、上部消化管内視鏡検査・治療が行われます。活動性出血例や非出血性でも露出血管がある場合は、内視鏡治療の適応とされています。

止血方法としては、機械的止血法(クリップ法)、薬剤局注法(血管収縮剤、硬化剤)、凝固法(高周波凝固、レーザーなど)があります。内視鏡治療で止血できないときは手術やIVRに移行する場合もあります。

IVR
interventional radiology。X線や、CT画像などをみながら、カテーテルや針を身体に入れて、疾患を直す治療法。

特に高齢者では全身状態が悪化しやすいため、手術への移行を迅速に決断する必要があります。患者さんの状態から治療の進み方を予測して、迅速な準備や環境調整を行い、円滑な治療が提供できるようにしましょう。p.109でも述べましたが、患者さんは動揺し、不安を抱いています。患者さんが理解できるように説明し、**患者さんの不安を軽減**できるように努めましょう。また、検査や処置の際には、不必要に身体を露出させないように**バスタオルやシーツなどで身体を覆う**ようにしましょう。**病室や処置室のドアは閉め、カーテンやパーティションを使用**するなど、**羞恥心やプライバシーに配慮**した対応を行いましょう。

「急変ではない」と判断しても、忘れてはいけないこと

▶バイタルサイン、全身症状、下血の性状などを慎重に観察する

下血は、出血する場所や量、状況を直接見ることができない場所が原因で生じるため、基本的には、**すみやかに医師へ報告**することが求められます。患者さんから、**「量が増えている」「回数が増えている」**など、悪化を示唆するキーワードが出るようならなおさらです。

しかし、病院事情によっては、夜間帯の安易な医師への報告がはばかられることもあるでしょう。経過観察とするのであれば、医師の診察が受けられるまで**絶飲食**とし、**経時的なバイタルサインの確認、継続的な全身症状の観察(自覚・他覚症状)**を行います。患者さんの変化に目を光らせ、**ショックに至る前に気づき**、対応できるようにしましょう。

下血の回数・量・色調を直接確認することも必要です。慎重な観察を継続し、変化があれば病態の悪化を考え、躊躇(ちゅうちょ)せず医師へ報告しましょう。

こんなときはすぐドクターコール

病態の悪化を示唆する訴えがある

- □「量が増えている」
- □「回数が増えている」

ここ観察!

バイタルサイン(経時的に)・全身症状(自覚・他覚症状を継続的に)

▶経過観察の場合は理由を伝える

“担当患者が下血している”という状況には動揺してしまうかもしれません。しかし、最も動揺し、不安なのは患者さんです。経過観察の際には、**その理由と絶飲食の必要性、医師の診察が受けられる時間のめど**を説明し、患者さんの理解を得ることが必要です。

時には、看護師がそばにいるだけで患者さんは安心することもあります。ていねいな説明と継続観察により、不安を軽減できるようにしましょう。

▶皮膚障害が起こらないように予防に努める

排泄物が長期的に皮膚に触れることによって、皮膚のバリア機能が低下し、**皮膚障害**を生じることがあります。多量の下血が持続する場合は、皮膚障害が生じる前に**「化学的刺激」と「機械的刺激」を回避するようなケア**を行い、皮膚障害を予防しましょう。

化学的刺激は、**撥水剤(亜鉛華軟膏とストーマケア用粉状皮膚保護剤の併用など)を塗布する**ことで、排泄物が直接皮膚に触れるのを防ぐことができます。機械的刺激は、排泄物による**汚染時に微温湯を使用して愛護的に洗浄**することで防ぐことができます。このとき、皮脂を過剰に除去しないよう**洗浄剤の使用は1日1回にとどめる**ようにしましょう。

〈引用文献〉
1. 藤田朋紀, 小松悠弥, 和賀永里子, 他:下血・血便の評価と初期治療─両者の鑑別を中心に─. 臨牀消化器内科 2017;32(3):275-281.
2. 福井次矢, 奈良信雄編:内科診断学(第3版). 医学書院, 東京, 2016:424.
3. 日本救急看護学会監修, 日本臨床救急医学会編集協力:改訂第4版 外傷初期看護ガイドライン JNTEC. へるす出版, 東京, 2018:164.
4. 日本救急医学会ホームページ:日本救急医学会・医学用語解説集. http://www.jaam.jp/html/dictionary/dictionary/word/0823.htm(2022.11.9アクセス)
5. 前掲書2:594.

〈参考文献〉
1. 佐藤憲明編:どう見る!どう動く!場面別 急変対応マニュアル. 照林社, 東京, 2010.
2. 日本消化器病学会・日本肝臓学会編:肝硬変診療ガイドライン2020 改訂第3版. 日本消化器病学会, 東京, 2020.
3. 日本消化器病学会編:消化性潰瘍診療ガイドライン2020 改訂第3版. 日本消化器病学会, 東京, 2020.
4. 佐々尾航:吐下血・血便. 特集 内科救急サバイバルブック─院内救急&地域でのマネジメント 症候別 内科救急マネジメント. medicina 2016;53(6):785-789.
5. 鹿野島健二:血便(タール便). 特集 増刊号 内科診断の道しるべ─その症候, どう診る どう考える. medicina 2016;53(4):341-344.

PART
3

バイタルサイン・検査値の異常が出た

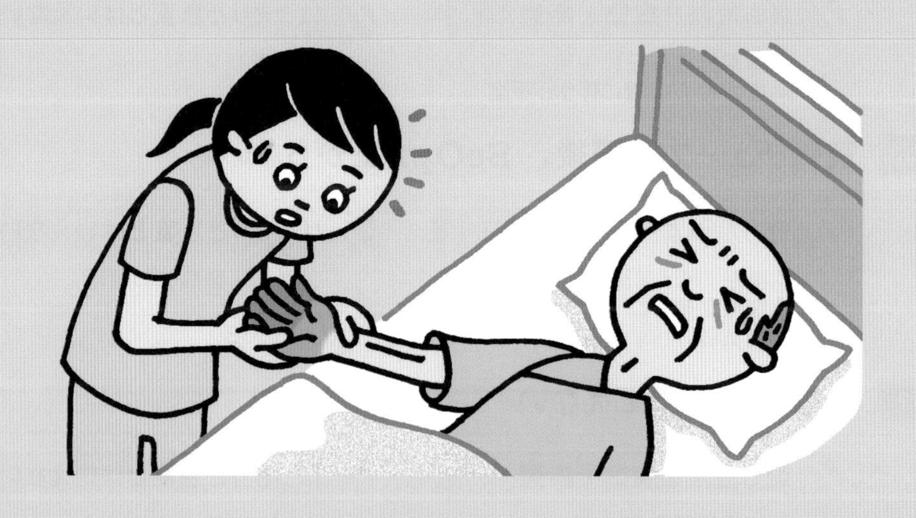

PART 3

CONTENTS

CASE 12 脈が急に速くなっている

平山幸枝

1 夜勤中、胆嚢炎で入院中の70歳代の女性患者さんからナースコールがありました。

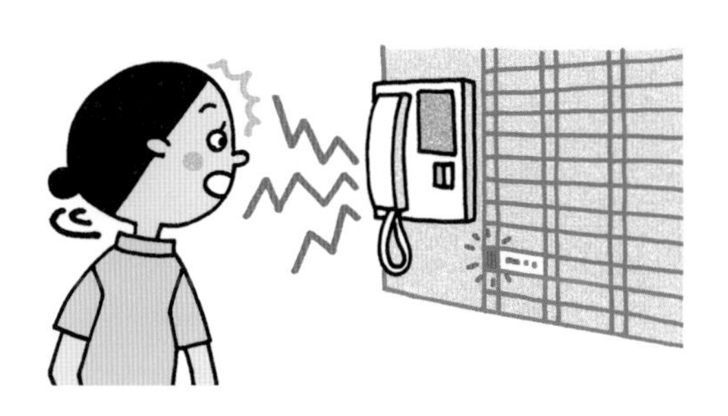

2 病室に行ってみると、患者さんは胸のあたりに手を当てながら、動悸を訴えています。

急に胸が
ドキドキして…

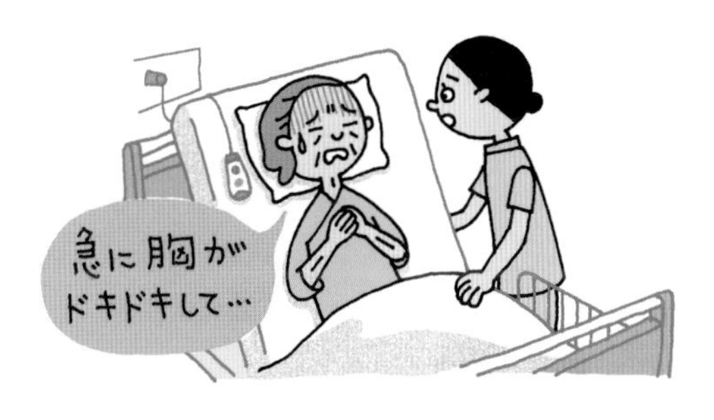

3 橈骨動脈を触知してみると、脈が速いです。

痛みは
ありますか?
痛みはないけれど
少しめまいがします

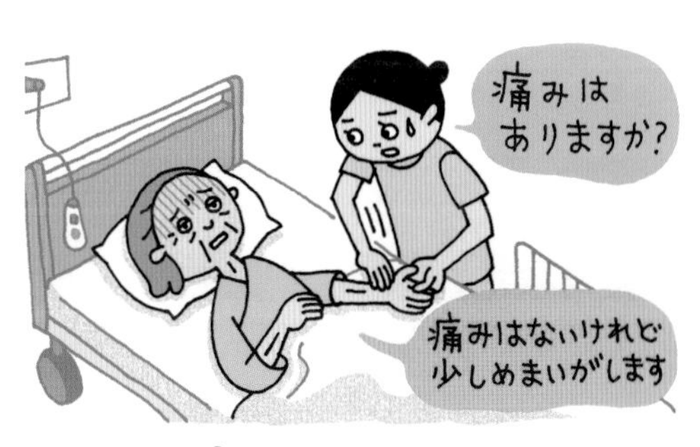

4 このとき予見される“**最も危険な状態**”は？何をどう観察する？

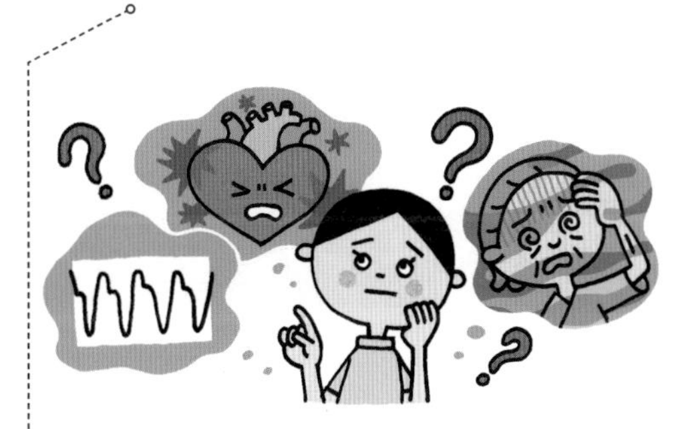

最も危険な病態・疾患

①心室頻拍（VT）

はっきりと急変とはいえない場合

①発作性上室性頻拍（PSVT）
②心房細動（AF）
③洞性頻脈

このケースについて…

「ドキドキ」という表現は、心臓の鼓動を自覚したときの感覚、いわゆる"動悸"を言葉で表現したもので、頻脈の際に表現することが多いです。表現方法は人それぞれですが、「ドキドキ」「ドクドク」「ドックン」「脈が飛ぶ」などと表現されます。

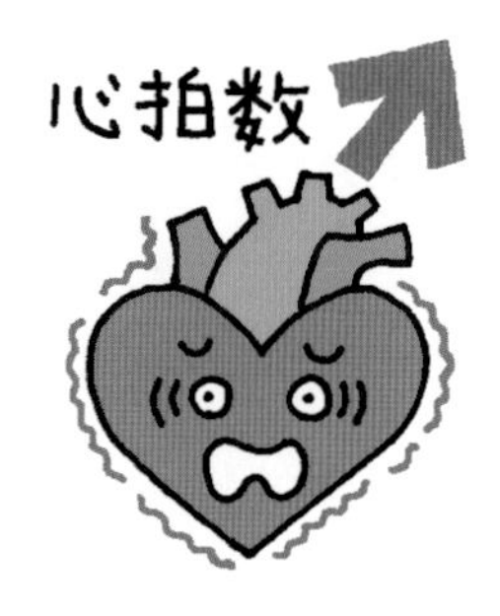

動悸はさまざまな原因で起こります。不整脈が原因で起こるものから、貧血、発熱などの二次性に起こるもの、パニック障害などの心因性の原因によって起こるものなど、多岐にわたります(**図1**)[1]。

このなかでも不整脈はショックを引き起こしたり、致死性不整脈に進行したりして、生命の危機に陥る可能性があるため、特に注意が必要です。

図1 動悸の原因

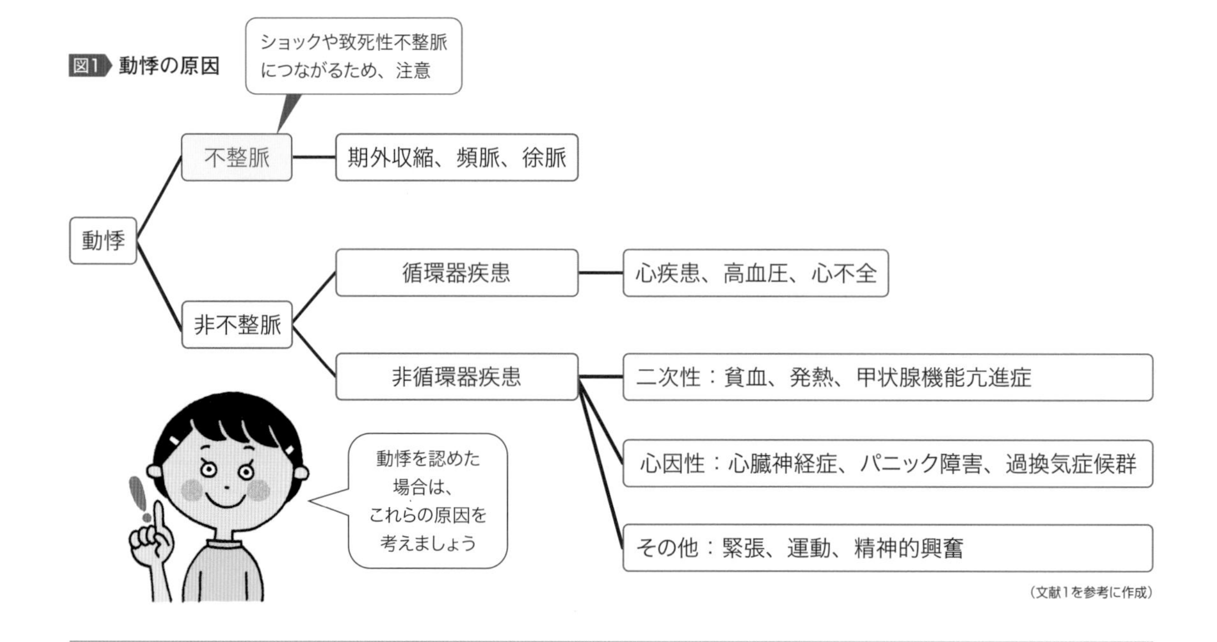

(文献1を参考に作成)

脈が速くなった際に考えたいこと・おさえておきたいこと

1 まずは、急変徴候がないかを確認する

動悸や頻脈の原因を考えることも重要ですが、まずは**患者さんに急変徴候がないかを確認**することが重要です。原因検索を行うまでの患者対応のフローを**図2**に示します。

モニター心電図上で心室頻拍が認められればただちに報告し、それ以外の不整脈についても12誘導心電図にて異常を認めれば、ドクターコールの対象となります。

図2 突然の動悸・頻脈患者の対応のフロー

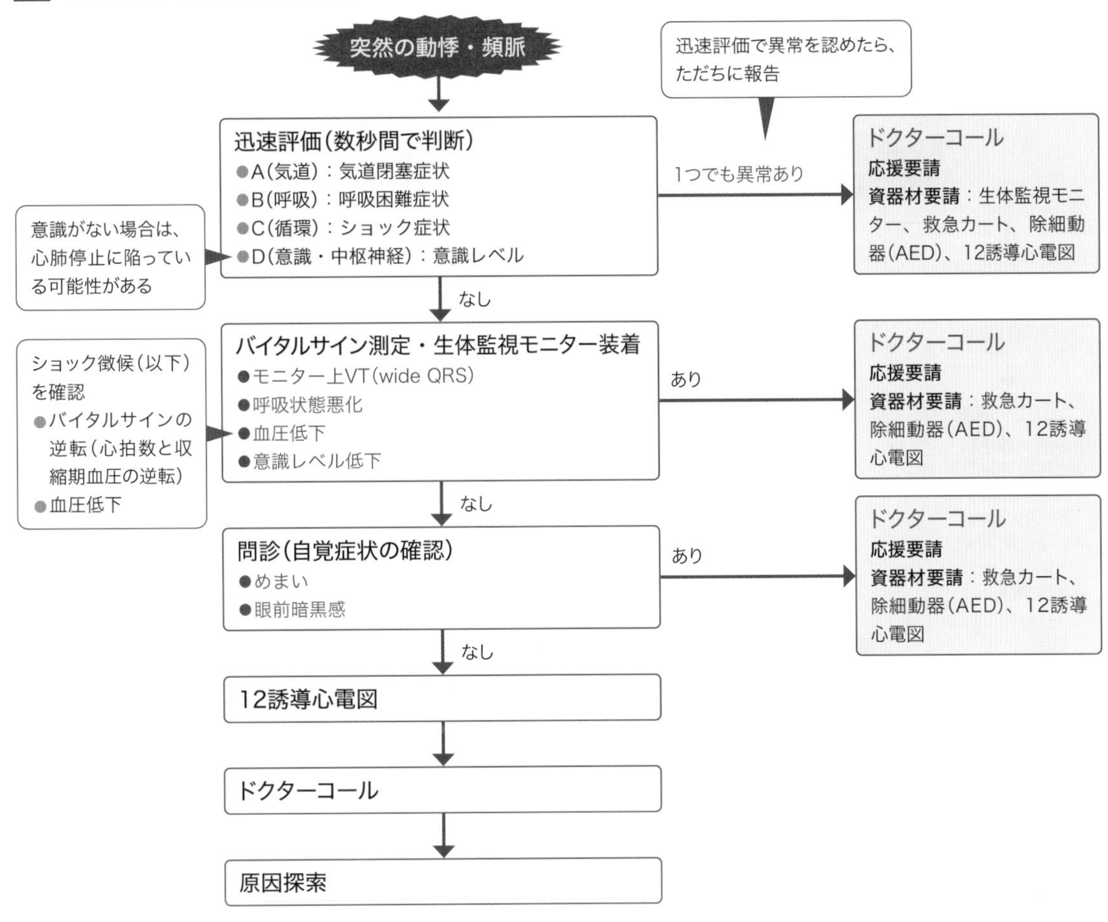

2 不整脈には心肺停止に至る危険なものもある

不整脈の判断基準を図3に示します。

正常な心拍は洞結節の興奮が刺激伝導系(①洞結節→②房室結節→③ヒス束→④右脚・左脚→⑤プルキンエ線維から心筋細胞に伝わり、心筋が収縮することで発生します(図4)。不整脈は、**刺激の生成異常や伝導異常により発生し、脈が速くなる頻脈(100回/分以上)と、脈が遅くなる徐脈(50回/分以下)**に分かれます。

頻脈は1回拍出量の低下から心拍出量が減少し、**めまいや血圧低下**などの症状をきたす場合があります。また、心拍出量の減少により脳血流が低下し**失神やショック状態**に陥る場合や、**致死性不整脈(無脈性心室頻拍〈pulseless VT〉、心室細動〈VF〉)**に移行し、**心肺停止**となる場合があります。

おさえておきたい

以下の症状は、失神や致死性不整脈へ移行する前駆症状の可能性があるため、頻脈の際は必ず確認する
- めまい
- 眼前暗黒感
- 血圧低下

図3 不整脈の判断基準

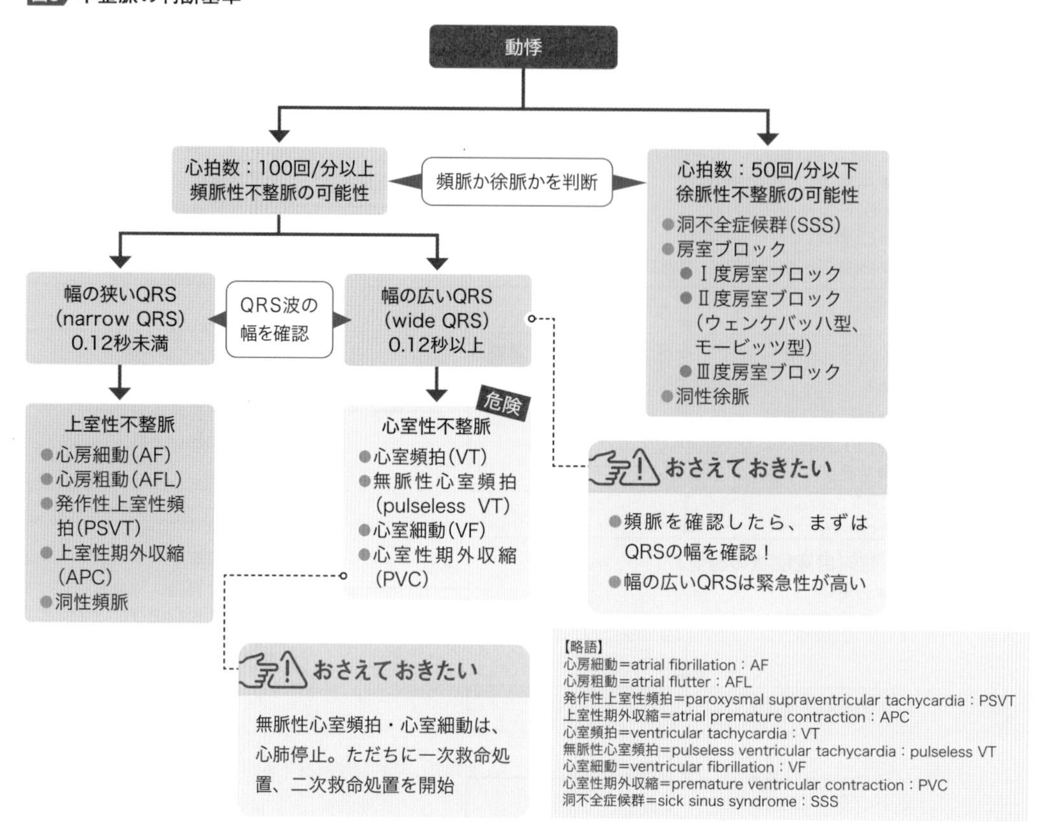

図4 刺激伝導系

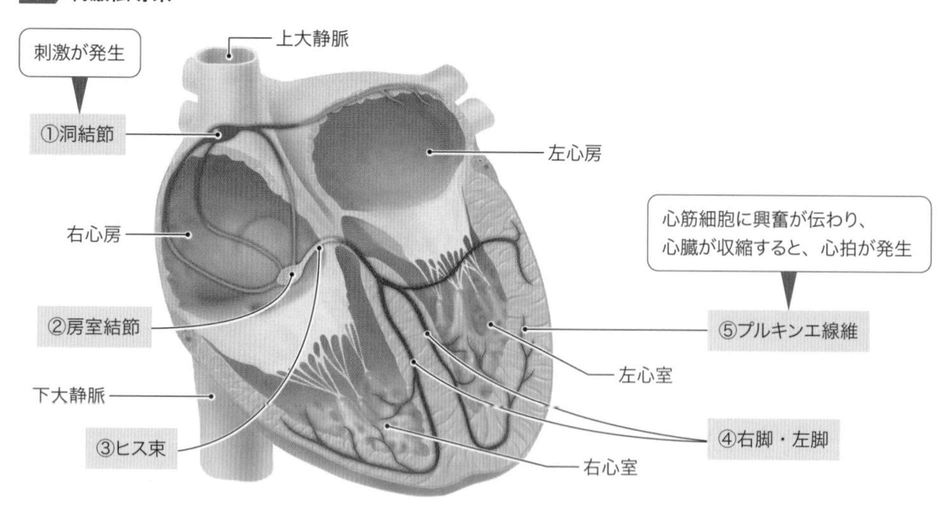

最も危険な病態・疾患は…
①心室頻拍(VT)

①心室頻拍(VT)を疑う

心室頻拍(VT)とは、致死性不整脈(無脈性心室頻拍、心室細動)に移行する可能性がある最も危険な不整脈です。

心拍数が100回/分以上で、心室期外収縮(PVC)が3連発以上連続している状態です。心室内に起源をもち、ヒス束より遠位の心室内で異常な電気興奮やリエントリー回路の形成により、興奮が連続的に起きている状態です。

心室で興奮が連続的に発生

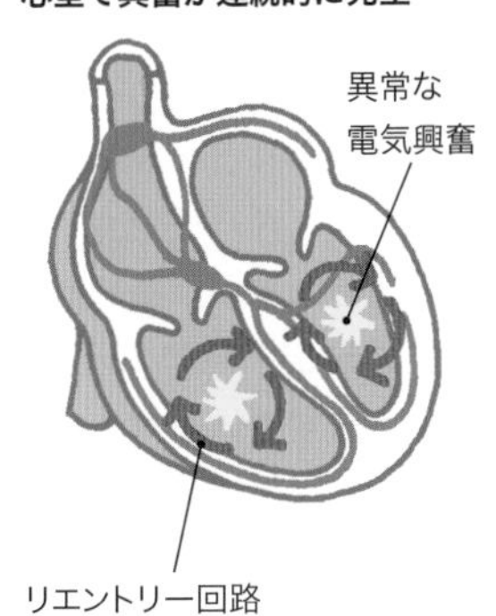

▶なぜ疑う?

心室頻拍では、心室の収縮異常により心室のポンプ機能低下や、心拍数の増加により心室の血液充満量減少が起こり、心拍出量が低下します。

心室頻拍が持続すると、**めまい**、**眼前暗黒感**、**失神**、**血圧低下**、**意識消失**などの症状が出現し、最悪な状況として**心室細動**(VF)へ移行する場合があり、大変危険です。

▶情報収集のポイント

図2で示したフローを基本に対応していきます。そのなかでも特に、患者さんの意識がない場合は心肺停止に陥っている可能性があります。

ただちに一次救命処置を開始し、迅速に二次救命処置の準備を行います。

そのほか、心室頻拍を疑う所見を**表1**に示します。

表1 心室頻拍を疑う所見

項目	特徴
バイタルサインの確認	●バイタルサインの逆転(「心拍数＞収縮期血圧」となる) ●血圧低下 ●意識レベル低下
生体監視モニター	QRS波(0.12秒以上。wide QRS)が連続かつ規則的 (心電図波形:R、S、Q)
問診(自覚症状)	●めまい ●眼前暗黒感 →失神の前駆症状の可能性がある
12誘導心電図	●生体監視モニターと同様
基礎疾患	●心筋梗塞 ●心筋症 →心室頻拍を起こしやすい

●連続する幅の広いQRS
●めまい
●眼前暗黒感
●失神
●血圧低下

▶初期対応と治療

①初期対応

前述した通り、心室頻拍は急激に循環動態が破綻し、致死性不整脈へ移行する可能性があります。

図2(p.117)の流れで、**応援や資器材の要請**を行い、**静脈ラインの確保、採血、除細動の準備、生体監視モニター下でのバイタルサインや自覚症状の変化を継続的に監視**する必要があります。

②治療

循環動態が安定している場合は、病態に合わせて**カルシウム拮抗薬、β遮断薬、カリウムチャネル遮断薬**を投与します。

循環動態が不安定な場合は、**カルディオバージョン**(単相性・二相性除細動器ともに100J(ジュール)から開始)を行います。効果がない場合は、カリウムチャネル遮断薬などを投与したあとに、カルディオバージョンを再度行います。

カルディオバージョンは苦痛を伴うため、鎮静下で行います。薬剤の種類にもよりますが、鎮静薬の影響により**呼吸抑制**や**血圧低下、悪心・嘔吐**などを引き起こす場合があります。そのため、カルディオバージョンを実施する際は、必ず**生体監視モニターを装着**し、状態変化時に**迅速に対応できる環境(救急カートや吸引の準備など)を整えたうえで実施**する必要があります。同時に、患者さんの**不安や恐怖心が軽減できるように努める**ことも必要です。

カルディオバージョン
患者さんのQRS波に合わせて、通電を行うこと。頻脈性不整脈に対して行われる。

おさえておきたい
- 突然起こった頻脈は、原因が特定できるまで"様子見"という選択肢はない
- 循環動態が安定していても、まずは原因を特定する必要がある

はっきりと急変とはいえない場合
①発作性上室性頻拍(PSVT)
②心房細動(AF)
③洞性頻脈

AVNRT：興奮が、房室結節内にある2つの伝導路(遅伝導路・速伝導路)を旋回

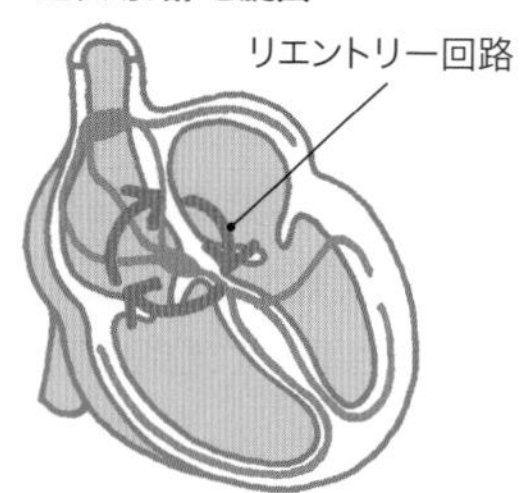

AVRT：心房と心室間のケント束を介して興奮が旋回

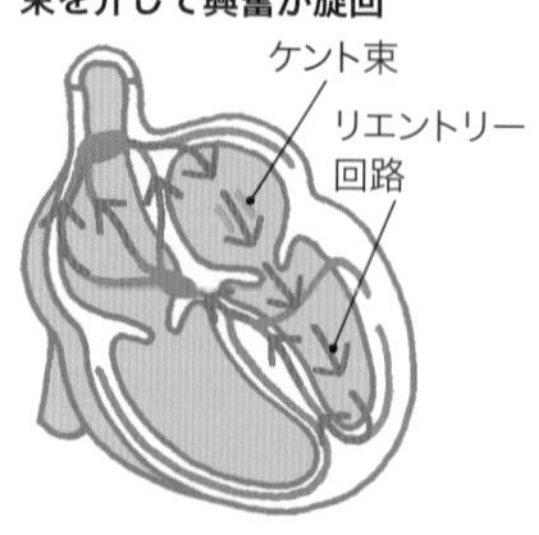

①発作性上室性頻拍(PSVT)を疑う

発作性上室性頻拍(PSVT)は、リエントリーを機序とし、興奮波が旋回して発生します。

発作性上室性頻拍の9割は、房室結節回帰性頻拍(AVNRT)と房室回帰性頻拍(AVRT)で、残りの1割は心房の自動能亢進により発生する頻拍です。

▶なぜ疑う?

発作性上室性頻拍では、心拍数が200回/分を超えることがあります。心拍数が速すぎると心室頻拍と同様に**めまい、眼前暗黒感、失神、血圧低下**をきたす可能性があるため、鑑別すべき不整脈の1つです。

こんなときはすぐドクターコール
- めまい
- 眼前暗黒感
- 失神
- 血圧低下

▶情報収集のポイント

図2（p.117）に示したフローを基本に対応し、まずは「迅速評価」を行います。それ以外に発作性上室性頻拍を疑う所見について、**表2**に示します。

▶初期対応と治療

①初期対応

心室頻拍同様、致死性不整脈へ移行する可能性があるため、**応援や資器材の要請、静脈ラインの確保、採血、除細動の準備、生体監視モニター下でのバイタルサインや自覚症状の観察**を行います。

②治療

房室結節回帰性頻拍と房室回帰性頻拍を見分けることは難しいため、発作性上室性頻拍として治療を開始します。

循環動態が安定している場合は**迷走神経刺激法**（Valsalva（バルサルバ）法〈息こらえ〉、冷水刺激）を行います。この方法は、迷走神経を刺激することで房室伝導を抑制し、頻拍を止めることを目的に行います。迷走神経刺激法が無効な場合は、カルシウム拮抗薬やATP（アデノシン三リン酸）などの薬剤投与を行います。

循環動態が不安定の場合には、**カルディオバージョン**（単相性・二相性除細動器ともに50〜100J）を行います。心室頻拍の項でも述べましたが、カルディオバージョンは苦痛を伴うため、鎮静下で行います。必ず**生体監視モニターを装着**し、**状態変化時に迅速に対応できる環境を整えたうえで実施**する必要があります。同時に、患者さんの抱く**不安や恐怖心が軽減できるように努める**ことも必要です。

表2 発作性上室性頻拍を疑う所見

項目	特徴
バイタルサインの確認	●バイタルサインの逆転（「心拍数＞収縮期血圧」となる） ●血圧低下
生体監視モニター	RR間隔が規則的 R R R Q S QRSの幅が狭い
問診（自覚症状）	●動悸 ●めまい ●眼前暗黒感 「突然始まり、突然終わる」という特徴を踏まえて問診する
12誘導心電図	●生体監視モニターと同様
心奇形、心筋症	●心奇形や心筋症の患者さんは、WPW症候群を合併しやすい ●WPW症候群患者は、発作時に房室回帰性頻拍が発生。非発作時の12誘導心電図でQRS波の立ち上がり部分にデルタ波を認める デルタ波

WPW症候群
ウォルフ・パーキンソン・ホワイト（Wolff-Parkinson-White）症候群。ケント束を介した興奮によって、頻脈が突然生じる疾患。

②心房細動（AF）を疑う

心房細動（AF）は高齢者に多く、最も頻度の高い上室性の頻脈性不整脈です。洞調律から突然心房細動が生じる際に動悸を自覚することが多く、これを**発作性心房細動**といいます。

心房が無秩序かつ高頻度（心拍数350回/分以上）に興奮し、その興奮が不規則に心室に伝わっている状態です。

心房で無秩序に発生した興奮が回路を旋回

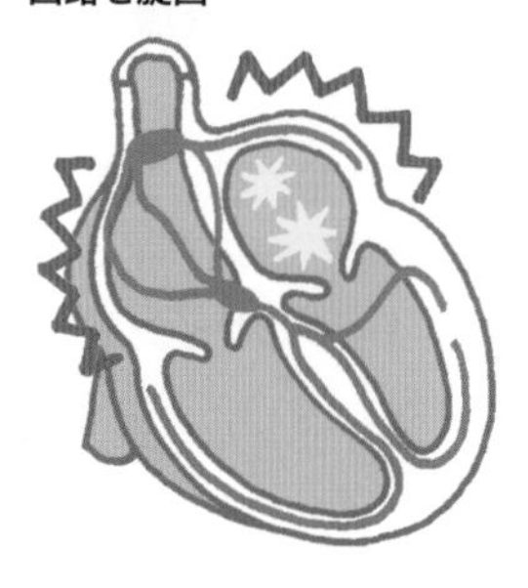

▶なぜ疑う？

心拍数が200回/分を超えることもあり、**めまい、眼前暗黒感、失神、血圧低下**をきたす可能性や、長時間続くと**塞栓症**を発症する可能性が高いため、鑑別すべき不整脈の1つです。

▶情報収集のポイント

図2（p.117）で示したフローを基本に対応していきます。**表3**に心房細動を疑う所見を示します。特に、患者背景を確認することが重要です。

また、心房内の血液うっ滞により左房内血栓を形成し、**心原性脳梗塞を発症**する可能性があります。**CHADS$_2$スコア**（**表4**）を参照して、脳梗塞発症の危険因子について情報収集することも必要です。

▶初期対応と治療

①初期対応

致死性不整脈へ移行する可能性があるため、**応援や資器材の要請、静脈ラインの確保、採血、除細動の準備、生体監視モニター下でのバイタルサインや自覚症状の観察**を行います。

表3 心房細動を疑う所見

項目	特徴
バイタルサインの確認	●バイタルサインの逆転（「心拍数＞収縮期血圧」となる） ●血圧低下
生体監視モニター	RR間隔が不規則 R R R QS P波がない　QRSの幅が狭い　細かい基線の揺れ（頻回で無秩序な心房の興奮による）
問診（自覚症状）	●めまい ●眼前暗黒感
12誘導心電図	●生体監視モニターと同様
基礎疾患	●弁膜症 ●高血圧 ●心筋症 （→左房負荷のかかる疾患で発症頻度が高い） ●甲状腺機能亢進症 ●ストレスやアルコールなどが誘因となり発症する場合もある

表4 CHADS$_2$スコア

危険因子	スコア
心不全(Congestive heart failure)	1点
高血圧(Hypertension)	1点
年齢≧75歳以上(Age)	1点
糖尿病(Diabetes Mellitus)	1点
脳梗塞、TIAの既往(Stroke/TIA)	2点

→ 合計2点以上で抗血栓療法開始

(文献2より引用、一部改変)

①治療

抗凝固療法では、塞栓症を予防するために抗凝固薬の投与を行います。

また、心房細動の治療として、**レートコントロール(心拍数調節)**と**リズムコントロール(洞調律維持)**が行われます。

レートコントロールとは、心房細動のまま心拍数を調整する治療法で、ジギタリス、β遮断薬、カルシウム拮抗薬などの投与を行います。リズムコントロールとは、心房細動を停止させて洞調律を維持する治療法で、ナトリウムチャネル遮断薬・カリウムチャネル遮断薬を投与します。すでに抗凝固療法を開始している場合は、カルディオバージョン(単相性除細動器では100J、二相性除細動器では120〜200J)を行います。

③洞性頻脈を疑う

洞性頻脈(sinus tachycardia)は、発熱、貧血、甲状腺機能亢進症、血圧低下(ショック)、アシドーシス、運動、緊張、興奮などが原因で起こります。

洞性頻脈は、洞結節からの興奮が早くなることで心拍数が100回/分以上になっている状態です。

おさえておきたい

- 心房細動の発症時期が不明、もしくは48時間持続している場合は、左房内血栓が存在している可能性がある
- そのためカルディオバージョンを行う際には、エコー検査で左房内血栓を確認する

▶なぜ疑う?

上述した通り、頻脈の原因は不整脈だけではなく、さまざまな原因で起こります。非循環器疾患(発熱、甲状腺機能亢進症、ショックなどの二次性疾患)の場合でも、**めまい**、**眼前暗黒感**、**失神**、**血圧低下**などをきたす可能性があるため、原因検索が重要です。

洞結節からの興奮が亢進

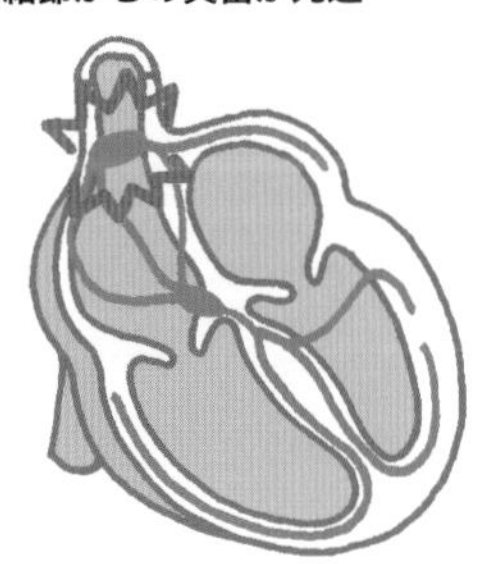

▶情報収集のポイント

心拍数の増加により患者さんが動悸を自覚することがあるため、動悸があるかどうかを患者さんに確認しましょう。

図2で示したフローを基本に対応し、また、**表5**も確認します。

▶初期対応と治療

①初期対応

応援や資器材の要請を行い、**静脈ラインの確保**、**採血**、**除細動の準備**を行い、**生体監視モニター下でバイタルサインや自覚症状の変化を継続的に監視**します。

表5 洞性頻脈を疑う所見

項目	特徴
バイタルサインの確認	●バイタルサインの逆転(「心拍数＞収縮期血圧」となる) ●血圧低下
生体監視モニター	●波形は規則正しい 心拍数100回/分以上 P P波がある 原因となる疾患や身体所見も確認 ※発作性上室性頻拍(PSVT)と似ているため、モニター上では判別が難しい場合がある
問診(自覚症状)	●めまい ●眼前暗黒感 ●失神 ●精神状態(発汗、緊張、興奮など)
12誘導心電図	●生体監視モニターと同様
基礎疾患	●洞性頻脈を起こす病態(発熱、貧血、甲状腺機能亢進症、心不全など)

- めまい
- 眼前暗黒感
- 失神
- 血圧低下

②治療

洞性頻脈では、他の疾患や病態が原因となって生じるため、原疾患に対する治療が優先されます。患者さんは自身の身体に何が起きているのかわからず不安を抱きます。患者さんが安心して治療を受けることができるよう**適宜声かけを行い、不安の軽減に努める**必要があります。

〈引用文献〉
1. 医療情報科学研究所編：病気がみえる 循環器 Vol.2 第5版. メディックメディア, 東京, 2021：32.
2. Gage BF, Waterman AD, Shannon W, et al. : Validation of clinical classification schemes for predicting stroke : results from the National Registry of Atrial Fibrillation. JAMA 2001 ; 285(22) : 2864-2870.

〈参考文献〉
1. 水牧功一：調律の異常. 福井次矢, 黒川清 監修：ハリソン内科学 第4版. メディカル・サイエンス・インターナショナル, 東京, 2013：1623-1628.
2. 安倍紀一郎, 森田敏子：関連図で理解する 循環機能学と循環器疾患のしくみ―病態生理, 疾患, 症状, 検査のつながりが見てわかる 第三版. 日総研出版, 名古屋, 2010.
3. 笠岡俊志企画：循環器救急の最前線 初期診療と循環管理を極める. 循環器ジャーナル 2018 ; 66(4).
4. 安喰恒輔：頻脈性不整脈. 福井次矢, 黒川清監修：ハリソン内科学 第4版. メディカル・サイエンス・インターナショナル, 東京, 2013：1637-1656.

CASE 13 下肢の足背動脈が触れない

富阪幸子

1 心不全で入院中の80歳の男性。退院準備(リハビリテーションと、内服の自己管理)を行っています。最近微熱があり、食欲不振のため、食事や水分摂取量の減少がみられています。

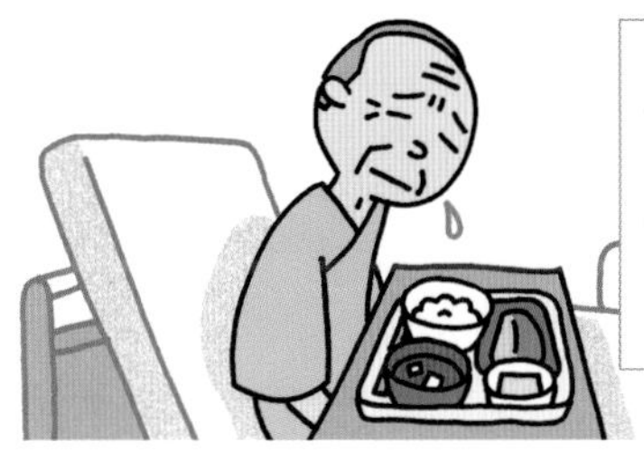

既往歴
- 僧帽弁閉鎖不全症
- 心房細動
- 糖尿病
- 高血圧

2 突然、"右足の痛み"と"だるさ"を訴えました。足を確認すると、「冷感」があり、「足背動脈」が触れません。

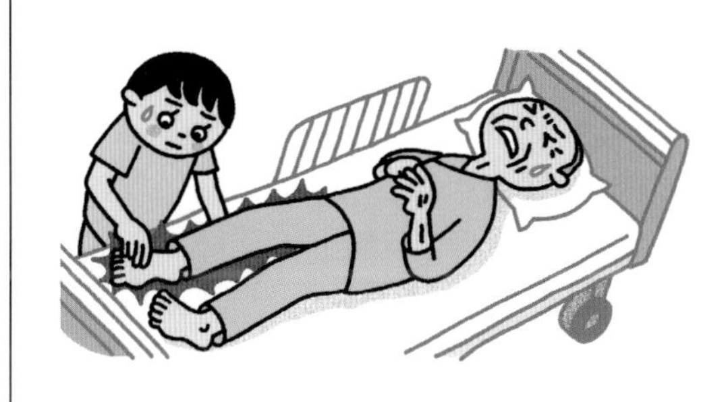

3 患者さんは、食欲がないためワーファリンを最近飲んでいなかったと話します。
このとき予測される**"最も危険な状態"**は？　何をどう観察する？

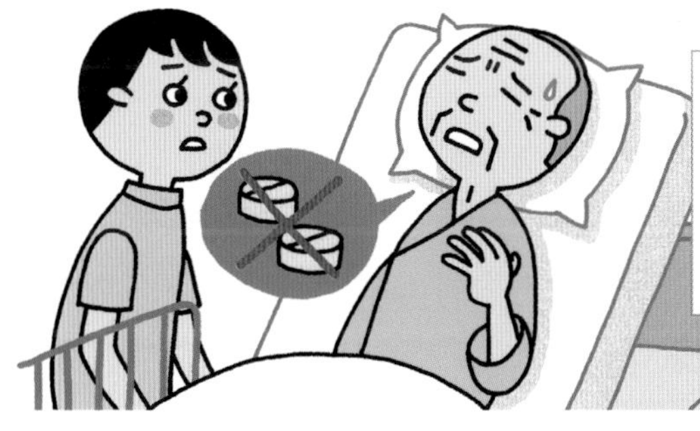

バイタルサイン
- 血圧：110/70mmHg
- 脈拍数：110回/分(心房細動)
- 呼吸数：25回/分
- SpO_2値：96%
- 体温：37.9℃

最も危険な病態・疾患

①急性下肢虚血
②全身のショック症状
(ショック症状の1つとして出現)

はっきりと急変とはいえない場合

①閉塞性動脈硬化症

このケースについて…

この患者さんは、「下肢の足背動脈が触れない」というサインが出ています。この状態で見逃すと危険な病態は、「急性下肢虚血」「ショック」「閉塞性動脈硬化症」です。

これらについて以下に説明します。

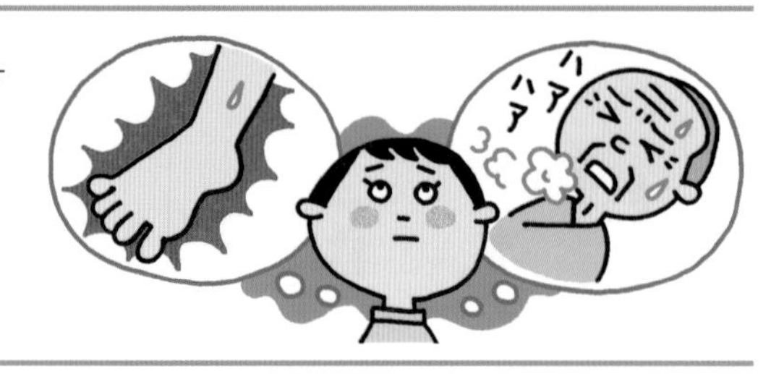

足背動脈が触れないときにおさえておきたいこと

1 急性下肢虚血が起こっていると、死に至る場合がある

急性下肢虚血(ALI)とは、動脈血流が急速または突然に減少・途絶することで、**下肢に虚血症状を呈する病態**です。この病態は、ゆっくり時間をかけて狭くなって詰まる閉塞性動脈硬化症(ASO)とはまったく違い、迅速に血行再建を行わなければ、**肢壊死**や、血行再建後の虚血再灌流障害による**筋腎代謝症候群**(MNMS)を併発し、腎不全、呼吸不全、循環不全などの**多臓器障害により死に至る**可能性のある重篤な疾患です。

末梢動脈の急性閉塞の原因には、**塞栓症・血栓症**、**大動脈解離**、**外傷**などがありますが、多くの症例では**全身疾患**が潜み、特に**心血管・脳血管疾患**を併存する頻度が高いことも特徴です。

ALI
acute limb ischemia
ASO
arteriosclerosis obliterans

MNMS
myonephropathic metabolic syndrome

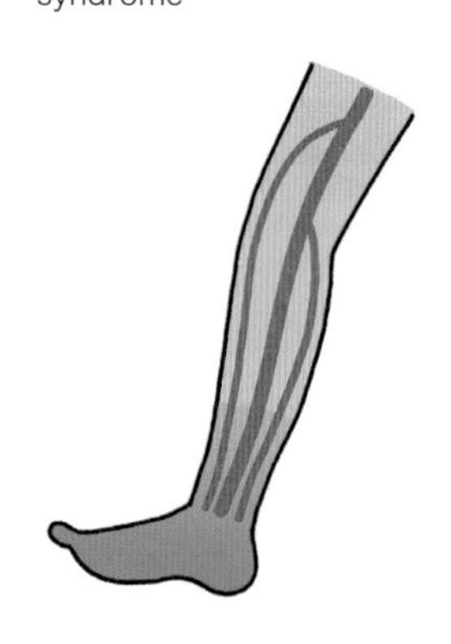

▶塞栓症・血栓症が原因の場合

塞栓症・血栓症(原因は**表1**)による下肢の急性動脈閉塞は、突然の強い疼痛や脱力感で発症します。

側副血行路が発達していない塞栓症では急激な経過をたどり、血栓症では発達した**側副血行路が温存されている場合には比較的遅い経過をたどり**ます。

表1 塞栓症・血栓症の原因(頻度の高いもの)

塞栓症	血栓症
心原性	**血管性**
□心房細動、不整脈	□閉塞性動脈硬化症
□僧帽弁膜症	□バージャー病
□心筋梗塞後壁在血栓	□膝窩動脈瘤
□左室瘤	□グラフト閉塞
□人工弁置換術後	
血管性	
□大動脈瘤	
□末梢動脈瘤	
□Shaggy aorta(シャギーアオルタ)症候群	

おさえておきたい
大動脈解離によって血栓症が生じることも

図1 DeBakey分類

Ⅰ	Ⅱ	Ⅲa	Ⅲb

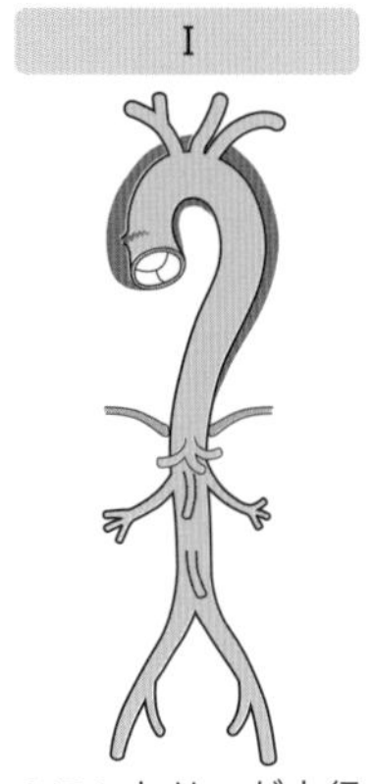

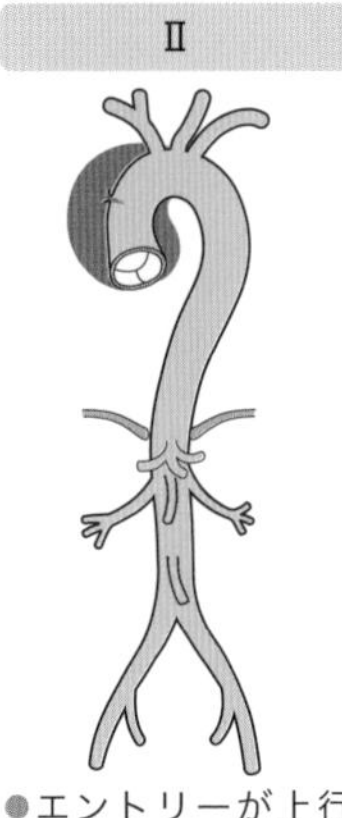

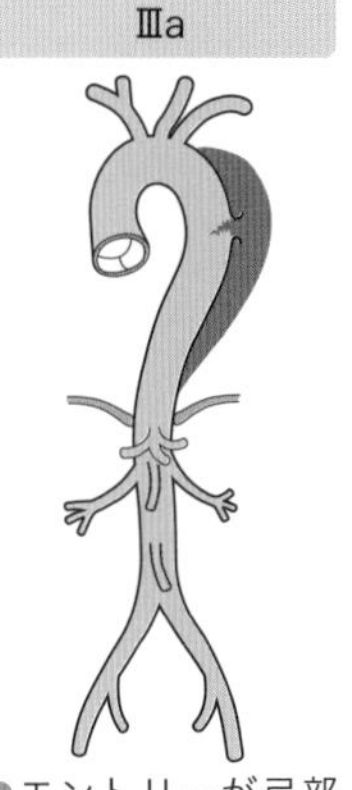

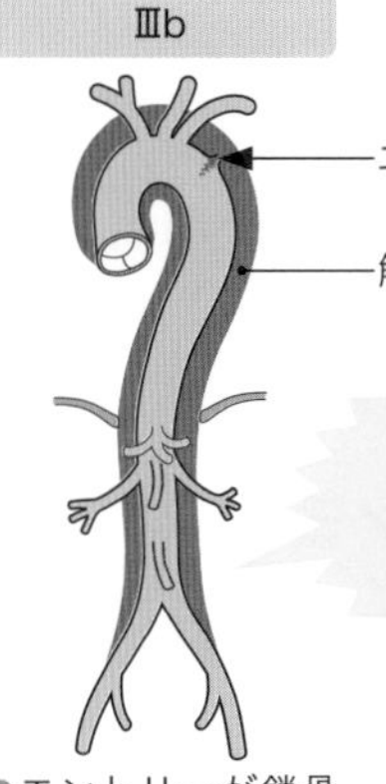

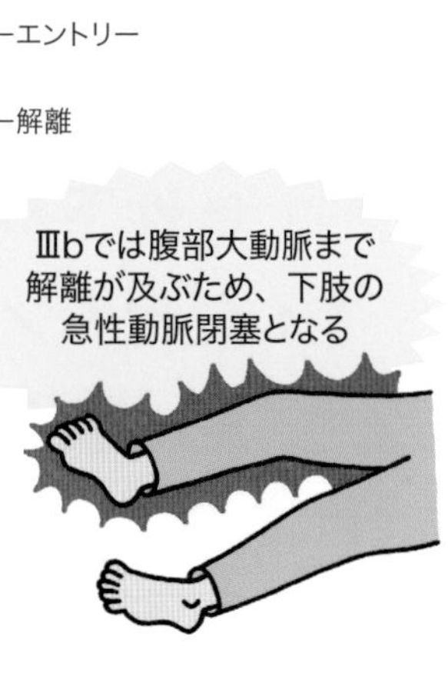

- Ⅰ：エントリーが上行大動脈に存在し、解離が弓部大動脈に達する（超えることもある）
- Ⅱ：エントリーが上行大動脈に存在し、解離が弓部大動脈に達しない
- Ⅲa：エントリーが弓部大動脈に存在し、解離が下行大動脈に限局
- Ⅲb：エントリーが鎖骨静脈直下に存在し、解離が腹部大動脈に及ぶ

▶大動脈解離が原因の場合

大動脈解離による下肢の急性動脈閉塞は、**DeBakey（ドベーキー）分類Ⅲb型**（図1）で、下腿動脈病変を伴う場合には、大腿動脈血流の減少から下肢動脈への虚血をきたします。

通常は、胸痛・腰背部痛・腹痛などの**下肢痛以外の痛みの症状**を伴って発症することが多いです。

▶外傷が原因の場合

外傷による下肢の急性動脈閉塞は、まれな原因ではありますが、**転倒のエピソードがある場合**には血腫による動脈閉塞の可能性を考える必要があります。

また、外傷ではありませんが、**大腿動脈を穿刺するカテーテル検査後に足背動脈触知が不良となった場合**には、血栓形成や圧迫が強すぎることによる下肢動脈閉塞に注意が必要です。

2 ショックの徴候を発見することが重要

ショックとは、何らかの理由によって循環不全が全身に起こり、臓器や組織の生理機能が障害される病態です。ショックを起こす前に、生体ではさまざまな**代償機転（交感神経の緊張亢進や血液の再分布など）**がはたらく結果、**ショックの5徴候**が現れます。この徴候をいかに早く発見するかが、重篤な臓器障害の回避につながります。

ここ観察！

ショックの5徴候

- ☐蒼白
- ☐虚脱
- ☐冷汗
- ☐脈拍触知不能
- ☐呼吸不全

最も危険な病態・疾患は…
①急性下肢虚血
②全身のショック症状（ショック症状の1つとして出現）

①急性下肢虚血を疑う

▶なぜ疑う?

この患者さんの病歴をみてみると、僧帽弁閉鎖不全症、糖尿病、心房細動、高血圧とあります。僧帽弁閉鎖不全症は心房細動を合併することが多い疾患であり、心房細動は塞栓症の90%前後を占める病態といわれています。

それに加え、患者さんの現病歴をみてみると、**ワーファリンの未内服**と食欲不振による**脱水傾向**によって、**急性動脈閉塞の発症リスクが高い**状況にあると判断できます。患者さんの訴えのなかにある右下肢の**「痛み」「だるさ」**、訪室した看護師が観察した**「冷感」「足背動脈の拍動消失」**は、急性下肢虚血に特徴的なサインと一致していると気づくことが重要です。

▶情報収集のポイント

観察の目的は、急性下肢虚血の**確定診断に結びつくような所見を得て、早期に医師へ報告**することにあります。このことを念頭に置き、**足背動脈が触れない場合**には、次の3つのステップで重要なサインについて観察していきましょう。

①【ステップ1】患者さんの観察

急性動脈閉塞の症状には、疼痛（pain）、動脈拍動消失（pulselessness）、皮膚蒼白（pallor/paleness）、知覚鈍麻（paresthesia）、運動麻痺（paralysis/paresis）の特徴があり、その頭文字のPをとって**「5つのP徴候」**

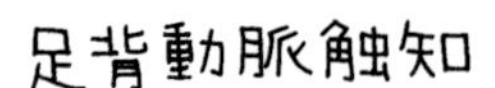

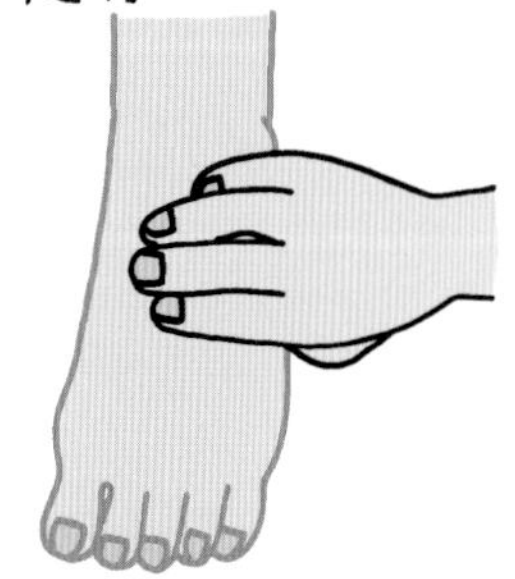

が知られています。しかし、皮膚蒼白は比較することが難しく、照明の状態によっても所見としてとることが難しい場合が多くあります。知覚鈍麻や運動麻痺の症状は、すでに虚血が進行している状態に陥っている可能性があり、早期発見のための所見としては遅すぎます。

このため、まずは**明らかな「冷感」**があり、**患者さんもその冷感を自覚している状態で発見する**ことが重要です。血栓塞栓症状によって詰まった血管の下流(末梢側)に虚血症状が出るため、**一側性に症状が出現する**ことがほとんどです。そのため、**左右差を比較**して観察することも大切です。

また、患者さんの足に触れたとき、**ふくらはぎ周辺に硬さがある**場合は、**虚血によるコンパートメント症候群**の所見を示していると考えましょう。コンパートメント症候群は重症かつ緊急度が高いため、この所見を見落としてはいけません。

ここ観察!

急性動脈閉塞で気づきたいこと

- □下肢に著明な冷感がある
- □患者さんも冷感を自覚している
- □下肢の痛みを訴える
- □下腿(ふくらはぎのあたり)に腫脹がある(下腿筋の緊満)
- □上記の症状の出現に左右差がある(一側性がある)

コンパートメント症候群
筋組織などの腫脹により、その区画に存在する筋・血管・骨・神経などの組織が圧迫され、循環障害が生じること。

②【ステップ2】後脛骨動脈・膝窩動脈・大腿動脈触知の確認

足背動脈だけでなく、**後脛骨動脈触知**が可能かどうかを確認します。これは、側副血行路の血流状況を確認するためです。後脛骨動脈の触知もできない場合は、**膝窩動脈触知を確認**し、膝窩動脈が触知できなければ**大腿動脈触知を確認**するというように、より中枢の動脈触知を順に確認します。

これらの血流も保たれていない場合には、**下肢虚血による全身状態の悪化を予測**しなければなりません。

③【ステップ3】ドップラーでの確認

ドップラーを使用して左右の**足背動脈音**および**後脛骨動脈音**を確認します。

ポイントは、**「音が聞こえるかどうか」「健側と比べて左右差があるか」「時間経過とともに弱くなっていないか」**に注意して観察することです。

▶ドクターコールのポイント

足背動脈触知ができず【ステップ1】に異常がある場合には、急性下肢虚血の可能性が高いため、【ステップ2】【ステップ3】を確認して、夜間でもドク

こんなときはすぐドクターコール

以下をすべて満たす

- □足背動脈触知ができない
- □冷感がある(ステップ1)
- □後脛骨動脈・膝窩動脈・大腿動脈が触知できない(ステップ2)
- □ドップラーで足背動脈音と後脛骨動脈音の聴取が不可(ステップ3)

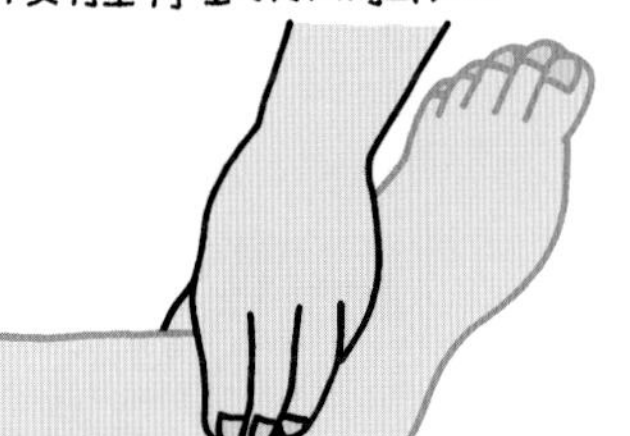

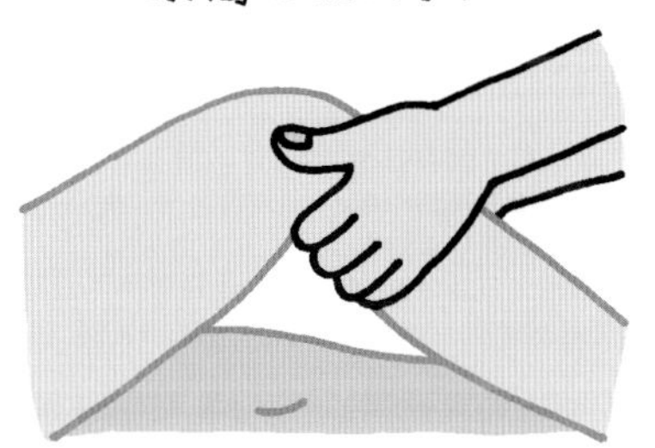

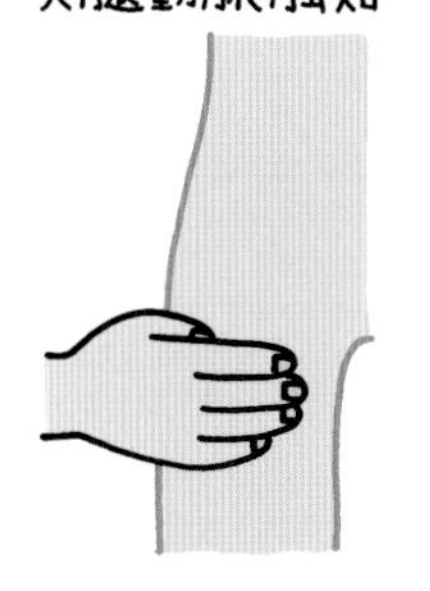

ターコールが必要です。コールの前には、**一般的なバイタルサインの測定**も行ってください。**自分なりに総合的なアセスメントをもって報告**することを心がけましょう。

表2に示した急性下肢虚血の臨床的分類は、臨床症状とドップラー所見から病態の緊急度を予測するときに参考にしてください。当直医への報告のポイントは、当直医は主治医ではないため、**SBAR**（エスバー）に沿って報告すると、あわてずにうまく内容が伝わります。また最近は、SBARにI（Identify：確認）やC（Confirm：医師の指示の確認）を加えた、**I-SBAR**（アイエスバー）（**図2**）や、**I-SBAR-C**（アイエスバーク）が現場で使用されることが多くあります。

表2 下肢の生存可能と危機の判別

区分	解説／予後	所見		Doppler信号†	
		感覚消失	筋力低下	動脈	静脈
Ⅰ．生存可能	即時に危機はなし	なし	なし	聴取可能	聴取可能
Ⅱ．危機的					
a．境界型	直ちに治療すれば救済可能	軽度（足趾）またはなし	なし	（しばしば）聴取不能	聴取可能
b．即時型	即時の血行再建術により救済可能	足趾以外にも、安静時疼痛を伴う	軽度、中等度	（通常は）聴取不能	聴取可能
Ⅲ．不可逆的	大幅な組織欠損または恒久的な神経障害が不可避	重度、感覚消失	重度、麻痺（硬直）	聴取不能	聴取不能

（文献1より許可を得て転載、一部改変）

†足関節血圧の測定は非常に大切である。しかしながら、重症のALIでは罹患した動脈の血流速度が非常に遅いため、Doppler信号がとれない場合がある。測定にあたり動脈の血流信号と静脈の血流信号を見分けることが肝要である。動脈の血流信号は律動音（心拍動と同期した）をもっているのに対して、静脈の信号はより一定で、呼吸運動に影響されたり末梢の圧迫によって強調されたりする（トランスデューサーで血管を圧迫しないよう注意が必要）。

図2 I-SBARによる報告例

Identify＝確認
①夜間お忙しいところすみません。A病棟の○○です。
突然右下肢痛を訴える患者さんがおられますので、報告いたします。

Background※＝背景
②80歳男性、僧帽弁閉鎖不全症による心不全で入院中の患者です。既往歴に心房細動がありますが、最近ワーファリンの内服ができていないことが、今わかりました。

Situation＝状況
③症状は、右下肢の痛みと脱力感です。右下肢だけが冷感著明で、足背動脈・後脛骨動脈は、ドップラーを用いても触知不能です。右下肢の腫脹はありません。
バイタルサインは、意識清明、血圧110/70mmHg、脈拍数110回/分で心房細動、呼吸数25回/分、SpO_2値96%、体温37.9℃です。

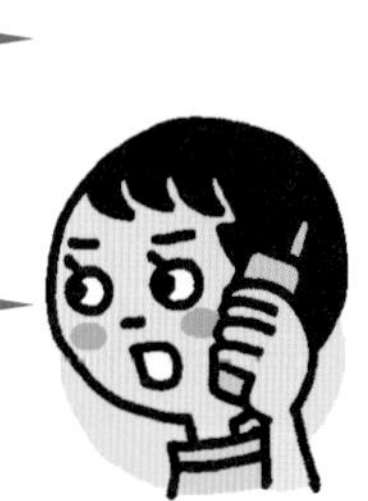

Assessment＝アセスメント
④下肢の動脈閉塞を疑う所見があります。

Recommendation＝提案
⑤診察のための来棟をお願いします。先生が来られるまでの間に、点滴や採血などの指示があればお願いします。

※SBARの順番で話をすると、時間がかかり端的に伝わりにくいことがあるため、適宜、B→S→A→Rや、緊急を要するときにはA→B→S→Rなど、順番を変えて報告を行う。

▶検査・治療の進み方

急性下肢虚血の場合、避けなければならないのは**壊死による下肢切断**です。この事態を避けるため、golden time（ゴールデン タイム）とされる**6時間以内に血行再建**へ結びつける必要があります。

①検査

検査は、造影CTによって動脈閉塞部位を特定されれば、血液検査（クレアチンキナーゼ〈CK〉・ミオグロビン・乳酸脱水素酵素〈LDH〉などの上昇）や血液ガス分析（代謝性アシドーシス）などから、筋腎代謝症候群に代表される全身状態への悪影響について把握します。

②治療

治療には、内科的治療【抗凝固剤投与（さらなる血栓形成の防止）・血管拡張剤投与】、外科的治療【血栓除去術（フォガティーカテーテル）・血栓溶解療法・下肢切断術】がありますが、閉塞している血管部位・臨床症状・年齢や既往歴などの患者背景、および患者本人や家族の治療に対する考え方を総合的に評価して選択されます。

フォガティーカテーテル
静脈血栓除去用のカテーテル。

②全身のショック症状を疑う

▶なぜ疑う?

この患者さんは足背動脈触知不能以外にも、脈拍数、呼吸回数、体温などのバイタルサインに異常を伴っています。この患者さんの頻脈・頻呼吸は、**全身性炎症反応症候群（SIRS（サース））**の診断基準（**表3**）を満たしており、精査されていない発熱や食欲不振が持続していることからも、何らかの感染に伴う侵襲を受けていると考えられます。

おさえておきたい
SIRSとは、感染に伴い全身で炎症反応が生じること

足背動脈触知不能は、血液分布異常性ショック（敗血症性ショック）に伴う、ショックの5徴候の1つとして出現している可能性に気づくことが重要です。

ここ観察！
ショックの5徴候
- □蒼白
- □虚脱
- □冷汗
- □脈拍触知不能
- □呼吸不全

▶情報収集のポイント

まずは視診で、**顔面蒼白**と**意識レベル**を観察します。意識レベルは、「なんとなく傾眠がち・元気がない・そわそわしている」などの少しの変化に気づくことが重要です。

表3 SIRSの診断基準

●以下の4項目のうち、2項目以上を満たすとSIRSと定義

1）体温＞38℃あるいは＜36℃
2）心拍数＞90回/分
3）呼吸数＞20回/分または$PaCO_2$＜32mmHg
4）白血球数＞12,000/mm^3 もしくは＜4,000/mm^3、あるいは幼若球＞10%

（文献2より引用、一部改変）

次に、患者さんに触れ**「冷感・冷汗(湿潤)」**と、**橈骨動脈の「拍動の数・緊張・不整の有無」**の所見を取ります。ショック時には、末梢側の動脈から順に血流を減少させて重要臓器の血流を維持する**volume central shift**(ボリューム セントラル シフト)(図3)が起こります。足背動脈触知で触知不能であれば、橈骨動脈→頸動脈の順に確認していきましょう。

組織の血液循環が保たれなくなると、生体は呼吸回数を増やして酸素を少しでも取り込むために**頻呼吸**が生じます。このことから、「呼吸回数の増加・努力呼吸(肩呼吸など)・姿勢(起座呼吸など)異常」を観察します。これら、すべての項目をていねいに観察して情報を追加していきます。

▶ドクターコールのポイント

重要なことは、ショックは代償期にあるうちに対処することです。触診で四肢冷感・湿潤がある場合、橈骨動脈触知で弱く速い脈を確認した場合には、**血圧が維持されていても夜間のドクターコール**が必要と考えましょう。

基本的に、**ショックの5徴候に1つでも異常がある**場合には、今後**ショックに陥る可能性が高い**ことを念頭に置きましょう。

こんなときはすぐドクターコール

ショックは代償期に対処

- ☐四肢冷汗・湿潤
- ☐橈骨動脈触知で、脈が弱く速い
- ☐ショックの5徴候が1つでもある

▶検査・治療の進み方

ショックの原因となっている病態を検索するために、血液検査や画像診断(CTなど)が計画されていきます。

ショックの可能性を疑った場合に、すぐに実行できる看護ケアとしては、**モニター装着、静脈血管路の確保、酸素投与**を検討しましょう。

図3 volume central shift

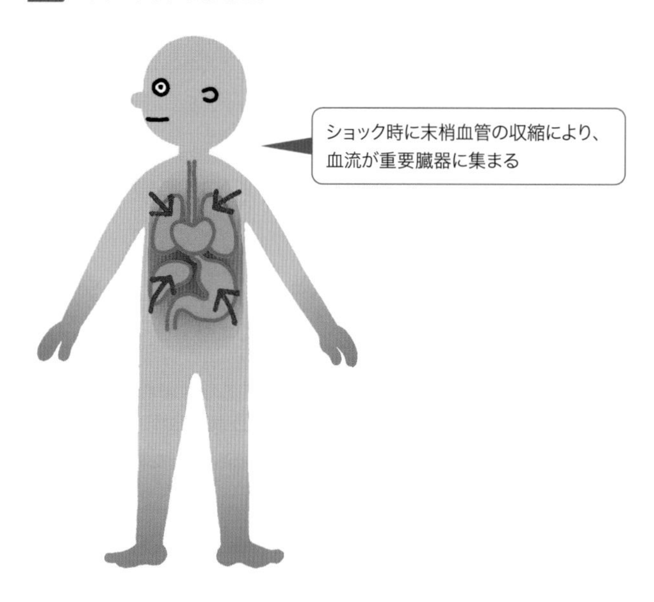

はっきりと急変とはいえない場合
①閉塞性動脈硬化症

①閉塞性動脈硬化症を疑う

▶なぜ疑う?

閉塞性動脈硬化症は、足の血管の動脈硬化が進み、血管が細くなったり詰まることで十分な血流が保てなくなる病態です。前述した急性下肢虚血に比べると、**側副血行路が発達している場合が多く、比較的経過が遅い**ため、ただちに急変に直結する経過をたどることは少ないといえます。

この患者さんは、高血圧・糖尿病・高齢と、閉塞性動脈硬化症のリスクファクターを多くもっています。なかでも、**糖尿病があると**閉塞性動脈硬化病変があっても症状が出現しにくい(無症候性虚血肢)ため、**入院時に病歴として聴取していなくても、発症している可能性を考える**必要があります。

▶情報収集のポイント

患者さんの足背動脈触知不能を確認したとき、ただちにドクターコールを行わなければならない状態なのかを判断しましょう。

p.129で説明した所見(急性動脈閉塞で気づきたいこと)がなければ、緊急性の高い急性下肢虚血のような深刻な病態の可能性は低いです。

そのため、バイタルサインの異常やショック徴候がない場合には、**足背動脈がもともと触れていたかを診療記録や他のスタッフから確認しましょう。**

じつは、足背動脈は健康な人でも10%程度は先天性走行異常があるといわれています。このため、突然触れなくなったのではなく、もともと触れていなかった可能性も考えてよいでしょう。

①足背動脈がもともと触れていた場合

足背動脈がもともと触れていた場合には、まずは、複数人で再度確認してみましょう。足背動脈を指の触知で確認することは、案外難しいものです。血管走行のとらえ方・血管の押さえ方にはスキルを要し、また、脈圧が「弱い・強い」という感じ方には個人差が生じるためです。

ここ観察!

閉塞性動脈硬化症で気づきたいこと

- □下肢に著明な冷感がある
- □患者さんも冷感を自覚している
- □下肢の痛みを訴える
- □下腿(ふくらはぎのあたり)に腫脹がある(下腿筋の緊満)
- □上記の症状の出現に左右差がある(一側性がある)

足背動脈の判断に迷ったら、
複数人で確認したり、
ドップラーでも確認!

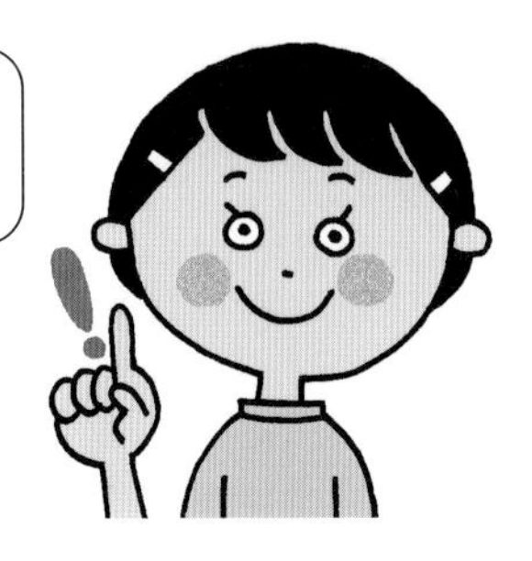

それでもわかりにくい場合には、**ドップラーで客観的な血流確認**を行います。動脈の走行は静脈と違い皮膚から深い位置を走行しますので、触知できなくてもドップラーでとらえることができます。

当院では、足背動脈、後脛骨動脈が触知できたら「○」マーク、触知できないがドップラーで確認できたら「×」マークを、その部位にマーキングし、手術前後の観察をしています。

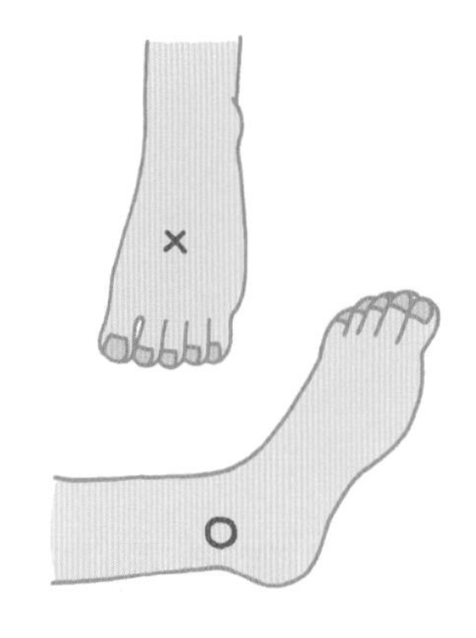

②足背動脈の確認ができない(もともと触れていなかった)場合

足背動脈の確認ができない場合には、**後脛骨動脈の確認**を行います。足背動脈がもともと触れなくても、**後脛骨動脈が確認できていれば下肢血流には問題はありません。**

以上を総合して考えると、足背動脈が触れない状況を確認したとき、以下の場合には、急性動脈閉塞を疑う所見がないため、夜間あわてて医師へ報告する必要はないと判断できます。
①急性動脈閉塞を疑う臨床症状がない
②「もともと触れていた足背動脈が触れなくなった」という経過がない
③ドップラーでは聞こえる
④後脛骨動脈を確認できる

▶検査・治療の進み方

患者さんの既往歴のなかで、閉塞性動脈硬化症につながる動脈硬化性危険因子(**喫煙、糖尿病、高血圧、脂質異常症など**)がある場合には、翌日以降、主治医へ報告し、精密検査の必要性を検討していきましょう。

〈引用文献〉
1. 日本脈管学会編：下肢閉塞性動脈硬化症の診断・治療指針Ⅱ：メディカルトリビューン，東京，2007：70.
2. 日本版敗血症診療ガイドライン2020特別委員会編：日本版敗血症診療ガイドライン 2020：S21.

〈参考文献〉
1. 合同研究班参加学会：末梢動脈疾患ガイドライン 2022年改訂版.
https://www.j-circ.or.jp/cms/wp-content/uploads/2022/03/JCS2022_Azuma.pdf(2022.11.9アクセス)
2. 医療情報科学研究所編：フィジカルアセスメントがみえる．メディックメディア，東京，2015.

CASE 14 血圧がいつもより低くて、手足が温かい

石井恵利佳

1 バイタルサイン測定のとき、患者さんの血圧がいつもより低く……。

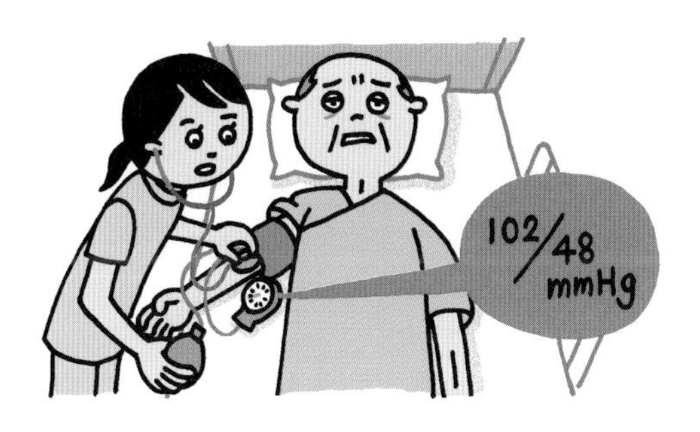

2 手足に触れてみると温かい状態でした。

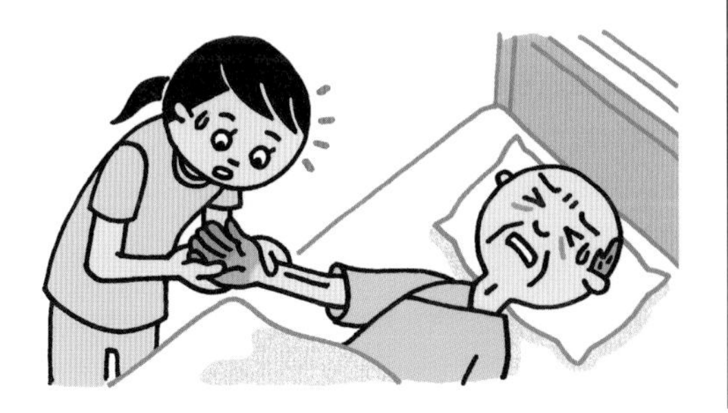

3 このとき予見される**“最も危険な状態”**は？
何をどう観察する？

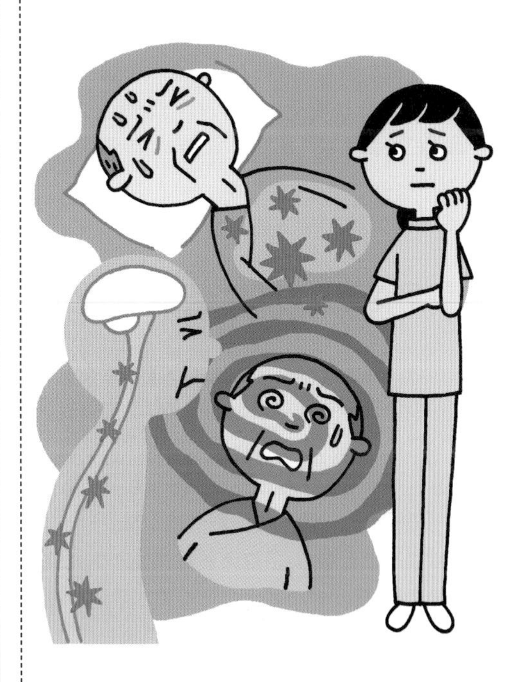

最も危険な病態・疾患

①敗血症性ショック
②アナフィラキシーショック
③神経原性ショック

はっきりと急変とはいえない場合

①体質性低血圧

このケースについて…

血圧が低下している患者さんをみたら、ショックを疑う必要があります。

ショック状態になると末梢血管抵抗が増加するため、末梢冷感が生じることが多いですが、なかには、末梢が温かい場合があります。このような場合、敗血症などの重篤な疾患の場合があるため、注意が必要です。観察・対応のポイントを以下に解説します。

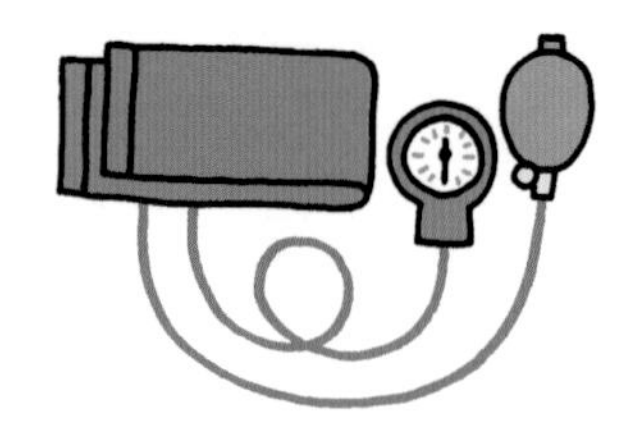

血圧低下・手足の体温上昇でおさえておきたいこと

1 視診でショックの徴候に気づけるようにする

ショックとは、循環系異常により組織の酸素需要に酸素供給が満たない病態であり、組織が嫌気性代謝となることで細胞機能が障害されます。

ショックを見きわめるためには、「ショックの5徴候」を把握しておきます。**顔面蒼白、頻呼吸、不穏、冷汗などの徴候から、視診でショックを疑う習慣をつけることが必要です。**

ここ観察！

ショックの5徴候

- ☐蒼白
- ☐虚脱
- ☐冷汗
- ☐脈拍触知不能
- ☐呼吸不全

2 手足が温かい「ウォームショック」に注意

ショックは、原因となる病態によって大きく4つに分類されます(**表1**)。

そのなかの血液分布異常性ショックは、血管拡張による末梢血管抵抗の低下および血管透過性亢進による相対的循環血液量減少により、組織灌流圧が低下します。つまり、**末梢の血流が多くなることで、内臓などに血液が供給されず、その結果、内臓への酸素供給が減少します。末梢血管が拡張し、手足は温かくなることから、「ウォームショック」と呼ばれます。**

このため、**「血圧がいつもより低くて、手足が温かい」状態であれば、血液分布異常性ショックを疑います。**代表的なものに、敗血症性ショック、アナフィラキシーショック、神経原性ショックがあります。

表1 ショックの分類

末梢血管が拡張し、手足が温かくなる「ウォームショック」

分類	主な原因
Ⅰ．血液分布異常性ショック	●敗血症性ショック ●アナフィラキシーショック ●神経原性ショック
Ⅱ．循環血液量減少性ショック	●出血性ショック ●体液喪失
Ⅲ．心原性ショック	●心筋性(心筋梗塞、拡張型心筋症、敗血症性心筋症など) ●不整脈 ●機械性(僧帽弁閉鎖不全症、心室瘤、心室中隔欠損など)
Ⅳ．心外閉塞・拘束性ショック	●心タンポナーデ ●収縮性心膜炎 ●急性肺塞栓症 ●緊張性気胸

最も危険な病態・疾患は…

①敗血症性ショック
②アナフィラキシーショック
③神経原性ショック

①敗血症性ショックを疑う

▶なぜ疑う?

敗血症は、「感染症によって重篤な臓器障害が引き起こされる状態」[1]です。**敗血症性ショック**は敗血症に起因し、「急性循環不全により細胞障害および代謝異常が重度となり、ショックを伴わない敗血症と比べて死亡の危険性が高まる状態」[1]と定義されています。そのため敗血症性ショックを防ぐには、敗血症を早期に診断し治療を開始する必要があります。

▶情報収集のポイント

①バイタルサイン

●血圧

末梢血管拡張に対して心拍出量を増加することで代償するため、**敗血症の初期には収縮期血圧低下はないか、軽度**です。また、**拡張期血圧は低下**し、**脈圧は大きくなります**。

●体温

一般的には**38.0℃以上の発熱を伴うことが多い**ですが、36.0℃以下の低体温となる場合や正常体温であることもあります。**発熱していないからといって、安心はできません。**

●脈拍、呼吸

敗血症では、多くは頻呼吸、頻脈となります。しかし、チフスやクラミジアなど一部の**感染症**、また**髄膜炎**で頭蓋内圧が亢進していると、脳虚血を解消するため血圧上昇が起こり、その後心拍出量の低下から徐脈となることがあります(クッシング現象)。また、**β遮断薬を服用している患者さんは**、薬剤により交感神経が抑制されるため徐脈となることがあり、注意を要します。

②意識障害

敗血症は意識障害を呈することが多いため、原因不明の意識障害では必ず敗血症の可能性を考えます。

ここ観察!
- 拡張期血圧低下
- 38.0℃以上の発熱(発熱がないこともある)
- 頻呼吸
- 頻脈
- 意識障害
- 毛細血管再充満時間
- 四肢の冷感
- 網状皮斑の変化

③毛細血管再充満時間／四肢の冷感／網状皮斑の変化

敗血症初期では末梢血管が拡張し、心拍出量が多くなっているため**四肢は温かく、毛細血管再充満時間(CRT)は短い**こともあります(ウォームショック、**図1-❶**)。

しかし、進行すると**四肢は冷たく**、**網状皮斑**がみられ、また**毛細血管再充満時間も延長**します。この状態を**コールドショック**といいます(**図1-❷**)。

毛細血管再充満時間
capillary refilling time。爪床を5秒間圧迫し解除後、赤みが回復するまでの時間。

▶鑑別・初期治療の進み方

①鑑別

病院前救護・救急外来・一般病棟では、感染症あるいは感染症が疑われる患者さんに対しては、qSOFA基準で評価します。**qSOFA基準で、2項目以上が該当する場合は敗血症を疑います。**

こんなときはすぐ
ドクターコール

qSOFA基準[2]で、2項目以上が該当すれば、敗血症を疑い、集中治療管理を考慮

- ☐意識変容
- ☐呼吸数≧22/min
- ☐収縮期血圧≦100mmHg

起炎菌や感染臓器を同定し、重症度を評価するために、一般採血やX線、CT、エコーなどの**画像検査**、ならびに最低2セットの**血液培養を含む細菌培養**を行います。

②看護ケアと初期治療

●看護ケア

生命を脅かす生理学的異常をすばやく評価します。**モニターを装着**し、**酸素投与**と**末梢静脈路を2本確保**し、呼吸・循環の安定を最優先します。患者さんが話せるようであれば(話せない場合は、家族や付き添い者より)、症状や既往歴などに関する**問診**を行い、問診で得た情報から敗血症性ショックを引き起こす疾患を想起しながら、重点的にフィジカルアセスメントを実施します。例えば腹痛であれば、視診で**腹部膨隆・創傷の有無**、聴診で**腹部蠕動音・血管音**、打診で**鼓音・濁音**、触診で**臓器や腫瘤の形状や可動性**、**拍動・振動の有無**、**圧痛の有無や程度**を把握します。敗血症性ショックとなった原因検索が重要であるため、**得られた情報は医師を含め医療者で共有**します。

また、**不安軽減のために患者さんに声をかけ**、**プライバシー保護も忘れない**ようにします。

治療は『日本版敗血症診療ガイドライン2020』を参考に行われます。主な治療は、**初期蘇生**、**感染症治療**、**血糖コントロール**です。

●初期治療：初期蘇生

敗血症により低灌流状態となっている場合は、**最初の3時間で生理食塩液や乳酸化リンゲル液などを30mL/kgで投与**します。昇圧薬は平均血圧65mmHg以上となることを目標に、ノルアドレナリンを第一選択として投与します。

図1 ウォームショックとコールドショック

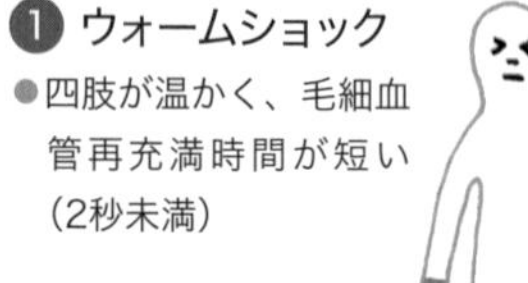

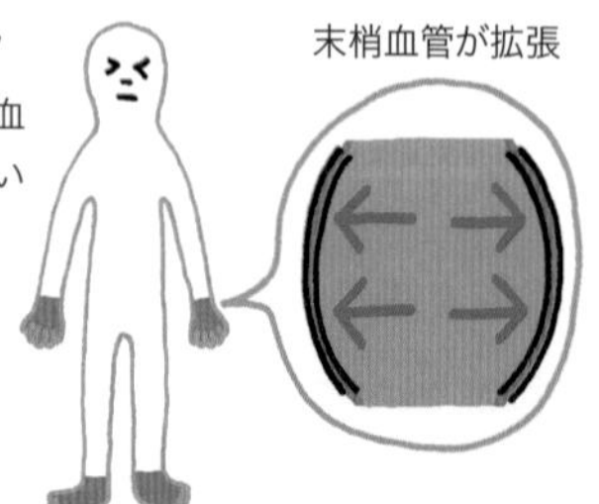

❷ コールドショック
●四肢が冷たく、網状皮斑があり、毛細血管再充満時間が延長(2秒以上)

末梢血管が収縮

● 初期治療：感染症治療

敗血症、または敗血症性ショックと認識してから**1時間以内に抗菌薬を投与**します。抗菌薬投与前には、最低2セットの血液培養を提出します。

● 初期治療：血糖値コントロール

高血糖の持続は易感染状態を招き、血管内皮細胞傷害を引き起こすため、**180mg/dL以下を目標に血糖値のコントロールを行います。**

②アナフィラキシーショックを疑う

▶なぜ疑う?

アナフィラキシーは、重度のⅠ型アレルギーによる全身性疾患であり、アレルゲンに対する過剰な免疫反応の結果生じます(**図2**)。

アナフィラキシーショックとなった場合は、**数分から数時間の短時間で、循環虚脱、気道閉塞から心停止に至ることがあります。**そのため、早期に鑑別し、治療を開始する必要があります。

▶情報収集のポイント

『アナフィラキシーガイドライン』の診断基準(**表2**)を参考にしながら観察すると、もれなく必要な症状を拾うことができます。

また、アナフィラキシーの診断に最も重要なのは病歴です。**以前、アナフィラキシーとなったことはないかを問診で確認し**、ある場合は、**原因と考えられる物質(アレルゲン)に曝露していないかを患者さんから聴取**します。

Ⅰ型アレルギー
IgE抗体が作用することで生じるアレルギー。

ここ観察!

皮膚症状・粘膜症状
- □全身の発疹、掻痒または紅潮
- □口唇・舌・口蓋垂の腫脹

呼吸器症状
- □呼吸困難
- □気道狭窄
- □喘鳴
- □低酸素血症

循環器症状
- □血圧低下
- □意識障害

持続する消化器症状
- □腹部疝痛(せんつう)
- □嘔吐

神経症状
- □意識レベル低下
- □眠気
- □不穏

など

図2 アナフィラキシーショックのメカニズム

❶ 生体に侵入したアレルゲンが体内でIgE抗体*に結合

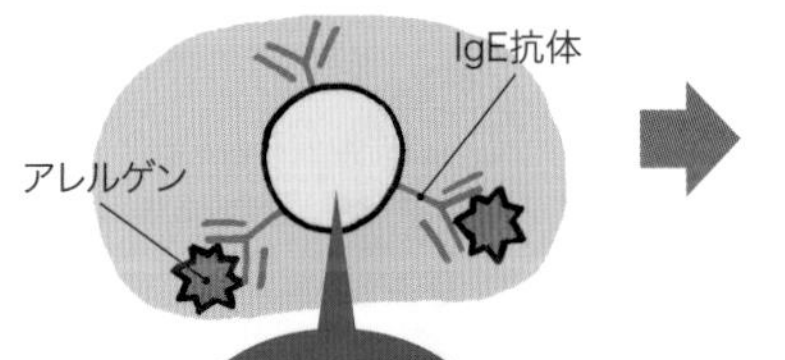

❷ 肥満細胞や好塩基球からケミカルメディエーターが放出される

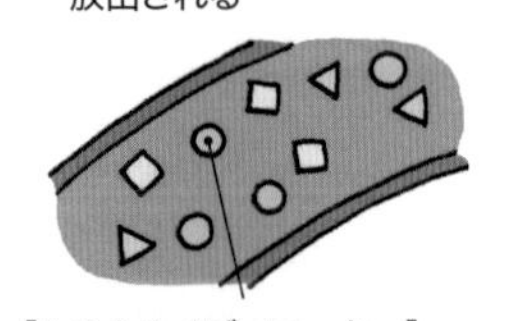

【ケミカルメディエーター】
- ●ヒスタミン
- ●ブラジキニン
- ●ロイコトリエン
- ●各種サイトカイン　など

かゆみなどの症状の原因となる化学物質

❸ ケミカルメディエーターにより血管拡張および血管透過性が亢進し、血圧が低下

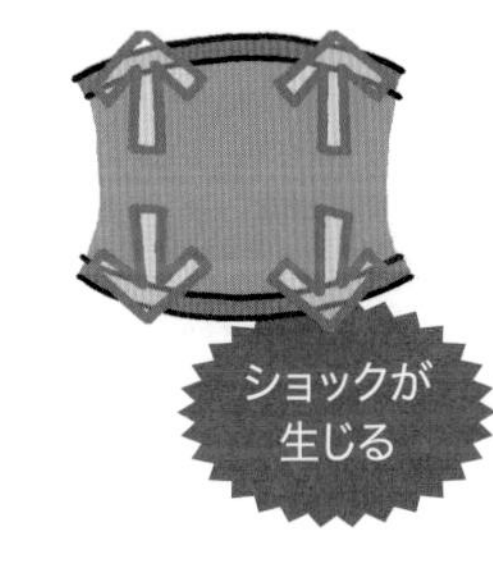

＊ 免疫グロブリン(タンパク質)の一種。アレルゲンIgE抗体が結合すると、アレルゲンを除去しようと反応(抗原抗体反応)が起こる。IgE抗体が関与しないアナフィラキシーショックもある。

表2 アナフィラキシーの診断基準

●以下の3項目のうちいずれかに該当すればアナフィラキシーと診断する。

1. 皮膚症状(全身の発疹、掻痒または紅潮)、または粘膜症状(口唇・舌・口蓋垂の腫脹など)のいずれかが存在し、急速に(数分～数時間以内)発現する症状で、かつ下記a、bの少なくとも1つを伴う。
- a. 呼吸器症状(呼吸困難、気道狭窄、喘鳴、低酸素血症)
- b. 循環器症状(血圧低下、意識障害)

2. 一般的にアレルゲンとなりうるものへの曝露の後、急速に(数分～数時間以内)発現する以下の症状のうち、2つ以上を伴う。
- a. 皮膚・粘膜症状(全身の発疹、掻痒、紅潮、浮腫)
- b. 呼吸器症状(呼吸困難、気道狭窄、喘鳴、低酸素血症)
- c. 循環器症状(血圧低下、意識障害)
- d. 持続する消化器症状(腹部疝痛、嘔吐)

3. 当該患者におけるアレルゲンへの曝露後の急速な(数分～数時間以内)血圧低下。

収縮期血圧低下の定義：平常時血圧の70%未満または下記

生後1か月～11か月	<70mmHg
1～10歳	<70mmHg+(2×年齢)
11歳～成人	<90mmHg

(文献3-6を引用、一部改変。日本語は文献3・p.1より引用)

表3 アナフィラキシーとの鑑別のポイント

アナフィラキシーと共通する症状があるため、観察の際注意する

鑑別困難な疾患・症状	共通する症状	鑑別ポイント
喘息	喘鳴、咳嗽、息切れ	喘息発作では掻痒感、蕁麻疹、血管浮腫、腹痛、血圧低下は生じない
不安発作／パニック発作	切迫した破滅感、息切れ、皮膚紅潮、頻脈、消化器症状	不安発作／パニック発作では蕁麻疹、血管浮腫、喘鳴、血圧低下は生じない
失神	血圧低下	純粋な失神による症状は臥位をとると軽減され、通常は蒼白と発汗を伴い、蕁麻疹、皮膚紅潮、呼吸器症状、消化器症状がない

その他、年齢および性別を考慮することは、アナフィラキシーの鑑別診断に有用である。

(文献3・p.2より引用)

▶鑑別・看護ケアと初期治療の進み方

①鑑別

共通する症状を示し、鑑別困難な疾患・症状として、**喘息、不安発作/パニック発作、失神**があります。鑑別のポイントを**表3**に示します。

アナフィラキシーは通常、症状は皮膚・粘膜、上気道・下気道、消化器、心血管系、中枢神経系のなかの2つ以上の器官系に生じます(**図3**)。そのため、**2つ以上の器官系に症状が発現した場合は、アナフィラキシーを疑います。**

アナフィラキシー症状がある場合は、臨床所見により重症度を評価します。**表4**の「グレード1(軽症)」の症状が複数あるのみでは、アナフィラキシーとは判断せず、**「グレード3(重症)」の症状を含む複数臓器の症状、「グレード2(中等症)」以上の症状が複数ある場合はアナフィラキシーと診断されます。**

図3 各器官におけるアナフィラキシー症状発現率

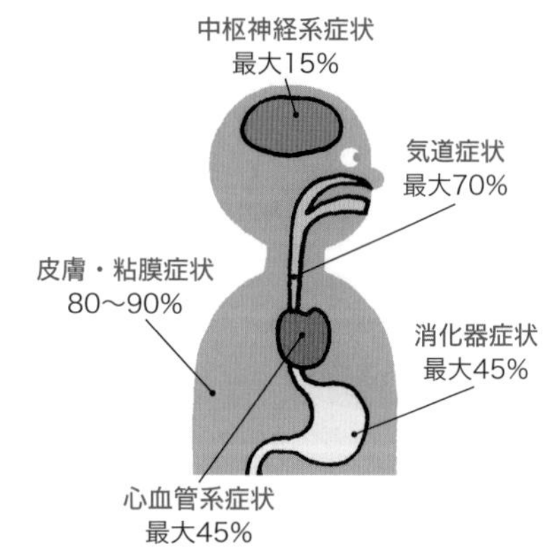

(文献3を参考に作成)

以下の症状がある場合はアナフィラキシーと診断[3]
●グレード3（重症）の症状を含む複数臓器の症状がある
●グレード2（中等症）以上の症状が複数ある

表4 即時型症状の臨床所見と重症度分類

		グレード1（軽症）	グレード2（中等症）	グレード3（重症）
皮膚・粘膜症状	紅斑・蕁麻疹・膨疹	部分的	全身性	←
	掻痒	軽い掻痒（自制内）	強い掻痒（自制外）	←
	口唇、眼瞼腫脹	部分的	顔全体の腫れ	←
消化器症状	口腔内、咽頭違和感	口、のどのかゆみ、違和感	咽頭痛	←
	腹痛	弱い腹痛	強い腹痛（自制内）	持続する強い腹痛（自制外）
	嘔吐・下痢	嘔気、単回の嘔吐・下痢	複数回の嘔吐・下痢	繰り返す嘔吐・便失禁
呼吸器症状	咳嗽、鼻汁、鼻閉、くしゃみ	間欠的な咳嗽、鼻汁、鼻閉、くしゃみ	断続的な咳嗽	持続する強い咳き込み、犬吠様咳嗽
	喘鳴、呼吸困難	—	聴診上の喘鳴、軽い息苦しさ	明らかな喘鳴、呼吸困難、チアノーゼ、呼吸停止、SpO_2≦92%、締めつけられる感覚、嗄声、嚥下困難
循環器症状	脈拍、血圧	—	頻脈（＋15回/分）、血圧軽度低下*1、蒼白	不整脈、血圧低下*2、重度徐脈、心停止
神経症状	意識状態	元気がない	眠気、軽度頭痛、恐怖感	ぐったり、不穏、失禁、意識消失

＊1：血圧軽度低下：1歳未満＜80mmHg、1～10歳＜[80＋(2×年齢)mmHg]、11歳～成人＜100mmHg
＊2：血圧低下　：1歳未満＜70mmHg、1～10歳＜[70＋(2×年齢)mmHg]、11歳～成人＜90mmHg

（柳田紀之，ほか．日小ア誌．2014；28：201-10．より改変）

（文献7より引用）

②看護ケアと初期治療

●看護ケア

気道、呼吸、循環、意識状態、皮膚を評価します。**モニター装着、酸素投与、静脈路確保**をし、頻繁に**バイタルサインの測定**を行います。

また、患者さんを**仰臥位とし30cm程度下肢を高くします。呼吸苦がある場合は少し上体を起こす**ようにし、患者さんが楽だと感じる体位に整えます。**嘔吐した場合は、顔を横向き**にします。

呼吸困難感は死への恐怖心を増大させるため、**精神的ケア**も重要です。

こんなときはすぐドクターコール

皮膚・粘膜、上気道・下気道、消化器、心血管系、中枢神経系のなかの2つ以上の器官系に症状がある

●初期治療：気道確保

喉頭浮腫による気道閉塞の徴候（**発声できない、弱い咳、吸気時の甲高い音あるいは音がしない、増悪する呼吸困難、チアノーゼ**など）があれば、すみやかに気管挿管をすることになります。

気道確保の遅れは死に直結するため、**いつでも気管挿管ができるよう、準備を整えておく**必要があります。

こんなときはすぐドクターコール

気道閉塞の徴候

- □発声できない
- □弱い咳
- □吸気時の甲高い音、あるいは音がしない
- □増悪する呼吸困難
- □チアノーゼ　など

●初期治療：輸液

血管拡張と透過性亢進による循環虚脱は急速に進行します。よって、**大量の輸液投与**が必要となり、成人なら**最初の5～10分で5～10mL/mgの生理食塩液を投与**します。

●初期治療：アドレナリン投与

アナフィラキシーの重症度評価（表4）におけるグレード3（重症）の症状がある場合は、**アドレナリン筋肉注射**の適応となります。また、過去に重篤なアナフィラキシーの既往がある場合や症状の激烈な進行がある場合は、グレード2（中等症）でも投与することがあります。**心停止もしくは心停止に近い状態ではアドレナリンの静脈投与**を行いますが、それ以外では不整脈、高血圧などを起こす可能性があるため推奨されません。

アドレナリンは大腿部中央の前外側に0.1%アドレナリン0.01mg/kgを筋肉注射します（体重50kgの成人の場合、0.5mg）。注射をしても症状の改善がない場合は、同量の投与量を5～20分間隔で繰り返し投与します。

●初期治療：補助療法

気道閉塞やショックに直接有効ではありませんが、掻痒感、紅斑、血管浮腫、蕁麻疹や鼻および眼の症状緩和には効果がある**抗ヒスタミン薬（ヒスタミンH_1受容体拮抗薬）**を考慮します。

また、超急性期の治療ではなく、二相性アナフィラキシー（アナフィラキシーの症状が再発すること）の予防に期待して、効果発現まで時間を要すステロイドも用いられることがあります。

③神経原性ショックを疑う

▶なぜ疑う？

神経原性ショックは、高位胸髄以上の損傷などにより、心血管系に対する**自律神経系の調節機構が障害されるために生じます。**

交感神経の障害は血管拡張をきたし、細動脈拡張による血管抵抗の低下、静脈拡張による静脈還流低下と心拍出量低下により血圧が低下します。また、交感神経が障害された結果、相対的に副交感神経が優位となるため**徐脈**をきたすこともあります。

▶情報収集のポイント

①バイタルサイン

●血圧

自律神経系の失調により、末梢血管が弛緩して**血圧が低下**します。

●脈拍

副交感神経が優位となるため、**徐脈**をきたすことがあります。

②神経学的所見

意識がある患者さんであれば、**麻痺**を訴えることができます。しかし、意識障害があり自ら麻痺を訴えることができない患者さんの場合は、**麻痺の程度、瞳孔所見、腱反射、筋萎縮、強直**などの神経学的所見を忘れずに確認します。

こんなときはすぐ
ドクターコール

●血圧低下
●徐脈
●麻痺

ここ観察！

意識障害のある患者さんの場合

☐麻痺の程度
☐瞳孔所見（瞳孔径、対光反射、眼球の動き）
☐腱反射
☐筋萎縮
☐強直

▶鑑別・初期治療の進み方

①鑑別

診断はまず、出血性ショックを否定することが前提となります。神経原性ショックになると、輸液の効果は少ないため、早期に診断し適切な薬剤を使用する必要があります。

X線、CT、MRIなどの画像所見から**傷害部位の有無を確認**します。

外傷による神経原性ショックの場合は、循環血液量減少や閉塞性ショックなど、他の原因によるショックを合併していることがあります。そのため、**外傷の場合、他の原因によるショックの可能性も考慮**します。

②看護ケアと初期治療

●看護ケア

生命を脅かす生理学的異常をすばやく評価します。**モニターを装着**し、**酸素投与**と**末梢静脈路を確保**し、呼吸・循環の安定を最優先します。

神経原性ショックの場合、麻痺があったり、意識障害があったりすることが多くあります。麻痺がある場合、自由に動けないことによって不安感は増大するため、**状況説明を行い患者さんのニーズを把握し、不安を軽減する**よう努めます。

体位は**仰臥位**とし、下肢を高くすることも1つの方法ですが、下肢挙上による血圧上昇は一次的です。この間に以下の初期治療が開始できるよう手早く準備を整えます。

●初期治療

血管拡張による相対的な循環血液量減少に対しては輸液を行い、血管拡張には血管収縮薬(ノルアドレナリン〈ノルアドリナリン®〉、フェニレフリン塩酸塩〈ネオシネジンコーワ〉)投与が治療の中心となります。

徐脈が認められる場合は、副交感神経遮断薬であるアトロピン〈アトロピン〉を投与します。

血圧低下はほとんどの場合、24〜48時間で回復します。

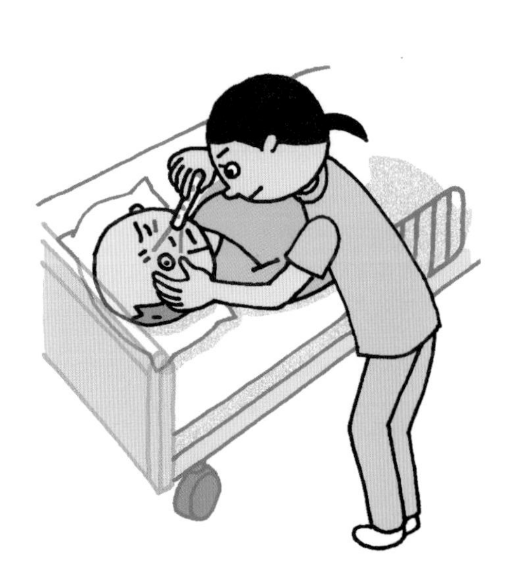

はっきりと急変とはいえない場合
①体質性低血圧

①体質性低血圧を疑う

▶なぜ疑う?

体質性低血圧とは、血圧は低いですが無症状で病的意義はなく、通常の生活を送っている場合を示します。血圧値ではショックになりますが、無症状であり、いつもと変わらないということであれば、**体質性低血圧**と考えられます。

▶情報収集のポイント

ショックの5徴候を伴っていないか、また、**病歴**も確認します。そのほか、**めまい、ふらつき、立ちくらみ、倦怠感、易疲労感**がないかを聴取します。

また、体質性低血圧か判断するためには、**患者さんの普段の血圧値を把握しておく**必要があります。

ここ観察!

ショックの5徴候

- ▢蒼白
- ▢虚脱
- ▢冷汗
- ▢脈拍触知不能
- ▢呼吸不全

▶鑑別・初期治療の進み方

症状がなければ、治療や検査は不要です。

無症状の体質性低血圧の場合、日常生活の指導を行います。**十分な睡眠をとり過労を避け、規則正しい生活をすること、バランスのよい食事や、水分を多めにとることなどを指導します。**

〈引用文献〉
1. 日本版敗血症診療ガイドライン2020特別委員会編：日本版敗血症診療ガイドライン2020：S21.
2. Singer M, Deutschman CS, Seymour CW, et al.：The Third International Consensus Definitions for Sepsis and Septic Shock(Sepsis-3). JAMA 2016；315：801-810.
3. 一般社団法人日本アレルギー学会 監修，Anaphylaxis対策委員会 編：アナフィラキシーガイドライン 2022. https://anaphylaxis-guideline.jp/wp-content/uploads/2022/12/anaphylaxis_guideline2022.pdf(2023.2.7アクセス)
4. Simons FE, Ardusso LR, Bilò MB, et al.：World Allergy Organization Guidelines for the Assessment and Management of Anaphylaxis. World Allergy Organ J 2011；4(2)：13-37.
5. Simons FE：Anaphylaxis. J Allergy Clin Immunol 2010；125(2)：Supplement2：S161-S181.
6. Estelle F, Simons R, Ledit R, et al.：アナフィラキシーの評価および管理に関する世界アレルギー機構ガイドライン. 2013；62(11)：1464-1500.
7. 海老澤元宏，伊藤浩明，藤澤隆夫，監：食物アレルギー診療ガイドライン2021. 協和企画，東京，2021：75.

〈参考文献〉
1. 一般社団法人日本集中治療医学会 看護テキスト作成ワーキンググループ：3. 血液分布異常性ショック. 集中治療看護師のための臨床実践テキスト 疾患・病態編. 真興交易株式会社 医書出版部，東京，2018：77-82.
2. 貝沼関志：第2章【各論】症例検討 ショックへの対応 敗血症性ショックの診断と治療. 松田直之編：レジデントノート別冊 救急・ERノート ショック 実践的な診断と治療 ケースで身につける実践力とPros＆Cons. 羊土社，東京，2011：46-60.
3. 日本版敗血症診療ガイドライン2020特別委員会編：日本版敗血症診療ガイドライン2020.

CASE 15　SpO_2がいつもより低い

濱本 龍

1　80歳代男性患者さん。胃がん術後2日目、持続鎮痛剤使用中。術後痛のため、リハビリテーションが進んでいません。

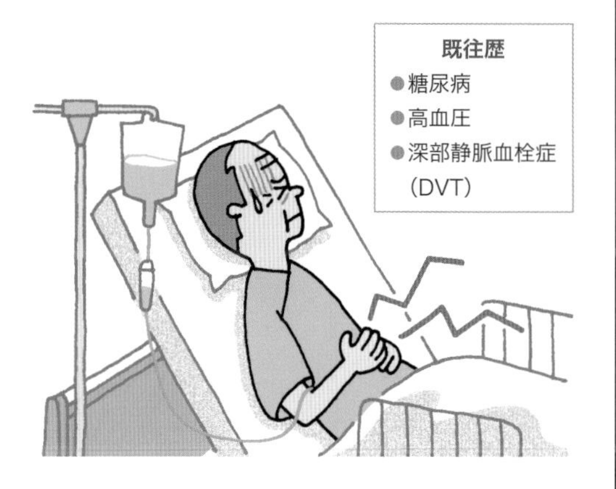

2　患者さんからナースコールがあり、「少し息がしんどい」と訴えています。

少し息がしんどいです

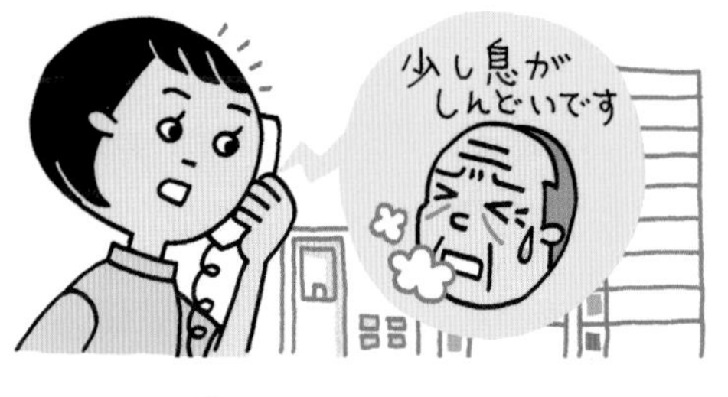

3　努力様の呼吸をしているので、SpO_2を測定してみると、90%程度といつもより低い……。このときに予見される**“最も危険な状態”**は？　何をどう観察する？

風邪でも引いたかね？咳も出るし
ふだんは酸素投与がなくても、SpO2 96～98%はあるのに……
胸もなんとなく痛い気がする……

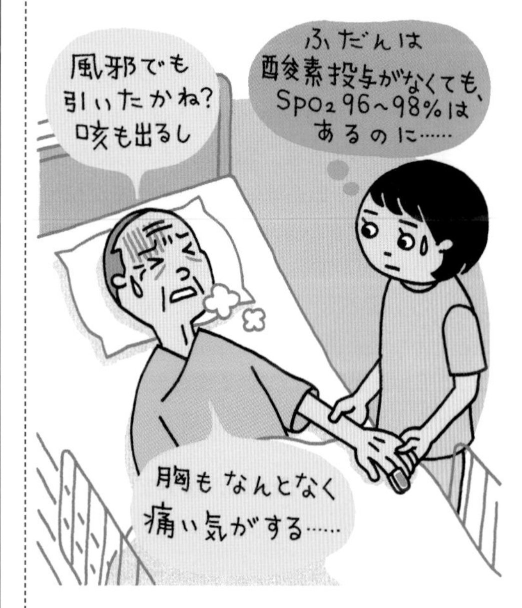

最も危険な病態・疾患

①肺塞栓症（PE）
②虚血性心疾患に伴う心不全

はっきりと急変とはいえない場合

①肺炎

このケースについて…

SpO₂の低下がみられたときに重要なのは、SpO₂が低下する原因を考えることです。
●呼吸の異常なら、呼吸を障害するような病態を発症したのか？
●それとも、呼吸器以外の病態があるのか？
●じつは、機械の故障？　SpO₂プローブが正しくついていないのかも…
など、さまざまな原因が考えられます。
　そのため、多角的な視点で観察することが大切です。

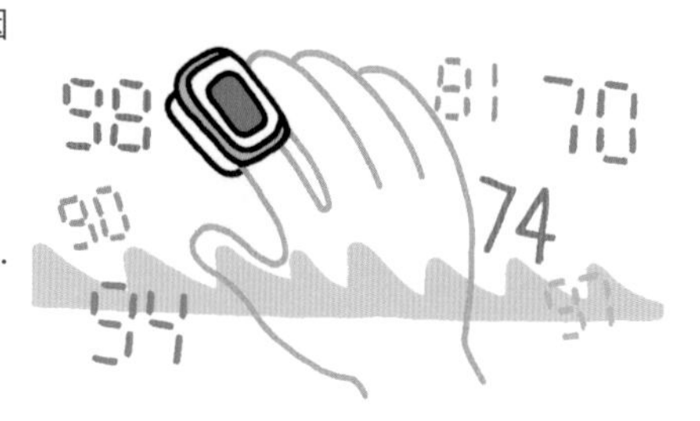

SpO₂が低下した際に考えたいこと・おさえておきたいこと

1 「呼吸」「血液」「循環」の異常を考える

▶呼吸器と循環器によって、酸素が身体のすみずみに運搬される

　呼吸によって肺に取り込まれた酸素は、赤血球に含まれるヘモグロビンと結合して全身に運ばれます。SpO₂とは、**心臓から全身に運ばれる血液（動脈血）の中を流れている赤血球に含まれるヘモグロビンの何％に酸素が結合しているか**、パルスオキシメータを使用して皮膚を介して測定された値です。

　酸素を取り込む「呼吸」、それを運ぶ「血液」、その血液を身体中に配る「循環」の3つが正常に機能してはじめて、身体のすみずみに酸素が届けられます。つまり、呼吸と循環と意識は常にそれぞれが単独ではなく関連して機能しており、**SpO₂が低下している場合、呼吸器と循環器を1セットとして考える**必要があるといえます。

> **おさえておきたい**
> ●呼吸の異常で生じること
> →呼吸に異常
> →酸素取り込み不良
> →酸素運搬が悪化
> →臓器や末梢組織への酸素供給が不足
> →循環動態が悪化
> →脳や臓器への血流などが悪化
> →意識の悪化

▶肺機能が正常でも、SpO₂が低下することがある

　SpO₂が低下する要因にはいくつか考えられます。よくあるのは、SpO₂が低下しているのを発見したとき、まず痰の貯留によるものと考え、「とりあえず吸引してみよう」と考えがちです。

　またこれまで、SpO₂が低下する病態として、肺炎や気管支炎など肺機能

身体のすみずみに呼吸を届けるには……
呼吸
循環
血液
が大事！

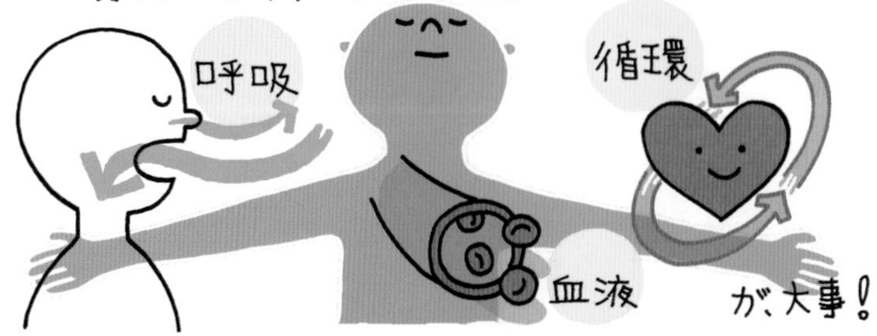

表1 SpO_2低下の原因とされる要素

分類		原因となる疾患・病態
①肺機能障害	●換気障害（ガス交換のための十分な肺胞換気量を得ることができない）	●脳血管障害　●肥満　など
	●ガス交換障害（肺胞と血管の間のガス交換が機能的に障害される）	●間質性水腫　●肺水腫　●間質性肺炎　●肺線維症　●無気肺　など
②酸素運搬障害	●循環障害	●敗血症性ショック　●急性呼吸窮迫症候群（ARDS）　など
	●ヘモグロビンの異常	●貧血　●一酸化炭素中毒　など
③酸素取り込みおよび利用障害	●酸素取り込み障害（血管から組織への酸素取り込みが障害される）	●敗血症　●シャント　●肺塞栓症　など
	●酸素利用障害（組織での酸素利用が障害される）	●敗血症性ショック　●一酸化炭素中毒　●シアン化合物中毒　など
④機械的な異常	―	●パルスオキシメータのずれや外れ　●測定部の汚染　●マニキュア　など

肺機能に障害がなくても、SpO_2低下を起こす原因がある

障害を引き起こす呼吸器疾患が注目されてきましたが（**表1-①**）、近年**肺機能障害に当てはまらないにもかかわらず、SpO_2低下が起こる病態（表1-②～④）**が明らかになってきています。

2 さまざまな病態を予測しながら観察する

▶問診を行い、呼吸・循環・意識を確認する

患者さん本人から問診で情報をとります。一般的に**診断に必要な情報の7～8割が問診で得ることができる**[1]といわれているほど、問診は重要です。患者さんが話せる状態であることが前提ですが、患者さんから発症時間や現在の症状などについて聞くことはとても重要です。

そして、全身状態を観察するため、まずは患者さんの第一印象から**呼吸・循環・意識**といった全体的な状態を、視覚・聴覚・触覚から数秒間で読みとります。

ここ観察！
- 呼吸：呼吸数、呼吸運動、努力呼吸の有無、呼吸に伴う異常音、呼吸補助筋の使用　など
- 循環：皮膚の蒼白、チアノーゼ、冷汗、冷感　など
- 意識：苦悶表情の有無、呼びかけに反応があるか　など

▶バイタルサインを測定し、ABCDEアプローチで観察する

病態予測と並行してバイタルサインの情報をとります。SpO_2低下は、**気道もしくは呼吸に異常をきたしている可能性が高い**と考えます。

患者さんの状態を観察していくうえで、**まずは「A：気道」の確保と「B：呼吸」の安定化をめざす**のが最優先です。患者さんをABCDEアプローチによって評価し、気道の確保と呼吸の安定ができているなら、**「C：循環」「D：意識」「E：体温、外観」**の評価と安定化をめざした対応を行っていくことが必要です。

おさえておきたい
- ABCDEアプローチ
Airway（気道）
Breathing（呼吸）
Circulation（循環）
Dysfunction（意識）
Exposure（体温、外観）

また、**呼吸回数（頻呼吸、徐呼吸）、努力呼吸や呼吸リズムの異常（チェーン**

ストークス呼吸、クスマウル呼吸、ビオー呼吸)の有無の観察を行いましょう。

▶SpO_2低下の原因を考える

まずは患者さんの全体を観察することが重要です。そして、SpO_2低下の原因を探っていくことで、鑑別疾患と初期対応が決まってきます。まずは、**医原性の原因を除外し、胸痛の有無と発症スピードで判断**していきます(図1)。

図1 SpO_2低下の原因の鑑別の流れ

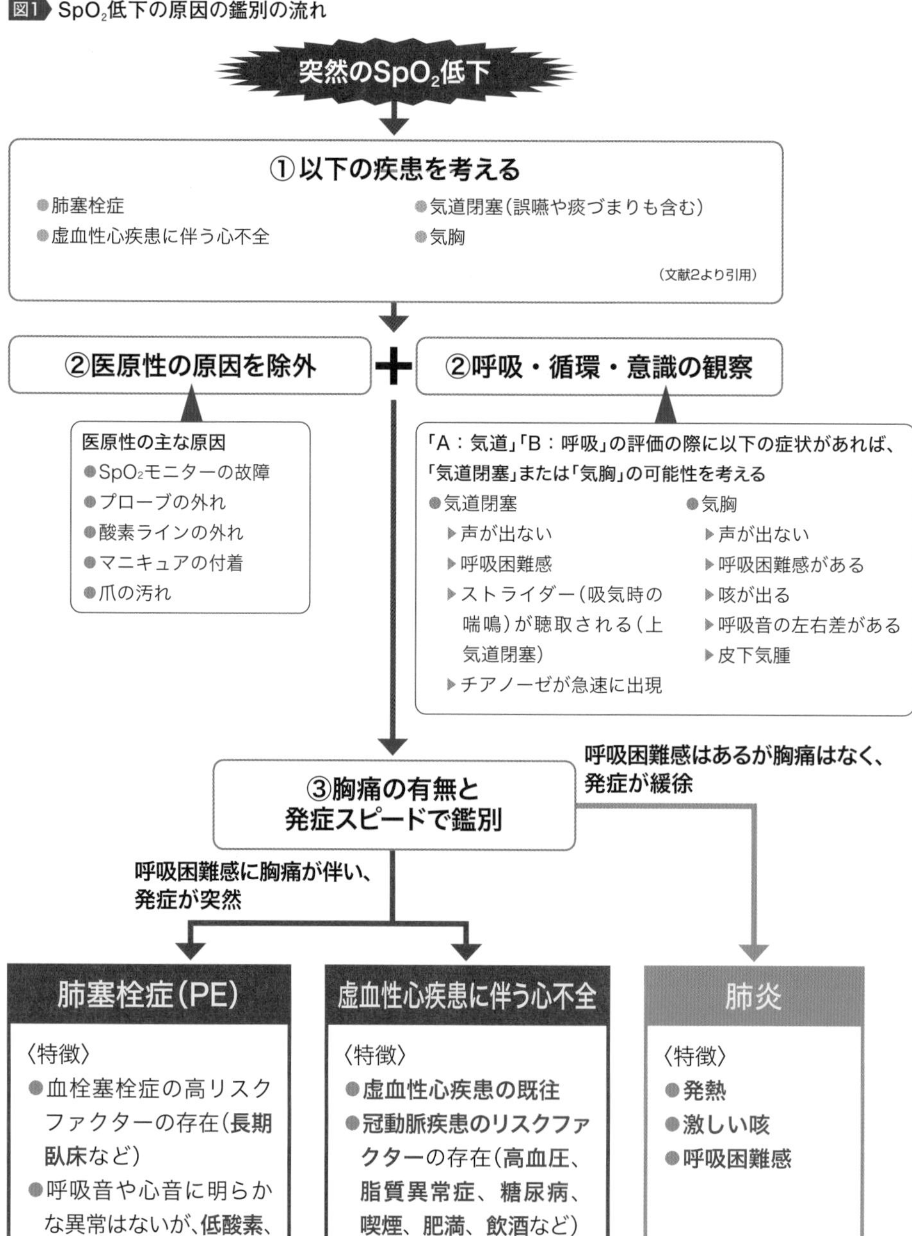

3 呼吸困難があれば、「肺塞栓症」「虚血性心疾患に伴う心不全」「肺炎」を疑う

この患者さんは、「息苦しい」という"サイン"を出しています。この状態で見逃すと危険な病態は、「肺塞栓症」「虚血性心疾患に伴う心不全」「肺炎」です。

▶肺塞栓症（PE）

肺塞栓症（pulmonary embolism：PE）とは肺動脈が血栓塞栓子により閉塞する疾患であり、その塞栓源の約90％は下肢（深部静脈血栓）あるいは骨盤内の静脈で形成された血栓といわれています[3]。

主な病態は、**肺高血圧**、**右心負荷**、および**低酸素血症の急性発症**です。そして、低酸素血症の急性発症の主な原因は、肺胞内の換気量と血流のバランスが崩れた、換気血流比不均衡です。また主な危険因子に、**長期臥床**、**肥満**、**心肺疾患（うっ血性心不全、慢性肺性心など）**、**下肢静脈瘤**などがあります。

呼吸困難、胸痛は、肺塞栓症の主要症状です。**突然の呼吸困難**がみられ、**危険因子が存在**する場合、急性の肺塞栓症を疑う必要があります[2]。

また、**酸素投与をしてもSpO_2が上がらない**のが特徴です。

おさえておきたい
- 97％の症例で「呼吸困難」「胸痛」「頻呼吸」のいずれかが突然発症[4]
- 「呼吸困難」が最も高頻度[3]

▶虚血性心疾患に伴う心不全

虚血性心疾患とは、心臓に血液や栄養を運ぶ冠動脈が狭窄（狭心症）や閉塞（心筋梗塞）を起こし、心筋への血流が低下（心筋虚血）することで起こる病態です。そして、**心筋虚血の状態により心筋の運動が障害され、収縮力が低下**し、心不全を引き起こします。これが**虚血性心疾患に伴う心不全**です。

心不全に陥ると、心ポンプ機能の破綻から、左室拡張末期圧（left ventricular end-diastolic pressure：LVEDP）の上昇（うっ血）と主要臓器への灌流不全（低心拍出）をきたします。その結果、左心不全として、**両肺のコースクラックル（肺うっ血）**、**ウィーズ（心臓喘息）**、**呼吸困難**など、右心不全として下大静脈からの血流の流入が停滞するため、**頸静脈怒張**、**うっ血肝**、**下腿浮腫**などの症状が現れます。

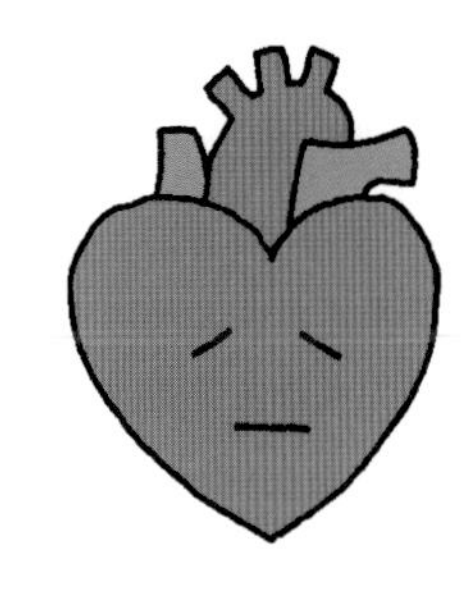

コースクラックル
coarse crackles。粗い断続性副雑音（水泡音）。
ウィーズ
wheeze。高調性連続性副雑音（笛声音）。

▶肺炎

肺炎は肺に炎症が起こっている状態で、換気障害を引き起こす病態です。**発熱**、**激しい咳**が主訴として挙がることが多いです。なかには**胸痛**を訴える場合もあります。酸素化不良から**呼吸困難感**を招くとともに、**SpO_2が低下**します。

最も危険な病態・疾患は…
①肺塞栓症(PE)
②虚血性心疾患に伴う心不全

①肺塞栓症(PE)を疑う

▶なぜ疑う?

肺塞栓症は診断が難しく、発症した場合、生命に危機を及ぼす可能性があります。この患者さんの現病歴を見てみると、術後リハビリテーションが進まず危険因子である**長期臥床状態が遷延**しています。また、既往歴を見てみると、**深部静脈血栓症(deep vein thrombosis：DVT)**があります。

これらの既往歴、現病歴、そして危険因子の存在から考えると、急性の肺塞栓症発症の危険性が高いことに気づく必要があります。

ここ観察!

肺塞栓症の危険因子

- ☐長期臥床
- ☐肥満
- ☐心肺疾患(うっ血性心不全、慢性肺性心など)
- ☐下肢静脈瘤

▶情報収集のポイント

①【ステップ1】問診

患者さん本人から、くわしい情報を聞き出します。その情報を元に、ある程度の病態を予測することができます。問診には、「SAMPLER」(**表2**)、「OPQRST」(**表3**)を用いることで、情報をまとめやすくなります。

表2 SAMPLER

S	Signs＆Symptoms：どのような症状か？
A	Allergy：アレルギー歴は？
M	Medications：内服薬、市販薬、ドラッグ
P	Pertinent past medical history：症状と関連のある既往歴
L	Last oral intake：最後の経口摂取は？
E	Events preceding：いつ、何が、どのように起こったのか
R	Risk factors：リスクファクター(環境、社会的、精神心理的、家族・生活など)

問診の際の情報整理に役立つ

表3 OPQRST

O	Onset：発症様式
P	Palliative/Provocative：増悪/寛解因子
Q	Quality/Quantity：症状の性質/強さ
R	Region/Radiation：場所/放散の有無
S	Associated symptom：随伴症状
T	Time course：時間経過

②【ステップ2】身体所見

肺塞栓症は、**呼吸困難、胸痛などを突然発症**することが多いといわれます。既往歴／併存症に**深部静脈血栓症、肺塞栓症、4時間以上の手術、安静臥床、ホルモン療法**などがあります。肺塞栓症を考える身体所見として、**頻呼吸、喀血、頻脈、下肢腫脹（片側性）、頸静脈怒張、血圧低下（ショック）、ホーマンズ徴候（足関節を背屈すると、腓腹部痛が生じる）**などがあります。これらの症状が患者さんにみられた場合は、肺塞栓症発症の可能性を考える必要があります。

全身観察としては、ABCDEアプローチ（p.147参照）に沿って全身を観察するとよいです。問診しながら患者さんの意識レベル、話し方を評価し、バイタルサインを測定しながら**呼吸音の聴診、末梢冷感の有無、橈骨動脈の触知、皮膚湿潤の有無**などを評価していきます。

▶鑑別・初期治療の進み方

肺塞栓症は、重症例では**ショック（心外閉塞性ショック）**状態を引き起こし、生命の危機を招く恐れのある病態であるため、迅速な対応が必要となります。

①鑑別

検査所見としてD-ダイマー高値、PaO_2低値、$PaCO_2$低値、肺胞気-動脈血酸素分圧較差（A-aDO_2）拡大が挙げられます。評価のため**血液ガス分析、血液検査**が必要となります。

画像所見では、胸部造影CTによる肺動脈の血栓の存在、胸部単純X線撮影による心拡大、肺門部肺動脈拡大、肺血管途絶などを評価します。また、心エコーによる右室拡大（左室圧排、左室虚脱）を評価します。

そのほか、12誘導心電図検査による急性冠症候群との鑑別、右室負荷所見の評価が必要です。

②初期治療

バイタルサインの安定化が第一です。必要な場合は、まず気道確保を行い、低酸素血症の予防のため酸素投与を開始します。また、**ショック状態の場合は、ただちにショックの対応を実施**しなければなりません（ショックの対応については、CASE14を参照）。

治療方法には、**抗凝固療法、血栓溶解療法、手術療法、カテーテルによる血栓破砕・吸引**があります。抗凝固療法や血栓溶解療法では、**出血傾向**になりやすいため、**常に全身状態を観察**することが必要です。

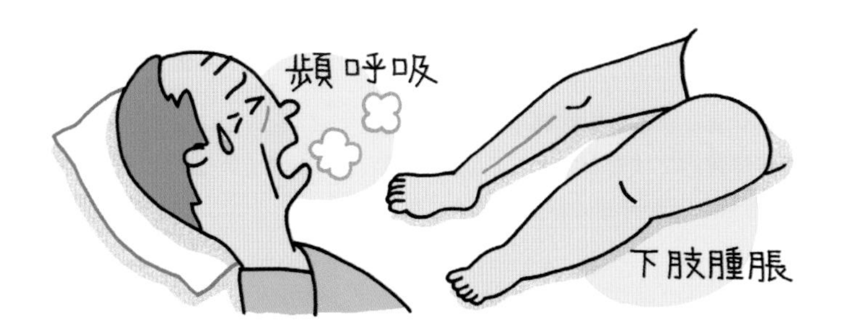

ここ観察！

肺塞栓症を疑う場面

●症状
- □突然の呼吸困難
- □突然の胸痛　など

●既往歴／併存症
- □深部静脈血栓症
- □肺塞栓症
- □4時間以上の手術
- □安静臥床
- □ホルモン療法　など

●身体所見
- □頻呼吸
- □喀血
- □頻脈
- □下肢腫脹（片側性）
- □頸静脈怒張
- □血圧低下（ショック）
- □ホーマンズ徴候　など

おさえておきたい

●ショックの4分類

①循環血液量減少性ショック：
〈原因〉出血、脱水など

②血液分布異常性ショック：
〈原因〉敗血症、アナフィラキシーなど

③心原性ショック：
〈原因〉急性心筋梗塞、弁膜症、心筋炎など

④心外閉塞・拘束性ショック：
〈原因〉肺塞栓、心タンポナーデ、緊張性気胸など

こんなときはすぐドクターコール

ショックの5徴候
- □蒼白
- □冷汗
- □虚脱
- □脈拍触知不能
- □呼吸不全

肺胞気-動脈血酸素分圧較差（A-aDO_2）
肺胞気酸素分圧と動脈血酸素分圧の差。血液ガス分析から算出される。

深部静脈血栓の残存するケースでは、下大静脈フィルター留置が考慮されます。また、酸素化不良もしくは循環不良が認められる場合は、経皮人工心肺装置(percutaneous cardiopulmonary support：PCPS)が適応となります。

深部静脈血栓症の予防に際しては、術後の患者さんであれば**離床**や**リハビリテーション**を積極的に促し、下肢の運動を行います。運動ができない場合は、**弾性ストッキング**や**弾性包帯**を使用することで深部静脈血栓症の予防に努めます。

②虚血性心疾患に伴う心不全を疑う

▶なぜ疑う?

虚血性心疾患の原因には、動脈硬化のほかに、糖尿病、高血圧、脂質異常症、喫煙、肥満などがあります。

症例の患者さんは、既往歴に**糖尿病**、**高血圧**があり、虚血性心疾患を発症するリスクが高いと考えます。

▶情報収集のポイント

前述のように問診から情報をとり始め、患者さんの全身状態(呼吸、循環、意識)を見た目から把握します(p.147)。そしてバイタルサイン、身体所見をとります。ただし、胸痛を訴えない場合、呼吸困難やSpO_2低下のみで虚血性心疾患を疑うのは容易ではありません。患者さんの**既往歴や表在化している症状などを考慮**し、病態を予測していくことが重要です。

発症様式、随伴症状、痛みの部位などの情報は、「SAMPLER」「OPQRST」(p.150 表2、表3)を用い、整理します。

肩・頸部への放散痛、**泡沫状の喀痰**の有無を観察します。**虚血性心疾患による心不全からの呼吸困難**を考えるならば、**呼吸数の測定や呼吸音の聴取**も重要となります。なぜなら、心不全を発症している場合は、両側肺野にウィーズやコースクラックルを聴取する可能性が高いからです。また、**浮腫**の出現、**頸静脈怒張**などの所見も重要な観察ポイントとなります。

ここ観察!

- 肩・頸部への放散痛
- 泡沫状の喀痰
- 呼吸数・呼吸音
- 浮腫
- 頸静脈怒張

▶鑑別・初期治療の進み方

①鑑別

検査は12誘導心電図によって、心筋梗塞特有の心電図波形変化(急性期発症時の**ST上昇**)を見逃さないようにします。

血液検査では、**白血球数上昇**、**C反応性タンパク上昇**、**心筋逸脱酵素上昇**を評価します。**心筋トロポニン**は心筋梗塞のみではなく、心不全でも陽性を示すため、検査としては必ず実施すべきです。

画像検査では、胸部X線撮影を用いて心不全による心原性肺水腫の評価ができます。また、心エコー検査は迅速で非侵襲的に検査ができ、**心臓の心筋壁運動の障害部位や程度、心嚢水や胸水の貯留などが容易に評価できる**ため、必ず行うべきです。

心筋逸脱酵素
アスパラギン酸アミノトランスフェラーゼ(AST)、乳酸脱水素酵素(LDH)、クレアチン・キナーゼ(CK)、CK-MB、D-ダイマー。

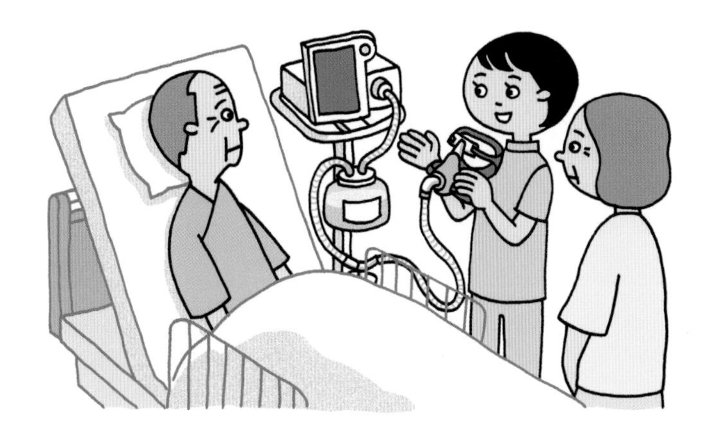

②初期治療

●呼吸困難・酸素化への対応

酸素化が不良の場合は**酸素投与**を開始します。心不全の重症度にもよりますが、**低酸素血症の状態が改善されない場合は、非侵襲的陽圧換気(NPPV)療法**が必要になる可能性もあることを知っておかなければなりません。NPPVを装着する場合、患者さんにとって非常に苦痛となるため、**患者さんと家族にしっかり説明する**ことが大切です。

呼吸困難感を少しでも改善させるために、**安楽な体位をとれるよう介助**を行います。バイタルサインの安定化と観察が重要であり、**持続的なモニタリング**を行うことで患者さんの状態の変化を見逃さないようにします。

●心不全に対する治療

心不全に対する基本的治療は、酸素投与、鎮静薬、血管拡張薬、利尿薬、心筋保護薬(β遮断薬、ACE阻害薬)、カテコラミン製剤(ドブタミン、ドパミン)、ノルアドレナリンの投与です。心不全の原因として、急性冠症候群を疑う場合は、MONAに沿って対応します。

心筋梗塞や狭心症を発症している可能性が高い場合は、心臓カテーテル治療により冠動脈拡張をできるだけ早期に行う必要があります。

また、うっ血性心不全を合併していないか観察します。**浮腫の有無や水分出納を評価**します。

MONA
心筋梗塞の初期対応として行われる薬剤投与・処置の頭文字をとったもの。モルヒネ塩酸塩(morphine)、酸素投与(oxygen)、硝酸薬(nitrate)、抗血小板薬(aspirin)。

はっきりと急変とはいえない場合
①肺炎

①肺炎を疑う

▶なぜ疑う？

この患者さんは術後2日目であり、術後のリハビリテーションもうまく進んでいません。手術の身体への侵襲による負担や**安静臥床の状態が長くなっている**ことなどから考えても、**廃用性に肺炎を発症**してしまうリスクがあると考えられます。

▶情報収集のポイント

患者さんの身体所見やバイタルサインを把握します。SpO_2が低下していることから、**呼吸様式**、**呼吸音**の聴取、**努力呼吸**の有無、**呼吸回数**などを観察します。

発熱も肺炎の判断材料の1つですが、高齢者の場合は免疫機能の低下が影響し、**発熱・喀痰・咳嗽などの症状があまり表在化しない**こともあるため注意が必要です。

ここ観察！
- 呼吸様式
- 呼吸音
- 努力呼吸
- 呼吸回数
- 発熱（高齢者の場合は表在化しないことがある）

▶鑑別・初期治療の進み方

①鑑別

胸部X線撮影や胸部CT撮影により**肺胞性陰影（浸潤影）の有無**を評価し、**発熱や喀痰**、**咳嗽の有無**、**呼吸困難感**などの症状と併せて診断がなされます。

血液ガス分析では酸素化の評価を、血液検査では、白血球数、C反応性タンパク、乳酸脱水素酵素、尿素窒素（BUN）などの項目が評価されます。

BUN
blood urea nitrogen

②初期治療

基本的には**抗生剤を用いた点滴治療**を行います。

看護ケアとしては、症状が安定しない場合は、**安静**に努めます。発熱による寒気が観察される場合、今後体温がさらに上昇する可能性も考えられるため保温し、体温が上昇しきった段階で解熱剤の使用を考慮する場合もあります。定期的にバイタルサインを測定し、患者さんの状態変化を観察します。

気道内分泌物が多い場合、誤嚥や窒息の危険性もあるため、**排痰を促します**。疼痛により咳嗽反射が妨げられていると考えられる場合は、**鎮痛剤を使用し、咳嗽を促します**。また、排痰を促すために**体位変換**を検討します。自己排痰が難しい場合は、**気管内吸引**を行います。気管内分泌物が貯留することによるさらなる感染症発症のリスクもあるため、気道内分泌物の喀出は重要です。

おさえておきたい

排痰しやすい体位
- ベッド上座位
- ファーラー位
- 完全側臥位（ギャッチアップが難しい場合）

発熱に伴う**脱水**のリスクも考えられ、輸液などによる脱水予防・電解質補正を行うこともあります。確実な点滴管理、必要時は（看護師や管理栄養士による）栄養指導を計画・実施します。経口摂取の状況を観察し、**嚥下機能の評価**をします。食事摂取量が少ない場合は、**食事形態の変更**や**管理栄養士への相談**を行いましょう。また、**口腔ケア**や**体位変換**も必要時には実施し、口腔内の清潔保持や褥瘡発生を予防していきます。

そのほかに、おさえておきたい！

SpO_2低下の患者さんへの酸素投与で注意：CO_2ナルコーシス

▶SpO_2低下の患者さんに酸素投与することで生じることがある

CO_2ナルコーシスとは、体内へのCO_2貯留によって起こる重症の炭酸ガス（CO_2）中毒です。**自発呼吸減弱**、**意識障害**、**呼吸性アシドーシス**を3徴とする中枢神経症状を呈します。

発生機序としては、慢性閉塞性肺疾患（COPD）などの慢性Ⅱ型呼吸不全患者に、**「高濃度酸素を投与した場合」**（**図2**）もしくは**「感染症を併発した場合」**に、呼吸筋の減弱や呼吸抑制が原因で有効な換気が行われなくなり、CO_2が貯留してしまうことによって起こります。

▶頭痛や意識障害などの症状がないか観察する

CO_2ナルコーシスの症状として、**pH低下（呼吸性アシドーシス）**、**頭痛**、**意識障害**、**顔面紅潮**、**発汗**、**血圧上昇**などがあります。

また、患者さんの現病歴や既往歴の情報が重要です。CO_2ナルコーシスを引き起こしてしまうような、**慢性Ⅱ型呼吸不全**などの疾患が既往にあるか、カルテで必ず確認するようにしましょう。

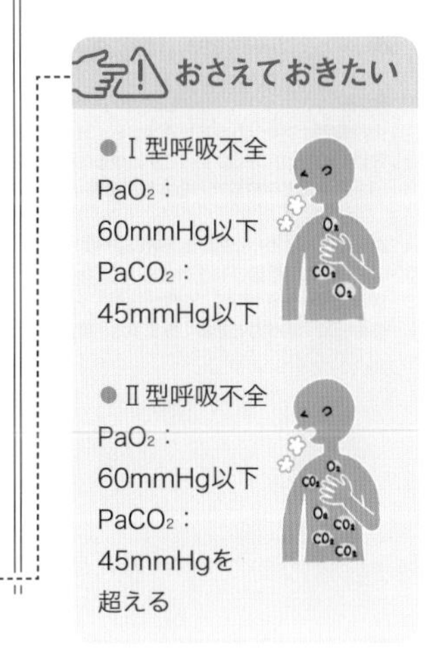

図2 慢性Ⅱ型呼吸不全への高濃度酸素投与によるCO_2ナルコーシスの発症

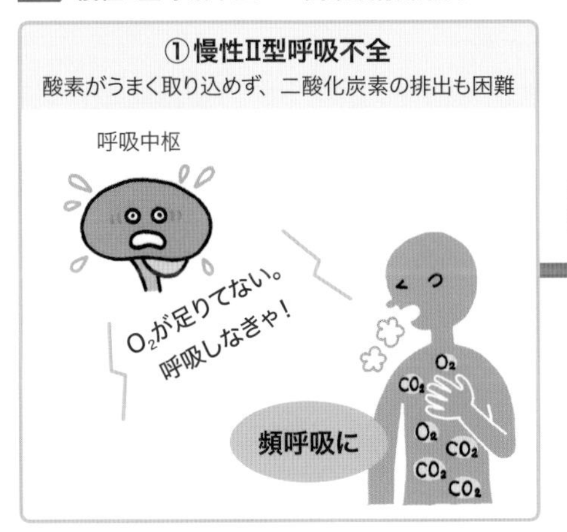

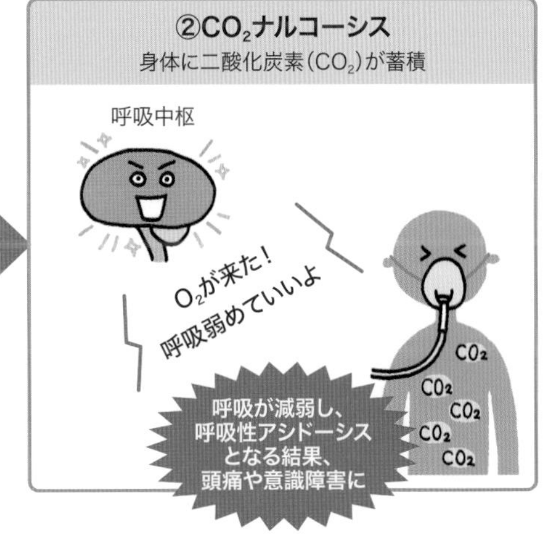

▶低酸素の改善を最優先に行う

モニタリングによるSpO_2値の測定とともに、患者さんの**意識レベル**や**呼吸状態（呼吸数、呼吸様式など）**を観察していきます。また、血液ガス分析でPaO_2、$PaCO_2$、pHなどの数値を評価します。

低酸素血症の改善が最優先であり、低流量での酸素投与が開始されます（0.5L/分程度）。酸素投与をしても低酸素血症が改善しない場合、**NPPV**が適応となります。

また、NPPVを使用しても症状が改善しない場合や自発呼吸が停止してしまう可能性が高い場合は、気管内挿管による**人工呼吸器管理**が必要となります。

〈引用文献〉

1. 青柳智和：洞察力で見抜く急変予兆～磨け！アセスメントスキル～. ラプタープロジェクト, 茨城, 2017：6.
2. 末松篤樹：8. 急変した場合の対応. 横江正道編：病棟での重症患者管理. エキスパートの観察力と対応力を学び，急変させずに切り抜ける！. レジデントノート 2012；14(12)：2343-2344.
3. 合同研究班参加学会, 他：肺血栓塞栓症および深部静脈血栓症の診断, 治療, 予防に関するガイドライン(2017年改訂版). https://js-phlebology.jp/wp/wp-content/uploads/2019/03/JCS2017_ito_h.pdf(2022.11.9アクセス)
4. Palla A, Petruzzelli S, Donnamaria V, et al. ：The role of suspicion in the diagnosis of pulmonary embolism. *Chest* 1995；107(1Suppl)：21S-24S.

〈参考文献〉

1. 山内豊明：フィジカルアセスメント　ガイドブック 目と手と耳でここまでわかる第2版. 医学書院, 東京, 2011：15-17.
2. 佐藤憲明：急変対応のすべてがわかるQ&A. 照林社, 東京, 2011.
3. 日本救急看護学会監修, 日本救急看護学会トリアージ委員会編：看護師のための院内トリアージテキスト. へるす出版, 東京, 2012.
4. 倉原優：ねころんで読める呼吸のすべて ナース・研修医のためのやさしい呼吸器診療とケア. メディカ出版, 大阪, 2015.
5. 林寛之：臨床推論の1st step！　Dr.林のワクワク救急トリアージ. メディカ出版, 大阪, 2014.
6. 医療情報科学研究所編：病気がみえる vol. 4 呼吸器(第3版). メディックメディア, 東京, 2018：40-43, 70-81.
7. 青柳智和：洞察力で見抜く急変予兆～磨け！アセスメントスキル～. ラプタープロジェクト, 茨城, 2017：220-234.

CASE 16 気管チューブ抜管後、SpO_2が上がらない

赤松有紀子

1 70歳代の患者さん。気管挿管を行っていましたが、呼吸状態が安定したため抜管しました。

- 心拍数 90回/分
- SpO_2 98%
- 一回換気量 430mL/kg

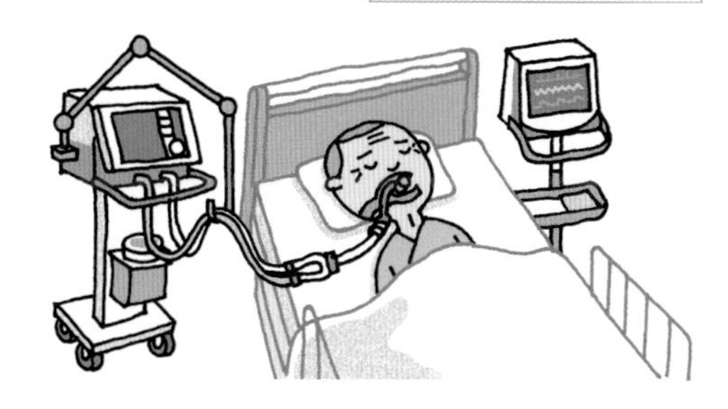

2 抜管後、患者さんより、「息が苦しい」という訴えがありました。

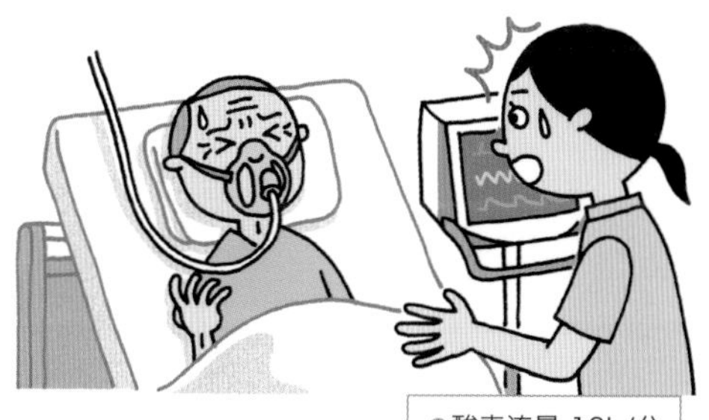

- 酸素流量 10L/分
- SpO_2 90%

3 SpO_2を測定すると、88%でした。このとき予見される**"最も危険な状態"**は？予見するために、どんな情報収集をする？

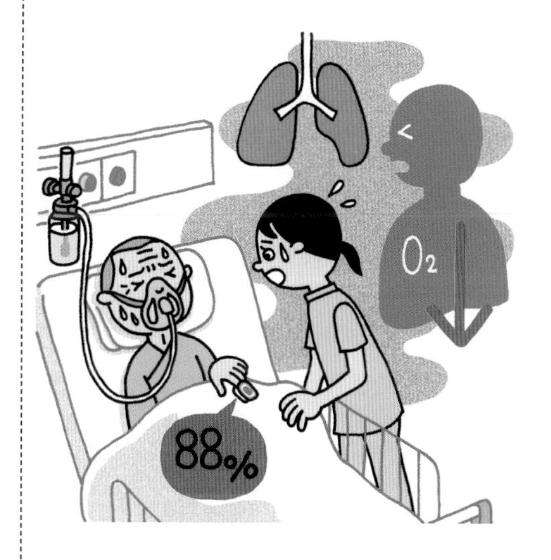

最も危険な病態・疾患

①咽頭・喉頭浮腫による上気道閉塞
②呼吸筋疲労による低換気
③無気肺

はっきりと急変とはいえない場合

①鎮静・鎮痛薬の遷延

このケースについて…

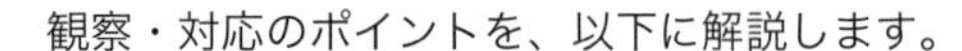

気管チューブ抜去に向けてウィーニングを行う際は、ガイドラインやプロトコールに準じて安全に実施します。しかし、抜管後はさまざまな原因によりSpO_2が低下する可能性があり、ウィーニングを行っている段階から、どのようなリスクがあるのかを把握しておく必要があります。特に、上気道閉塞は死に直結するため、早急な対応が求められます。抜管後は異常の早期発見・予防を図り、再挿管を回避することが大切です。

観察・対応のポイントを、以下に解説します。

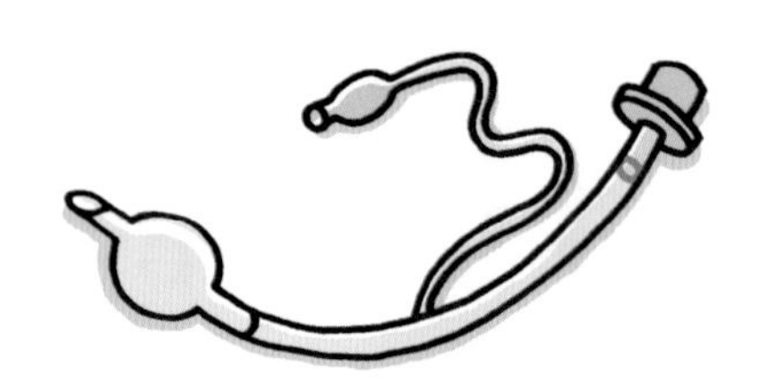

気管チューブ抜去の際におさえておきたいこと

1 抜管前に呼吸不全のリスクを把握しておく

気管チューブ抜去前には、**自発呼吸トライアル**を実施し、抜管が可能か否かを判断します。また、十分な**咳嗽反射**があること、**気道分泌物が多量でない**こと、**舌根の沈下がない**ことなどを確認したうえで気管チューブを抜去します。

しかし、抜管前に再挿管のリスクがないことを完全に予測するのは不可能であり、呼吸状態が安定するまでは再挿管の準備をしておくことが大切です。どのようなリスクがあるのかを把握しておくことで急変時の予測がしやすくなり、観察や処置につなげることができます。

抜管後に呼吸不全を生じるリスク因子を**表1**に示します。

自発呼吸トライアル
spontaneous breathing trial：SBT。人工呼吸による補助がない状態に、患者が耐えられるかどうかを確認するための試験。

表1 抜管後呼吸不全のリスク因子

①65歳以上
②抜管日のAPACHEⅡスコア*1＞12
③2つ以上の併存疾患がある
④自発呼吸トライアルに一度失敗している
⑤BMI*2＞30
⑥心不全による人工呼吸管理
⑦中等度～重度の慢性閉塞性肺疾患
⑧喉頭浮腫のリスクや気道の開存性に問題がある
⑨咳嗽反射が弱い、または多量の気道分泌物がある（抜管8時間前までに吸引を2回以上実施）
⑩7日間以上の人工呼吸管理

＊1 APACHEⅡスコア：Acute Physiology and Chronic Health Evaluation Ⅱスコア。ICUなどで用いられる重症度評価基準。「生理学的パラメータ（12項目）」「年齢修正」「慢性疾患評価」の3つを合算して用いられる。
＊2 BMI：body mass index。体格指数

（文献1より引用）

表2 抜管後に喉頭浮腫を起こしやすい患者さん

- 女性
- 長期（36時間以上）の気管挿管管理
- 太い気管チューブ留置
- 外傷による気管挿管管理
- 気管挿管困難患者

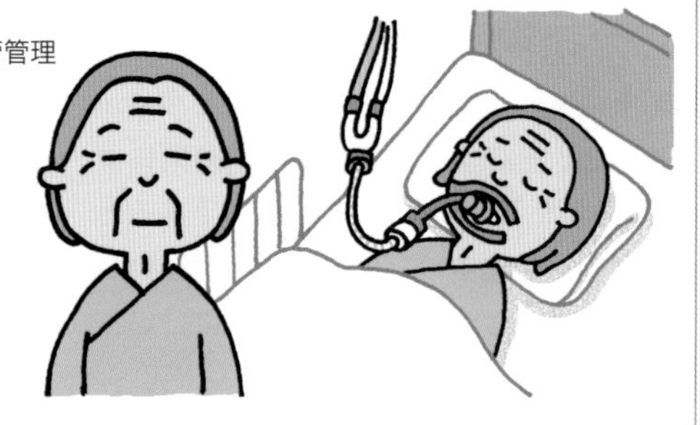

2 喉頭浮腫を起こしやすいリスクがあるかを抜管前に確認しておく

表2のような場合、抜管後に喉頭浮腫を起こしやすいです。

気管チューブ抜去前に**カフリークテスト**を実施することで、喉頭浮腫のリスクを把握できます。カフを虚脱させ、**リーク量が1回換気量の12〜17%未満だった場合、喉頭浮腫による上気道閉塞のリスク**があります。

3 無気肺の予防のために、咳嗽反射や、気道分泌物の性状などを確認する

▶無気肺のリスク①：咳嗽反射の消失・減弱

人工呼吸管理中は鎮静薬の投与により**咳嗽反射が消失したり、弱くなったりします**。また、ベッド上で過ごすことで筋力が低下し、気管チューブ抜去後にしっかりとした咳嗽反射ができずに**気道に喀痰が貯留し、SpO_2 の低下**を招く恐れがあります。術後であれば、**創部の疼痛により強く咳嗽できない**こともあります。

そのため、ホワイトカードテストを用いて咳嗽反射の強さを評価しておくことが重要です。

ホワイトカードテスト
white card test：WCT。気管チューブ末端から1〜2cm離れたところに白いカードを置き、患者さんに咳をしてもらい、分泌物が付着するかを観察する（分泌物の量と咳の強さを評価する）。

▶無気肺のリスク②：気道分泌物の粘稠度・量

喀痰は、気道の粘膜にある繊毛が一定方向に運動することによって口腔のほうへ送られていきます。それには気道粘膜が適度に保温・加湿されている必要があります。**口腔内の乾燥がないかや、吸引や自己喀出された喀痰の粘稠度**（ねんちゅうど）**が高くないか、喀痰の量や吸引の頻度が多くないか**を観察する必要があります。

▶無気肺のリスク③：嚥下機能の低下

人工呼吸管理後は舌や下顎の可動域制限や頸部の筋力低下をきたし、気道分泌物を誤嚥する可能性があります。特に、**長期の人工呼吸管理をしていた患者さんや、頸部が後屈している患者さん**は注意が必要です。

どのような鎮静・鎮痛薬をどれくらい使用していたのか把握する

呼吸が正常に機能するためには、呼吸中枢から脊髄、末梢神経へと命令が伝わり、呼吸筋が運動する必要があります。そのため、鎮静薬や鎮痛薬により、呼吸中枢からの呼吸ドライブ（呼吸運動を引き起こす命令）が低下すると呼吸抑制をきたしてしまいます。**人工呼吸器管理中にどのような薬剤をいつまで、どれくらいの量を使用していたかを把握し**、それぞれの薬剤についての特徴を把握しておきましょう。

集中治療室で鎮静・鎮痛薬としてよく使用される薬剤について、**表3**[2]に特徴をまとめました。

表3 集中治療室で使用されることが多い鎮静・鎮痛薬

薬剤		特徴
鎮静薬	プロポフォール（プロポフォール、ディプリバン®）	●長時間投与後も血中濃度がすみやかに低下し、鎮静作用が遷延しにくい ●**肝障害**のある患者さんの場合は、**覚醒までの時間が遅延**することがある
	ベンゾジアゼピン系薬剤（ミダゾラム〈ドルミカム®〉など）	●72時間以上投与すると、投与中止後も効果が遷延する場合がある ●**高齢者**や**肝障害**、**腎障害**のある患者さんは、**代謝・排泄が遅延**し、作用が強く現れる恐れがある
	デクスメデトミジン塩酸塩（プレセデックス®）	●**鎮痛作用もある** ●呼吸抑制はほとんどなく、気道反射や中枢換気応答が維持できるため、抜管後にも継続して使用することがある ●**徐脈**を呈することがあり、注意が必要
鎮痛薬	フェンタニル酸塩（フェンタニル）	●交感神経を抑制して迷走神経を緊張させるため、**呼吸抑制**に注意が必要
	ペンタゾシン（ソセゴン®）	●3時間程度の鎮痛効果が得られるが、習慣性・依存性が生じる場合がある ●**呼吸抑制**を呈することもあり、注意が必要

（文献2を参考に作成）

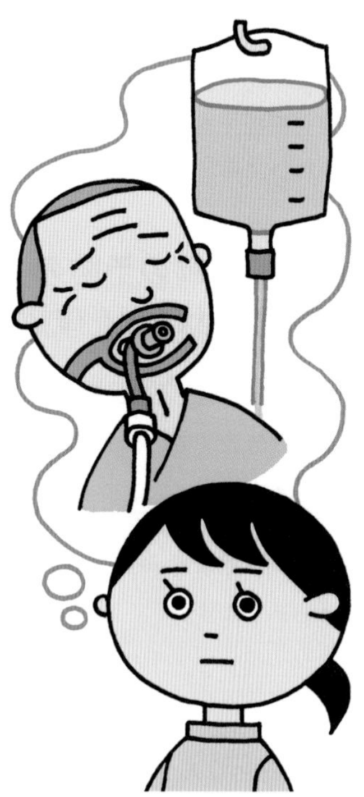

最も危険な病態・疾患は…
①咽頭・喉頭浮腫による上気道閉塞
②呼吸筋疲労による低換気
③無気肺

①咽頭・喉頭浮腫による上気道閉塞を疑う

▶なぜ疑う?

気管チューブ抜去後は、気管チューブによる物理的損傷によって、**咽頭・喉頭浮腫**を起こす可能性があります。その原因は、**気管チューブ自体の粘膜圧迫と虚血によって炎症が引き起こされる**ことにあり、抜管後に再挿管に至る場合の原因のうち、15%を占めます[3]。

喉頭浮腫は短時間のうちに気道が閉塞し、**心停止**に至ることがあります。

▶情報収集のポイント

吸気時に上気道付近で聴かれる**高調性の連続性ラ音(strider)や嗄声**を認める場合は、早期に治療を開始する必要があります。

正常な呼吸運動は、呼吸筋(横隔膜と肋間筋)によって行われますが、呼吸筋だけでは十分な換気を得られないときには胸鎖乳突筋を使用して呼吸の補助を行います。そのため、吸気時に強い負荷がかかると、**胸鎖乳突筋を使用した呼吸**がみられます。また、息をするときに狭くなった気道を空気がうまく通れずに、吸気時に**胸骨部の陥没**を認めることがあります。

喉頭浮腫の発生時期には個人差がありますが、約80%は**抜管後30分以内に発症し急激に悪化します**[4]。**抜管してからどれくらいの時間が経過しているのか**を知ることで、予測がしやすくなります。

こんなときはすぐドクターコール

高調性の連続性ラ音(strider)や嗄声を聴取

ここ観察!

- 気道狭窄音
- 胸鎖乳突筋を用いた呼吸
- 呼吸時の胸骨部の陥没
- 抜管からの経過時間

▶初期対応と治療・看護師が行いたいケア

①初期対応

上気道閉塞の徴候があれば、すみやかに気管挿管を行う必要があります。気道確保の遅れは死に直結するため、早急に医師に報告し応援依頼や資機材を要請します。

また、**到着までの間にバッグバルブマスクを用いて補助換気**を実施しますが、換気が不十分な場合には外科的な気道確保(輪状甲状間膜穿刺・切開)を必要とする可能性があるため、準備を進めておきます。

ここ観察!

上気道閉塞の徴候

- ☐striderの聴取
- ☐発声できない
- ☐弱い咳嗽
- ☐チアノーゼ　など

②治療

●気道確保

救急カートや**人工呼吸器**を準備し、気管挿管に備えます。気管チューブは、咽頭・喉頭浮腫により気管が狭くなり、挿入しづらくなるため、**抜管前に使用していたサイズよりも一回り小さいサイズを準備**します。

閉塞により気管挿管ができない場合には、**輪状甲状間膜の穿刺や切開**を実施します。輪状甲状間膜穿刺は、体表面から気管への距離が最短で、触診での位置確認が簡単であり、気管へアクセスしやすいことから緊急的に施行することがあります。

●薬剤の使用

上気道閉塞に対する薬剤の使用については、有用性は明らかにはされていませんが、**ステロイド製剤の静脈注射・吸入**を行う場合がほとんどです。

医師の指示に従って薬剤がすぐに投与できるよう、「メチルプレドニゾロンコハク酸エステルナトリウム(ソル・メドロール®)20〜40mgの静脈注射」「ブデソニド(パルミコート®)1mg吸入」「アドレナリン(ボスミン®)1mg＋生理食塩液5mLの吸入」など、一般的な使用薬剤を念頭に置いておきましょう。

③看護師が行いたいケア

前述したような上気道閉塞の徴候があれば**用手的気道確保**を行い、すみやかに医師に報告します。

気道、呼吸、循環、意識状態を評価します。**上気道の閉塞は強い呼吸困難感を生じ、死への恐怖心を増大**させるため、精神的なケアも重要です。

②呼吸筋疲労による低換気を疑う

▶なぜ疑う?

呼吸は、呼吸筋力と呼吸仕事量のバランスで成り立っています。私たちが息を吸うときには、肺という風船を引き伸ばすための力がかかっています(図1-①)。この力のことを呼吸仕事量と呼びます。**正常時は、呼吸筋力が呼吸仕事量を上回っています**(図2-①)。

しかし、人工呼吸器は肺に強制的に空気を送り込むため(**図1-②**)、人工呼吸器を18〜69時間使用しただけで、横隔膜に筋萎縮が起こるといわれており[5]、**抜管後は呼吸筋力が低下**している状態です。

また、人工呼吸器からの離脱により陽圧換気から陰圧換気となることで**前負荷が上昇**することや、意識の改善に伴う交感神経の過緊張による**後負荷の上昇**などにより、**呼吸仕事量が増大**します(**図2-②**)。

その結果、呼吸筋が呼吸仕事量とのバランスをとろうと奮闘することで呼吸筋が疲弊してきます。この状態を**呼吸筋疲労**といい、サインとしてさまざまな症状が現れます。

図1 自然呼吸時と人工呼吸器使用時の肺の膨らみ方

①自然呼吸時(陰圧)

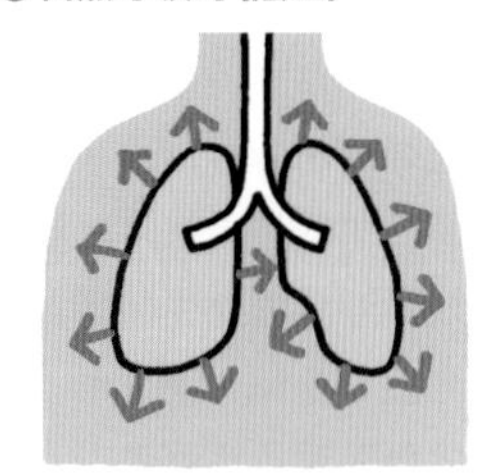

●肺を外から引き伸ばす

②人工呼吸器使用時(陽圧)

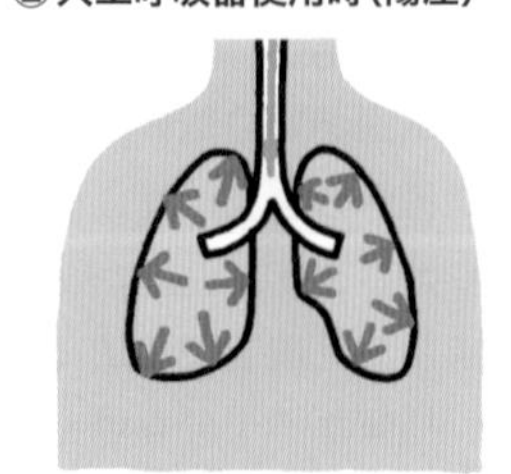

●肺に強制的に空気を送り込む

図2 呼吸筋力と呼吸仕事量のバランス

①正常時

●呼吸筋力が呼吸仕事量を上回っている

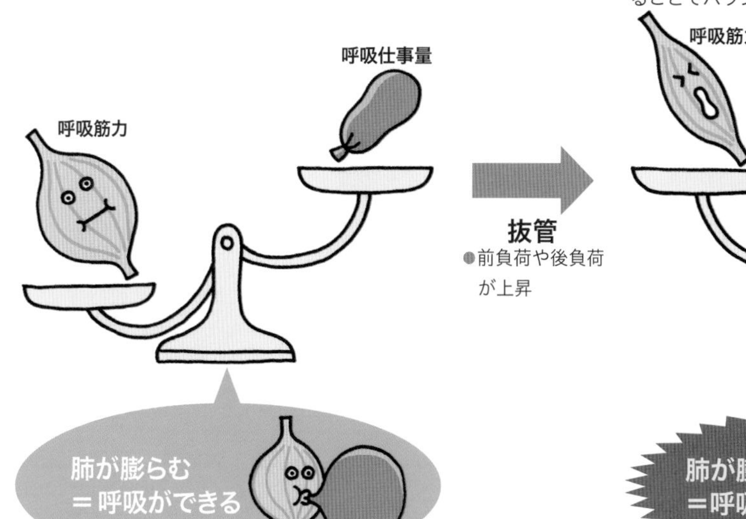

抜管

●前負荷や後負荷が上昇

②抜管後

●呼吸筋力が低下する、もしくは呼吸仕事量が増大することでバランスが崩れる

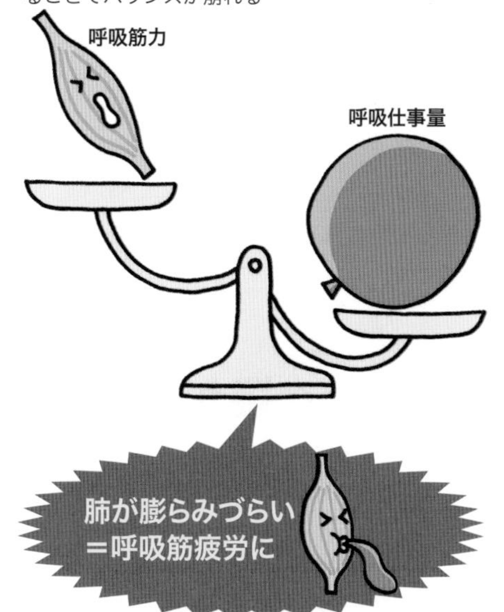

▶情報収集のポイント

呼吸筋疲労が起こると、低下した換気量を呼吸回数で代償しようとするため、まずは**頻呼吸**となります。それでも補えないときには、呼吸補助筋を使用してバランスをとろうとします。

さらに呼吸筋疲労が進行すると**奇異呼吸**を認めるようになるため、**胸郭の動きが左右で非対称な動きをしていないか、胸部と腹部の動きが同調しているか**などを注意深く観察する必要があります。

呼吸補助筋を使用する呼吸は効率が悪いため、多くのエネルギーを使用し、循環への負担や疲労の蓄積へとつながります。そのため、**血圧の上昇**や**心拍数増加**、**発汗**、**全身の疲労感**などがみられます。

こんなときはすぐドクターコール

- 呼吸回数30回/分以上
- 心拍数20回/分以上の上昇
- 血圧20mmHg以上の上昇または低下

ここ観察！

- 胸郭の動きが左右で非対称
- 胸部と腹部の動きが同調
- 血圧上昇
- 心拍数増加
- 発汗
- 全身の疲労感

▶初期対応と治療

①初期対応

30回/分以上の頻呼吸、もしくは**気管チューブ抜去前より明らかに呼吸が速くなっている**場合は、呼吸仕事量が増えているサインです。その時点でSpO_2の低下がなくても今後悪化する可能性があるため、バイタルサインの測定や呼吸様式を観察して医師に報告しましょう。

また、**発汗**や**心拍数の上昇**、**奇異呼吸などの異常呼吸パターン**がみられる場合、呼吸筋疲労が進行している可能性があります。医師への報告と同時に**酸素投与もしくは酸素を増量**し、**応援依頼や資機材を要請**する必要があります。非侵襲的陽圧換気（NPPV）や高流量鼻カニュラ（high flow nasal cannula：HFNC）を使用することで呼吸仕事量を減らすことができ、再挿管を防ぐことができます。

おさえておきたい

- 必要な資機材
  - ▶救急カート
  - ▶人工呼吸器もしくはNPPV／HFNC

②治療

酸素の投与量を増量し、呼吸仕事量が増大している原因検索を行います。

原因を除去してもSpO_2の改善がみられない場合は、酸素マスクで粘らずに再挿管を施行するか、適応であれば**非侵襲的換気**(non-invasive ventilation：NIV)や**高流量鼻カニュラ**を考慮します。

③行いたい看護ケア

呼吸状態と併せて**循環**、**意識**、**皮膚**の状態を確認します。モニターを装着し、バイタルサインの測定を頻繁に行います。また、呼吸困難感や全身の疲労感から**患者さんの抱く不安や恐怖心が軽減できるような声かけ**を行うことも大切です。

③無気肺を疑う

▶なぜ疑う?

人工呼吸器管理中は陽圧換気となり、横隔膜はほとんど動きません。そのため、肺の上葉部分には空気がしっかり入りますが、**下葉部分は横隔膜が動かないため空気が入りづらく**、無気肺を起こしやすくなります(**図3-①**)。また、手術後の患者さんは創部の**疼痛**があることで**呼吸が浅くなったり、咳嗽による気道分泌物の喀出ができなくなったりして**、無気肺を起こしやすくなります(**図3-②**)。

長期臥床している場合も、重力の関係で背側に気道分泌物が移動し、**気管支が閉塞**する可能性があります(**図3-③**)。この結果、**十分な咳嗽が行えないと気道分泌物が貯留**し、無気肺を起こす可能性があります。

▶情報収集のポイント

まずは、生命を脅かす**生理学的な異常がないかを確認**します。気道が開通し、意識レベルの変化や循環の異常がなければ、あわてて医師に報告する必要はありません。しかし、無気肺は範囲が拡大し、一側全肺無気肺では**呼吸困難**や**低酸素血症**を呈します。そのため、早期に異常を発見し、診断・処置につなげることが大切です。

こんなときはすぐドクターコール

- 意識レベルや循環の異常がある
- 呼吸困難
- 低酸素血症

図3 無気肺の原因

①人工呼吸器管理中、下葉部分に空気が入りづらい

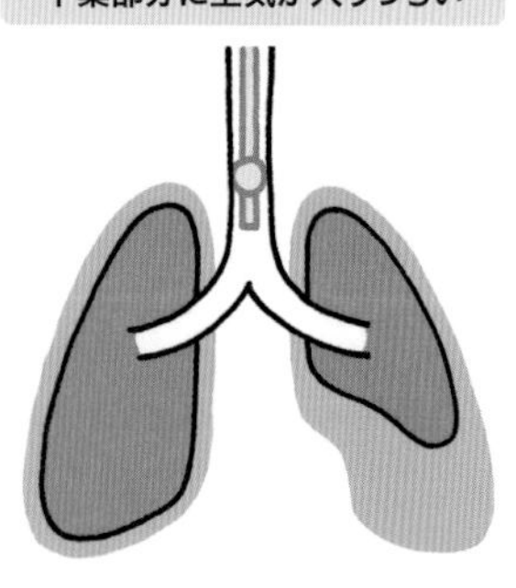

②疼痛により呼吸が浅くなる

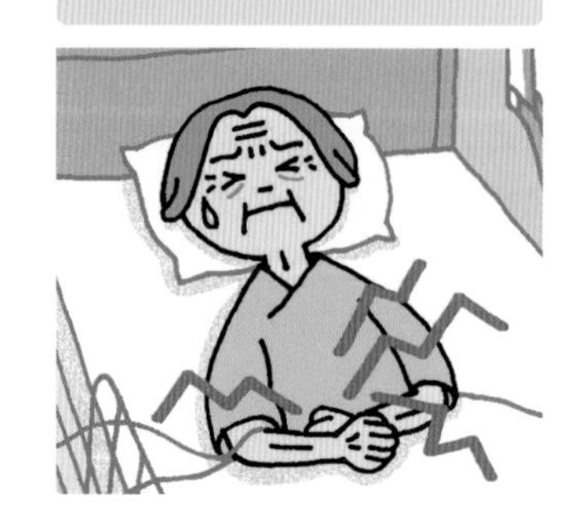

③長期臥床により気道分泌物が背側に移動し、気管支が閉塞する

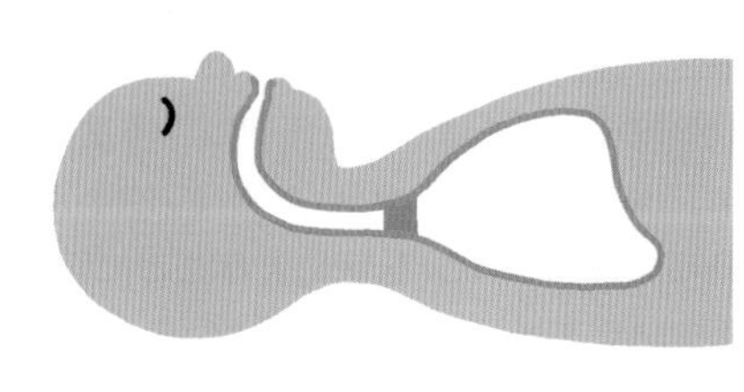

生理学的な異常がなければ呼吸音を聴取し、**気道分泌物が貯留しているかどうか**を確認しましょう。分泌物が貯留している場合は、**断続性の水泡音（ブクブク）**や**連続性の低調音（グーグー）**が確認できます。また、聴診器を使用しなくても**ゴロゴロなどの音**を聴取したり、発声中に**喀痰のからんだ音**を認めたりすることがあります。

ここ観察！

気道分泌物の貯留

- □断続性の水泡音
- □連続性の低調音
- □ゴロゴロといった音
- □喀痰のからんだ音

▶初期対応と治療・看護師が行いたいケア

①初期対応

吸引チューブを使用した吸引は苦痛を伴うため、分泌物の貯留音が聴取されたら、まずは**しっかりと咳嗽してもらう**ように促し、**可能であれば喀痰を自己喀出**してもらいましょう。それが不可能な場合は**吸引**を施行します。

長期臥床によって背側に喀痰が貯留している場合は、**体位ドレナージ**を実施するのも有効な手段の1つです。重力を利用して気道分泌物を太い気管に移動させ、換気や酸素化を改善します。聴診し、気道分泌物の貯留している位置を確認し、気道分泌物を中枢の気道に移動させ喀出しやすくさせます。

②治療・看護師が行いたいケア

前述の通り、疼痛は無気肺につながるため、疼痛があれば**疼痛コントロール**を図り患者さんの苦痛を軽減し、腹式呼吸や喀痰の喀出を促していく必要があります。

また、換気量増加を目的として行われる運動療法である、**シルベスター法**も有効です。シルベスター法は抜管前から実施することも可能であるため、患者さんが自分で行えない場合は看護師が援助して行うこともできます。（図4）。

図4 シルベスター法

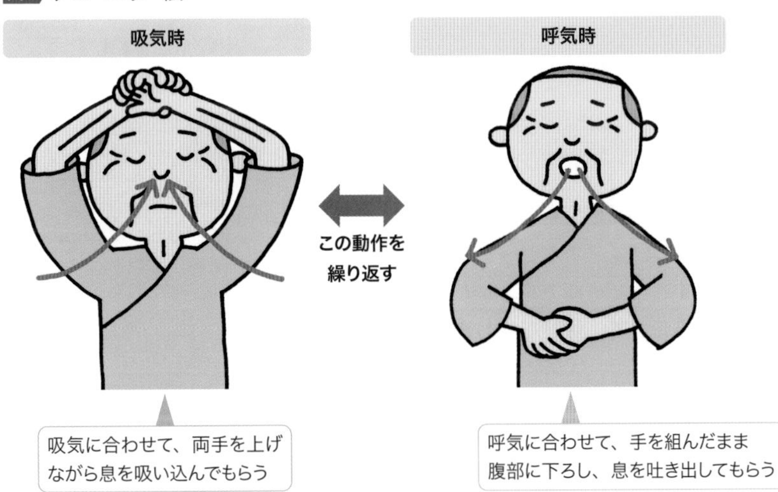

はっきりと急変とはいえない場合
①鎮静・鎮痛薬の遷延

①鎮静・鎮痛薬の遷延を疑う

▶なぜ疑う?

気管挿管などの侵襲的処置は、患者さんにとって苦痛を伴います。ストレスが強いと交感神経系の異常興奮を引き起こし病状の回復を遅らせたり、回復後に心的外傷後ストレス障害(post traumatic stress disorder : PTSD)を起こしたりすることがあります。そのため、人工呼吸器管理中は、鎮静・鎮痛薬を用いて患者さんの苦痛を最小限に抑えます(表3)[2]。

気管チューブ抜去前には鎮静・鎮痛薬を中止し覚醒状態を確認しますが、**気管チューブ抜去後に鎮静・鎮痛薬の作用が遷延してしまう患者さんもいます。**

▶情報収集のポイント

鎮静薬や鎮痛薬の作用の遷延によりSpO_2の低下を認める場合、患者さんは深く眠っている状態が考えられます。声をかけると覚醒し、**SpO_2が上昇する場合は鎮静薬や鎮痛薬の作用の遷延**によるものであるため、緊急での報告や治療は不要です。

一方、声をかけて覚醒したとしても、**短時間のうちにSpO_2の低下を繰り**返すようなら医師に報告しましょう。

ここ観察!
- SpO_2低下
- 声かけによる覚醒

こんなときはすぐドクターコール

短時間のうちに、SpO_2低下を繰り返す

▶治療と看護師が行いたいケア

特に治療の必要はありませんが、ベンゾジアゼピン系薬剤の使用による作用の遷延であれば、拮抗薬であるフルマゼニル(アネキセート®など)を使用することで、**薬剤の作用を弱め覚醒を促す**ことが可能です。また、可能であればカーテンを開けて**光刺激を取り入れることで、覚醒を促しましょう。**

〈引用文献〉

1. Hernández G, Vaquero C, Colinas L, et al. : Effect of Postextubation High-Flow Nasal Cannula vs Noninvasive Ventilation on Reintubation and Postextubation Respiratory Failure in High-Risk Patients : A Randomized Clinical Trial. *JAMA* 2016 ; 316(15):1565-1574.
2. 浦部晶夫, 島田和幸, 川合眞一編 : 今日の治療薬2020 解説と便覧. 南江堂, 東京, 2020.
3. Epstein SK, Ciubotaru RL : Independent effects of etiology of failure and time to reintubation on outcome for patients failing extubation. *Am J Respir Crit Care Med* 1998 ; 158(2) : 489-493.
4. Sturgess DJ, Greenland KB, Senthuran S, et al. : Tracheal extubation of the adult intensive care patient with a predicted difficult airway-a narrative review. *Anaesthesia* 2017 ; 72(2) : 248-261.
5. Levine S, Nguyen T, Taylor N, et al. : Rapid Disuse Atrophy of Diaphragm Fibers in Mechanically Ventilated Humans. *N Engl J Med* 2008 ; 358(13) : 1327-1335.

〈参考文献〉

1. 田中竜馬 : Dr. 竜馬の病態で考える人工呼吸管理 人工呼吸器設定の根拠を病態から理解し、ケーススタディで実践力をアップ!. 羊土社, 東京, 2014.
2. 道又元裕編 : 1冊でまるごと理解 新 人工呼吸ケアのすべてがわかる本. 照林社, 東京, 2014 : 72.
3. Plujims WA, van Mook WN, Wittekamp BH, et al. : Postextubation laryngeal edema and stridor resulting in respiratory failure in critically ill adult patients : updated review. *Crit Care* 2015 ; 19(1) : 295.

CASE 17 腸蠕動音が聴こえない

古謝真紀

1 開腹手術後3日目の高齢患者さん。これまで、痛みが強く離床が行えていません（心房細動の既往あり）。

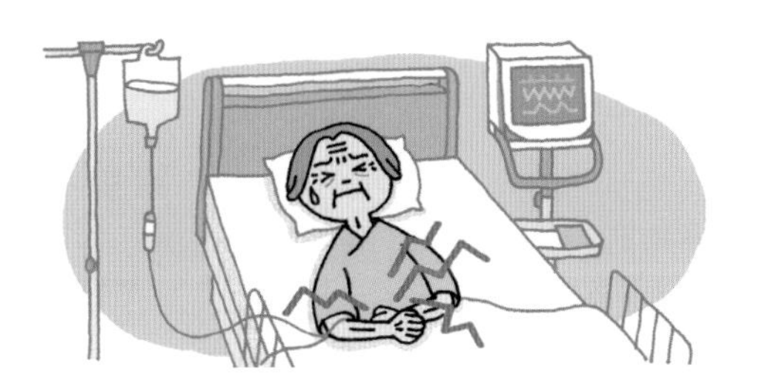

2 本日離床をしようとした際、腹部の全体的な痛みと膨満感があり、悪心もあると訴えがありました。

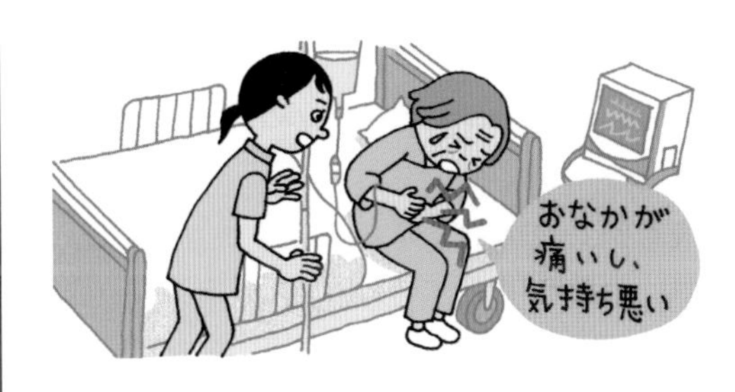

3 バイタルサインには異常はありませんが、末梢冷感はあります。

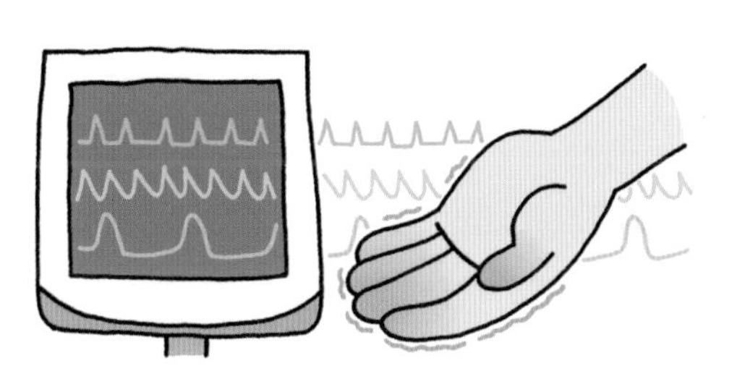

4 腹部視診での異常もみられませんが、聴診にて腸蠕動音が聴こえません。このときに予見される**"最も危険な状態"**は？
何をどう観察する？

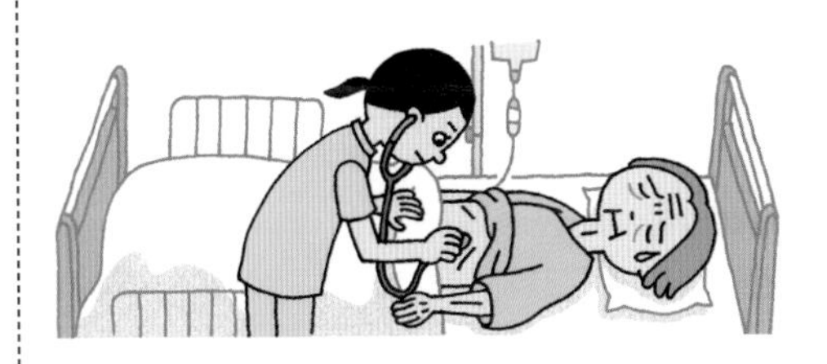

最も危険な病態・疾患

①絞扼性腸閉塞
②急性腸間膜虚血（上腸間膜動脈閉塞症）

はっきりと急変とはいえない場合

①イレウス

このケースについて…

「腸蠕動音が聴こえない」ことの緊急性を見抜くためには、患者さんのバックグラウンド(既往歴)などを含む病歴聴取や使用薬剤、バイタルサイン測定を含む身体所見を統合したアセスメントが必須です。
「腸蠕動音が聴こえない」疾患にどのようなものがあるかを知り、観察ポイントをおさえることで、医師へ報告すべき「レッドフラッグ(見逃してはいけない徴候)」が挙げられるようになり、重篤な状態への進行を防ぐことができます。

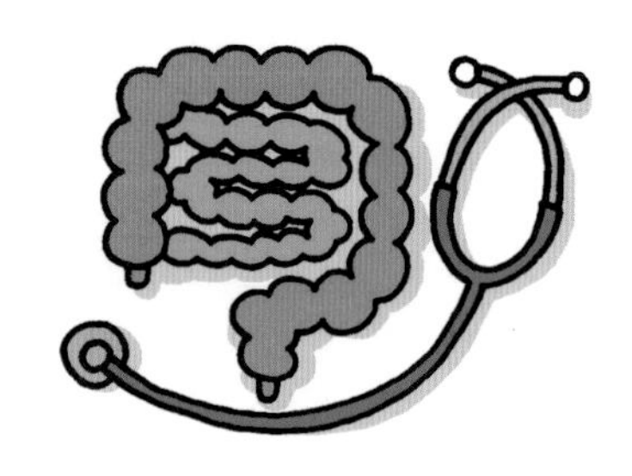

腸蠕動音が聴こえない場合におさえておきたいこと

1 腸蠕動の低下または停止を考える

腸蠕動音は、液状物やガスが腸管内を通過するときに鳴る音です。聴診の際には、腹壁の1か所に聴診器(膜型)を当て、**腸蠕動音を1分間聴診**します。**腸蠕動音が1分間聴こえない場合は、5分間聴診**します。

腸蠕動音の観察では、頻度と性状(**表1**)[1]を聴くことが重要です。

腸蠕動音が1分間または5分間聴こえないことは、**腸蠕動運動が低下、または停止**している状態を意味します。腸蠕動運動の低下または停止の原因として、**腸閉塞**、**腸間膜虚血**、**イレウス**が疑われます。

しかし、「腸蠕動音が聴こえない」という情報だけでは、危険な状態を予測することはできません。重要なのは、**病歴聴取と身体所見を組み合わせたアセスメント**です。特に病歴聴取の際には、痛みの性状について、OPQRST(**表2**)を念頭に置いて聴取することは診断の大きな手助けになると考えられます。

ここ観察!

以下の順番で、腹部を観察

●視診

全体を観察(腹部だけでなく、顔色や表情も)

●聴診

腸蠕動音(頻度、性状)

●打診(腹部の9領域*を意識)

□痛み
□鼓音(高い音。腸管内にガスが貯留)
□濁音(濁った低い音。腹水などが原因) など

●触診

□腫瘤
□筋性防御
□圧痛 など

●その他

□バイタルサイン
□末梢冷感 など

* 腹部を9つに分けたときの領域。心窩部、季肋部(左右)、臍部、側腹部(左右)、下腹部、回盲部(右腸骨窩部)、左腸骨窩部。

表1 腸蠕動音の頻度と性状

腸閉塞、腸間膜虚血、イレウスが疑われる

	正常	頻度の異常		性状の異常
		減弱・消失	亢進	金属音
聴診	●1分間に5回以上聴取	●減弱:1分間聴取されない ●消失:5分間聴取されない	●大きな音が、持続して聴取される	●金属どうしがぶつかり合ったような高い音が聴取される
腸管の状態	●腸蠕動が正常な状態	●腸管運動が低下、または停止している状態	●腸管運動が活発な状態	●腸管が狭窄・閉塞し、腸管運動が活発な状態

(文献1より引用、一部改変)

表2 OPQRST

O	Onset	発症様式
P	Palliative/Provocative	増悪／寛解因子
Q	Quality/Quantity	症状の性質／強さ
R	Region/radiation	場所／放散の有無
S	Associated symptom	随伴症状
T	Time course	時間経過

病歴聴取の際に、これらを念頭に置きたい

2 腸閉塞は閉塞性と絞扼性に分かれる

腸閉塞とは、**何らかの原因で腸管内容の肛門側への輸送が障害**されたことによる病態で、血行障害の有無によって、**閉塞性(単純性)**と**絞扼性**(こうやくせい)**(複雑性)**に分類されます(**図1-①**)[2]。一方、**血流障害や神経障害などによって腸管運動が低下**するものを**イレウス**と呼びます(**図1-②**)[2]。

日本では、腸閉塞による機械性イレウスと、汎発生腹膜炎などによる腸管麻痺に起因する機能性イレウスのいずれも、イレウスと呼ばれていましたが、『急性腹症診療ガイドライン2015』で、海外の分類に合わせて前述のような分類で記載されています[2]。

腸閉塞による最悪の状況として、血流障害に伴う**腸管壊死による穿孔**や、**感染に伴う腹膜炎**が発生する可能性があります。

図1 腸閉塞とイレウス

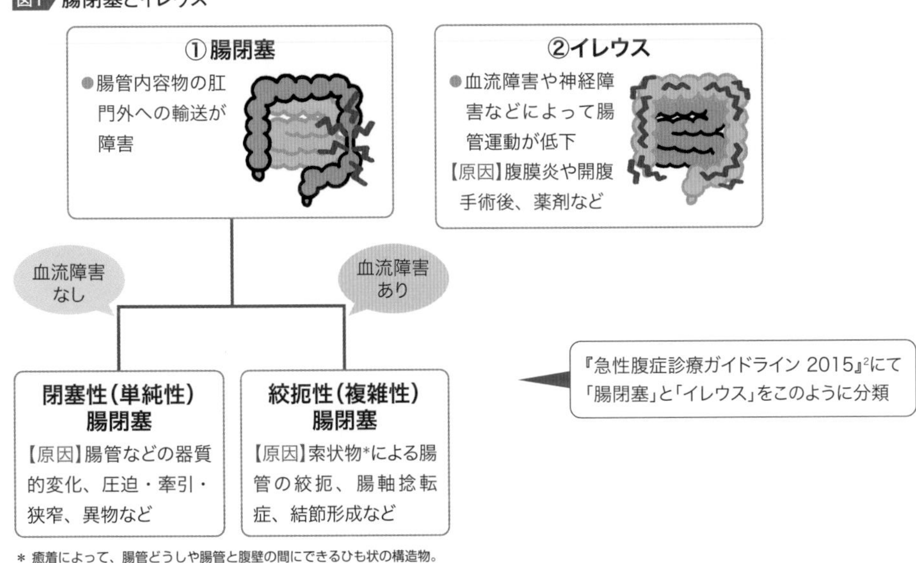

＊ 癒着によって、腸管どうしや腸管と腹壁の間にできるひも状の構造物。

(文献2を参考に作成)

3 上腸間膜動脈の虚血は、閉塞が最も多い

消化器に分布する動脈には、腹腔動脈、上腸間膜動脈、下腸間膜動脈があり、上腸間膜動脈は、小腸の大部分と、大腸の一部に分布している動脈です。上腸間膜動脈が何らかの原因で閉塞すると、**腸管が虚血に陥る**とともに、**腸の動きも制限**されます。

上腸間膜(superior mesenteric artery：SMA)領域の虚血で生じる病態には、以下の4つがあります。

①上腸間膜動脈閉塞症(mesenteric arterial embolism：SAME)
②上腸間膜動脈血栓症(mesenteric arterial thrombosis：SMAT)
③非閉塞性腸管虚血(non-occlusive mesenteric ischemia：NOMI)
④上腸間膜静脈血栓症(acute mesenteric venous thrombosis：SMDT)

最も多いのは「①上腸間膜動脈閉塞症」で、そのほとんどは心原性といわれています。血栓症では、石灰化を伴う動脈硬化と狭窄がベースにあり、**上腸間膜動脈が起始部で閉塞(高度狭窄)**することが多いとされています。「③非閉塞性腸管虚血」は、透析患者や、心臓血管術後、血管収縮薬使用中にみられます。

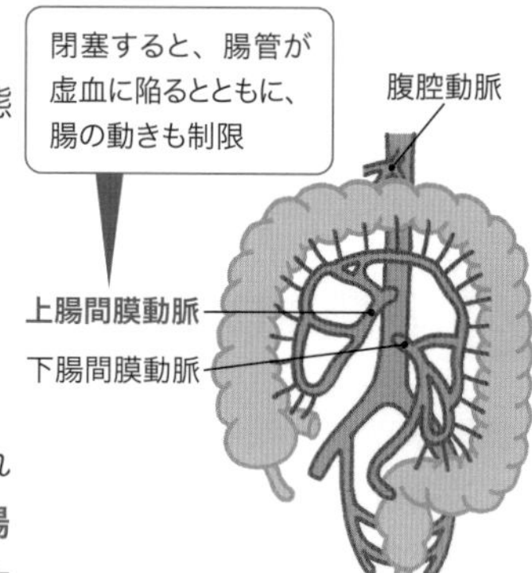

最も危険な病態・疾患は…
①絞扼性腸閉塞
②急性腸間膜虚血(上腸間膜動脈閉塞症)

①絞扼性腸閉塞を疑う

▶なぜ疑う?

まず、**腹痛と腹部膨満感を主訴とした急激な発症**であること、**腸蠕動音の消失**、悪心などから、腹部全体の痛みを訴える疾患のうち、**消化器にかかわる重篤疾患**を考えなければなりません(**表3**)。特に緊急性を要する、絞扼性腸閉塞を見逃さないように、情報を整理していく必要があります。

▶観察のポイント

絞扼性腸閉塞は、腸管および腸間膜の絞扼により腸管壁の血行障害を起こすものです。発症した際は、**急激な強い疼痛**があります。進行すると、腸管は壊死に陥り、**腸蠕動音は減弱・消失**します。

ここ観察!
- 急激な強い疼痛
- 腸蠕動音の減弱・消失(進行の場合)

表3 腹部全体の痛みを訴える患者さんで鑑別すべき疾患

血管系	大動脈瘤破裂、大動脈解離、腸間膜動脈閉塞症、腸間膜静脈血栓症
消化器系	消化管穿孔、**消化管閉塞(絞扼性)**、急性胃炎、急性腸炎、臓器破裂、膵炎
内分泌代謝系疾患	糖尿病性ケトアシドーシス、アルコール性ケトアシドーシス、急性ポルフィリン症*1
その他	中毒(鉛、ヒ素など)、IgA血管炎*2、両側肺炎　など

絞扼性腸閉塞は、特に緊急性を要する

＊1 酵素異常により、中間代謝産物のポルフィリンが体内に蓄積する疾患。消化器症状(激しい腹痛・嘔吐など)、精神症状(不安・不眠など)、神経症状(四肢の麻痺や筋力低下など)がみられる。
＊2 免疫グロブリンのIgAが沈着することで発症する血管炎。紫斑や関節痛、消化管症状などがみられる。

表4 単純性腸閉塞と絞扼性腸閉塞の鑑別

鑑別項目	単純性腸閉塞	絞扼性腸閉塞
腹痛	緩徐で間欠的	急激で強く持続的
バイタルサインの異常(発熱、頻脈、血圧低下)	少ない	多い
腹膜刺激症状	まれ	多い
腸蠕動音	亢進(金属音)	**進行すると減弱・消失**
血液検査所見	特徴的な所見に乏しい	白血球数⬆、CRP⬆
腹部単純X線	立位鏡面像*1、Kerckring(ケルクリング)ひだ*2、ハウストラ*3を伴うガス像	無ガス像が多い

(文献3より引用)

＊1 腸管内に溜まったガスと液体が映し出されたもの。
＊2 小腸の内壁を構成する輪状のひだ。X線画像では、腸管に細いしま模様がみえる。
＊3 結腸壁の外側のふくらみ。X線画像では、腸管に太いしま模様がみえる。

単純性腸閉塞と比較して、発症が急激

筋性防御
●触診時に腹壁が硬直する

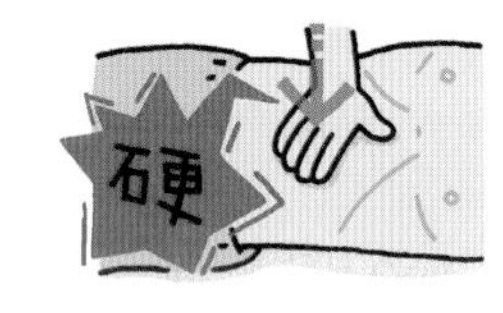

反跳痛(ブルンベルグ徴候)
●腹部を圧迫したときより、離したときに強い痛みを感じる

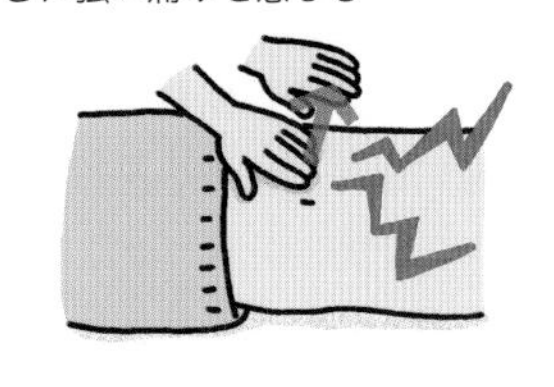

腹腔内には腸管壁によって漏出した血性滲出物が貯留し、**急速にショック状態**に陥ることもあり、救命のためには、外科的処置が必要となります。

▶鑑別と初期治療の進み方

①鑑別

絞扼性腸閉塞は発症が急激で、ショック状態に陥ることもあります。筋性防御、反跳痛(ブルンベルグ徴候)など腹膜刺激症状を伴う圧痛もあり、**ループ状に拡張した腸管を腫瘤として触知**することもあります(Wahl(ワール)徴候)。

絞扼性腸閉塞を疑うCT所見には、**beak sign**(ビークサイン)(鳥のくちばしのように腸管がみえる)、**whirl sign**(ウィールサイン)(腸間膜血管の異常走行を示す。渦巻き状に腸管がみえる)、**腸管ガス**、**門脈ガス**(腸管壊死のサイン)、**腹水**(腸管内圧の亢進に伴い、静脈還流が障害された所見)、**腸間膜のびまん性拡張**(腸管のうっ血所見)、**腸管壁の肥厚**(腸管のうっ血により粘膜下層の浮腫が生じる)があります。また、造影CTで腸管の造影効果はありません(腸管が映らない)。

表4[3]に絞扼性腸閉塞の特徴を示します。

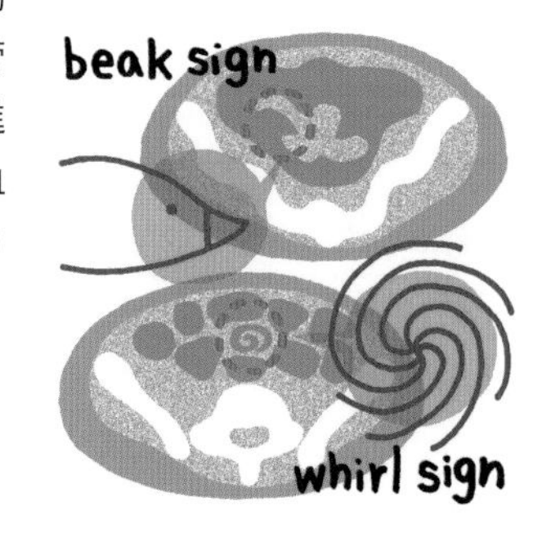

診断だけにとらわれることなく、全身状態の把握を優先し、**ショック状態を見落とさない**ことも重要です。

こんなときはすぐ
ドクターコール
ショックの5徴候
蒼白
冷汗
虚脱
脈拍触知不能
呼吸不全

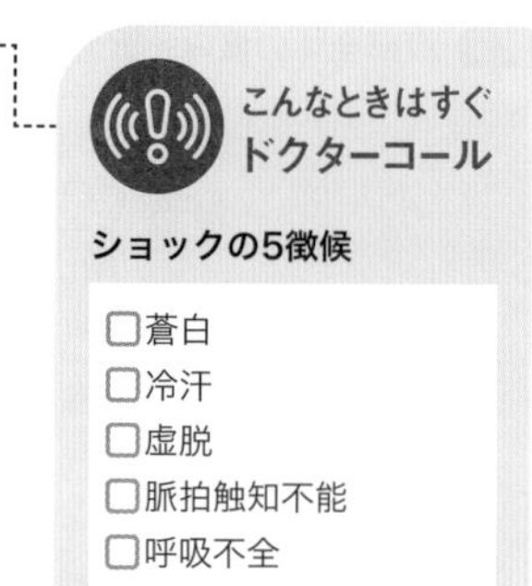

②初期治療

絞扼性腸閉塞と診断されたら、**緊急手術**が行われます。腸管壁の虚血が可逆的なうちに、血行障害を解除できれば、腸切除が回避できるともいわれています。低酸素よる嫌気性代謝で乳酸が産生されるため、腸管虚血の1つの指標として**乳酸値**による判断が有用です（陰性だからといって否定できるわけではありません）。脱水による血液濃縮、白血球数、クレアチン・キナーゼ、乳酸脱水素酵素の上昇と合わせて観察していきます。

初期治療は、輸液管理、胃管の挿入、抗菌薬の投与が行われます。それらを頭に入れ、医師へ**投与する輸液量や抗菌薬投与の確認**を行い、**胃管の挿入準備**を行いましょう。

②急性腸間膜虚血（上腸間膜動脈閉塞症）を疑う

▶なぜ疑う？

患者さんは、まず、腹部全体的に突然疼痛が出現したとのことでした。**突然の痛みは物理的な変化（何かが詰まる、破れるなど）で起こっている**ことが予測されます。

また、腹痛の部位による主要な鑑別疾患、**腸蠕動音消失**などと併せると、**腸間膜領域の虚血**、**腹膜炎**、前述の**腸閉塞**などが疑われます。

さらに、既往歴の**不整脈（心房細動）**は、腸間膜領域の虚血のハイリスク要因になります。

急性腸管虚血は、**図2**のような経過をたどり、見逃されると、細菌性腹膜炎や敗血症といった重篤な結果に至ります。

おさえておきたい

- 突然発症（突発）する病態・疾患
  - ▶破れる：**腸穿孔**、くも膜下出血
  - ▶裂ける：**大動脈解離**、椎骨脳低動脈解離
  - ▶詰まる：**動脈塞栓**
  - ▶捻れる：精巣捻転、卵巣茎捻転

▶観察のポイント

特異的な症状はありませんが、特に重要な点は、**突然の強い腹痛**、**腹痛のわりに初期は腹部所見に乏しい**（筋性防御などの腹膜刺激症状は少ない）、**基礎疾患に動脈硬化や心房細動がある**ことです。

表5に血管性疾患と炎症性疾患の違いを示します。上腸間膜動脈虚血は血管性疾患であり、炎症性疾患と比較して重篤度が高いため、その可能性を考えることが重要です。

ここ観察！

- 突然の強い腹痛
- 腹膜刺激症状は少ない

▶鑑別と初期治療

①鑑別

診断は、病歴、理学的所見、検査所見、画像所見から総合的に行います。**表6**の検査結果は、必ずしもみられるとは限りませんが、一般的な所見です。

図2 急性腸管虚血の経過

初期 → 進行

虚血による症状発生
- 強い腹部全体の痛み(突然の腹痛)

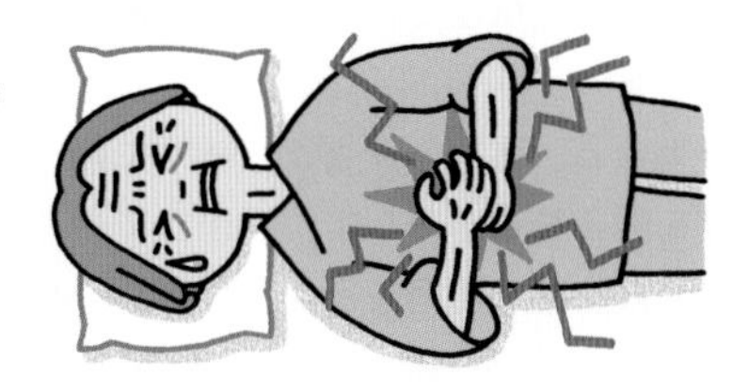

虚血が遷延し、虚血となる
- 痛みの軽減
- 腹部膨満の増加

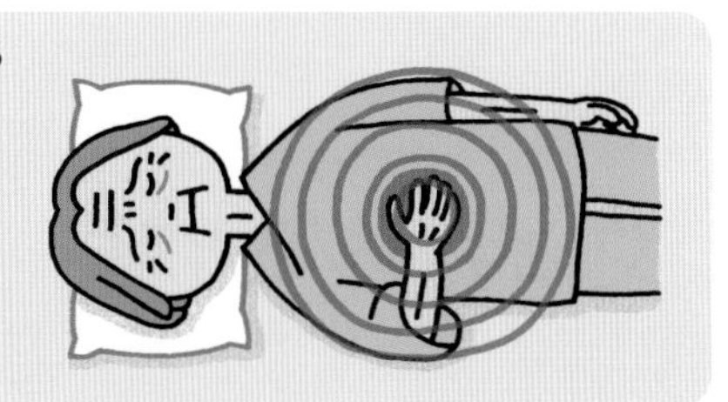

虚血壊死に至った小腸から、細菌性腹膜炎および敗血症が進行
- 代謝性アシドーシス(代償による頻呼吸)
- 紫色の網状皮斑の出現
- 意識レベルの低下

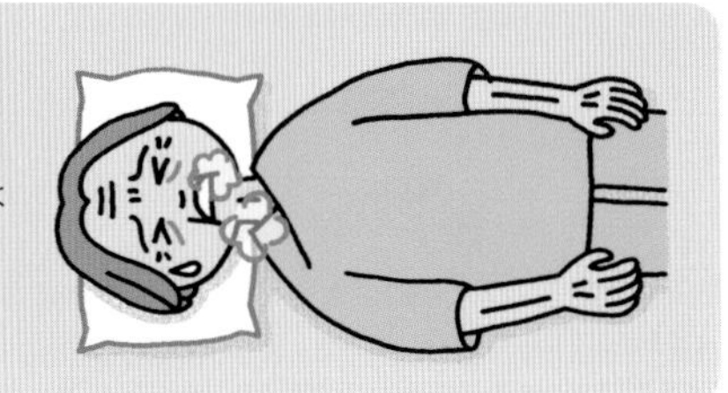

表5 血管性疾患と炎症性疾患の症状の違い

重篤であるため、注意

	血管性疾患	炎症性疾患
代表的な疾患	上腸間膜動脈虚血、腹部大動脈瘤破裂	腹膜炎、胆嚢炎、膵炎など
発症	突然、時に緩徐	緩徐
経過	持続、時に間欠	持続
痛みの程度	軽度～重度	軽度～重度
身体所見(触診)	圧痛と筋性防御に乏しい	圧痛あり

表6 上腸間膜動脈の虚血の検査所見

これらは一般的な所見(必ずしもみられるわけではない)

項目	所見	
腹部単純X線	●腸管壁内のガス像	●門脈ガス
血液検査(進行例)	●白血球数⬆ ●乳酸脱水素酵素(LDH)⬆ ●AST⬆	●ALT⬆ ●乳酸値⬆ ●代謝性アシドーシスの進行
CT	●腸管壁の肥厚 ●腹水の貯留	●腸間膜の肥厚　など
超音波検査	●腸間膜動脈根部の狭窄病変	
選択的動脈造影検査	●cut-off sign(カットオフサイン)(起始部の末梢で動脈が途絶する)	

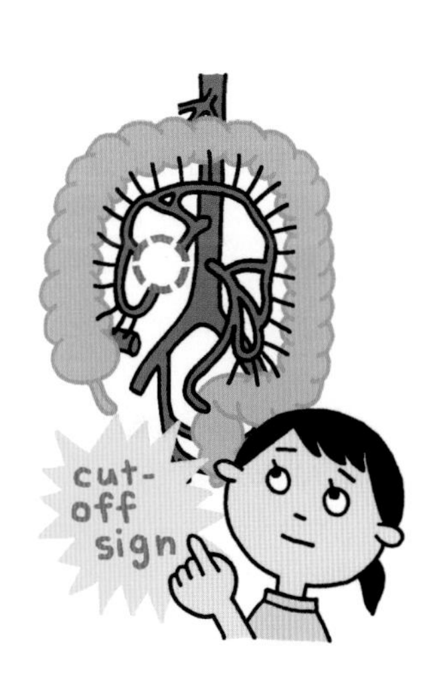

②初期治療

治療法は**血管内治療**や**血栓溶解療法**、**抗凝固療法**で、腸管壊死が明らかであれば**腸管切除**を行います。

虚血腸管の浮腫や血管透過性亢進が進むと、重篤なショック状態に陥ります。まず、**輸液**により循環動態の安定を図ること、そして、手術までの時間が、重要な予後因子となるため、**すみやかに緊急手術を行える段取りを整えること**が必要です。

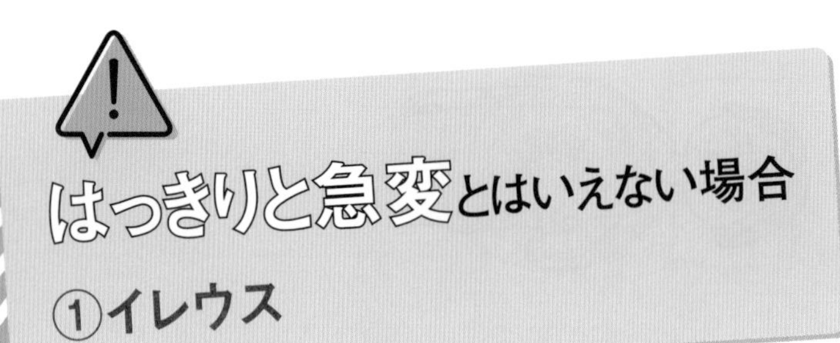

①イレウスを疑う

▶なぜ疑う?

イレウスとは、**腸管の神経や筋が機能的な障害を受け**、**腸管運動が麻痺**したために起こる疾患で、腹部聴診では**腸蠕動音の低下・消失**を認めます。**術後**であることや、痛みで**早期離床が行えていない**、などもリスク因子と考えられます。

本症例は、聴診にて腸蠕動音が聴こえず、既往の不整脈(心房細動)などのリスク因子もあることから、イレウスを疑います。

▶観察のポイント

術後の経過に伴って、**排ガス・排便**、**腹部膨満感**、**腹痛**、**悪心・嘔吐**、**脱水の有無や程度**、**腸蠕動音の頻度や性状**(p.168 表1)を確認し、重要な疾患を見逃さないようにします。

重要な疾患を除外できれば、イレウスを起こす病態(**図3**)がないかを確認します。

ここ観察!
- 排ガス・排便
- 腹部膨満感
- 腹痛
- 悪心・嘔吐
- 脱水
- 腸蠕動音

▶鑑別と初期治療の進み方

①鑑別

腹部単純X線画像では、ガス像を伴う拡張した腸管を認めますが、鏡面像は明瞭でないことが多いとされています。左横隔膜下に大きな胃泡がみられます。

腹膜炎では筋性防御、反跳痛(ブルンベルグ徴候)といった腹膜刺激症状があり、局所の炎症では、その部位に一致して**圧痛**を認めます。

②初期治療

早期離床を図り、イレウスの遅延や腸閉塞の発生を防ぐことが重要です。

図3 イレウスを起こす病態

神経性

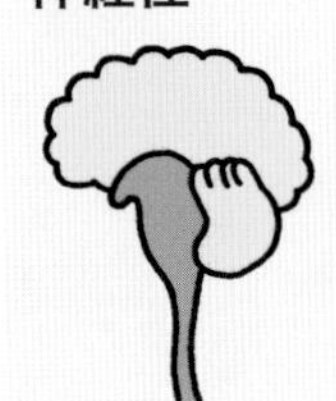

- 開腹術
- 尿管結石症
- 脊髄病変　など

代謝性

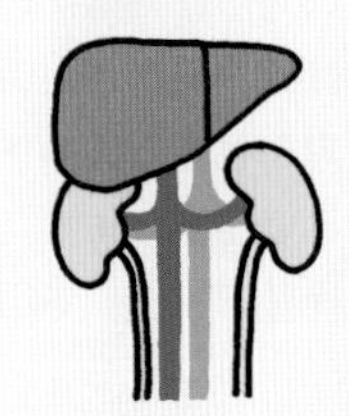

- 低カリウム血症
- 尿毒症
- 甲状腺機能低下症
- 糖尿病性昏睡
- カルシウム・マグネシウムの異常　など

薬剤性

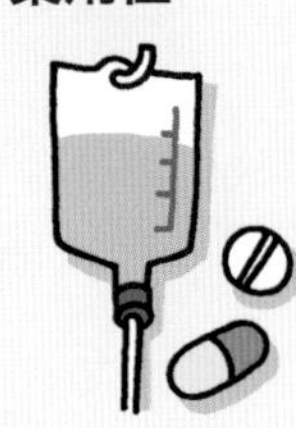

- 抗コリン薬
- 麻薬
- 自律神経遮断薬
- カルシウム拮抗薬
- 抗ヒスタミン薬
- 向精神薬　など

感染性

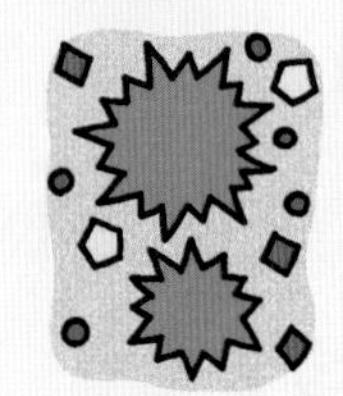

- 腹膜炎
- 敗血症
- 肺炎
- 帯状疱疹　など

図4 数値評価尺度(NRS)

患者さんに痛みの強さを0〜10の11段階で示してもらう

0　1　2　3　4　5　6　7　8　9　10

腹膜炎などが原因でイレウスが生じている場合、原因疾患の治療を最優先に行います。また、開腹手術後や中枢神経系の異常に伴う場合は、腸蠕動促進薬の投与や、胃管や腸管による減圧を行います。

痛みが強く、麻薬などが多く使用されている場合は、数値評価尺度(NRS、**図4**)などを用いて、**疼痛評価を確認**しながら、薬剤を減量することも必要です。

治療は、原因の解除が重要です。そのため、イレウスに至った原因や病歴をアセスメントし、原因を除去・治療していきます。基本的には、絶飲食とし、点滴による**水分補給**を行います。減圧が必要な場合は、イレウス管を挿入します。

痛みを少しでも軽減できるように腹筋を緩め、腹圧を軽減することも看護ケアとして重要です(具体的には、**膝下に枕を入れ、上体をギャッチアップ**する)。ただ、個別性があるため、本人が、楽だと思える姿勢を観察しながら、それをより安楽にできるようにケアを行います。また、**面会者の制限やカーテンを引き**、刺激を最小限にするために、**音やにおいに配慮**し、休みやすい環境をつくります。

加えて、現在置かれている病状の説明(いつまでつらい症状が持続するかなども含め)や、今後行う処置やケアなどの流れを適宜説明しながら、**不安に対する声かけ**を行いましょう。

NRS
numerical rating scale

＊

腹部のフィジカルアセスメントは、「問診→視診→聴診→打診→触診」の順番で進めます。前述したように、「腸蠕動音が聴こえない」だけでは、危険な状態（医師へ緊急に報告する）を判断できません。看護師は、患者さんの訴えや身体所見から得られた情報と、イレウスに至ったと思われる原因や病歴を統合し、**緊急度を見きわめたうえで、医師へ報告**する必要があります。

患者さんの症状や訴え、既往歴、バイタルサインや検査データ、その他の身体所見を統合することが重要です。

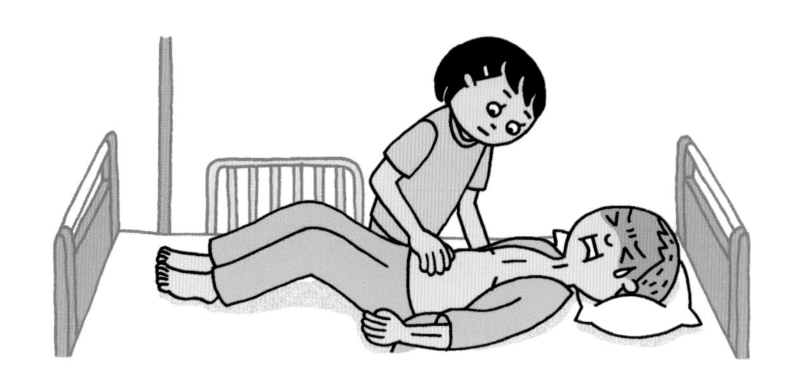

〈引用文献〉
1. 医療情報科学研究所編：フィジカルアセスメントがみえる．メディックメディア，東京，2015：166.
2. 急性腹症診療ガイドライン出版委員会：急性腹症診療ガイドライン2015．医学書院，東京，2015：16.
3. 松野正紀監修，北島政樹，加藤治文，鼻山勝善編：標準外科学 第11版．医学書院，東京，2007：654.

〈参考文献〉
1. 徳田安春：Dr. 徳田の診断推論講座．日本医事新報社，東京，2015.
2. 林寛之編：あの手この手で攻める！　腹痛の診断戦略-解剖学的アプローチから落とし穴回避のワザまで．レジデントノート別冊 2013.
3. 坂井建雄，河原克雅編：カラー図解　人体の正常構造と機能【全10巻縮刷版】〈第3版〉．日本医事新報社，東京，2017.
4. 窪田忠夫：ブラッシュアップ急性腹症．中外医学社，東京，2014.

CASE 18 朝の「採血データ（Hb・血糖・K・WBC）」が異常

小暮佳奈

1 昨日、消化管出血のため内視鏡検査をした患者さん。夜勤の担当看護師が勤務帯終了時、日勤の担当看護師と申し送りのため病室に行くと、意識レベルが低下（JCS300）しています。

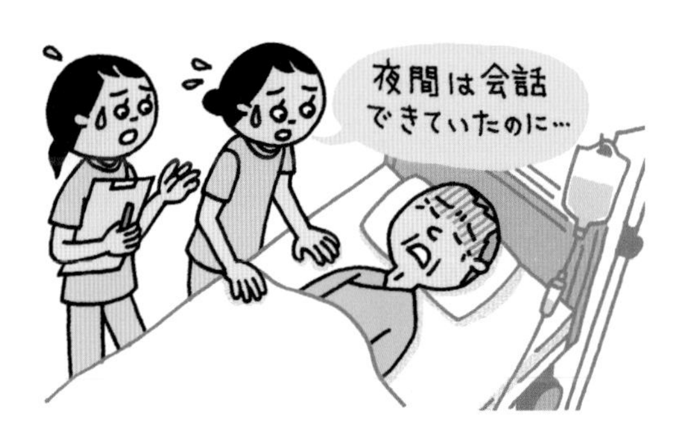

2 すぐに緊急コールし、蘇生処置が始まりました。原因検索のために朝の時点での採血結果を確認すると、ヘモグロビン値が4.0g/dLまで低下していました。

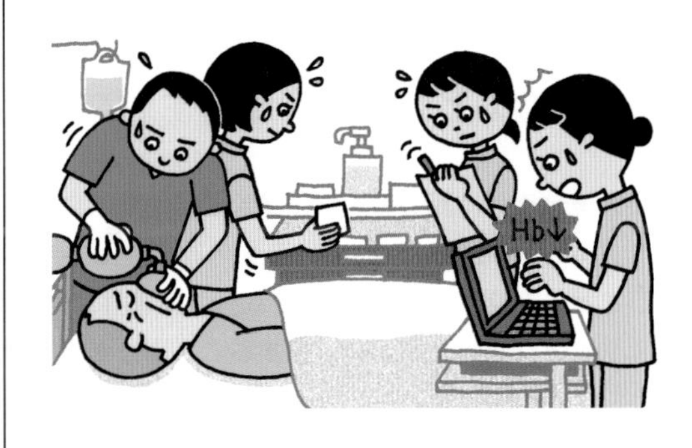

3 朝の時点で予測すべきだったことは？再出血の可能性はある？

最も危険な病態・疾患

【ヘモグロビン（Hb）値】
①出血
【血糖値】
①低血糖
【カリウム（K）値】
①高カリウム血症
【白血球（WBC）数】
①敗血症に伴うショックや、心筋梗塞

次に危険な病態・疾患

【ヘモグロビン（Hb）値】
①過剰輸液によるヘモグロビン減少
【血糖値】
①高血糖
【カリウム（K）値】
①低カリウム血症

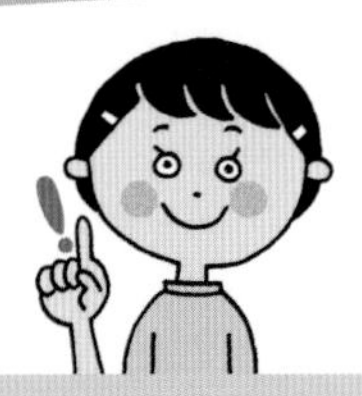

ここでは上の4つの採血データについて解説します

このケースについて…

急変は、朝の検査データで異常を発見することにより、未然に防ぐことができる場合があります。異常値を発見したときには、患者さんに異常はないか観察することが重要です。また、採血を再度行うなどの場合もあります。

今回はその急変につながる可能性のある重要な検査項目としてヘモグロビン・血糖・カリウム・白血球の4つの検査値について考えていきます。

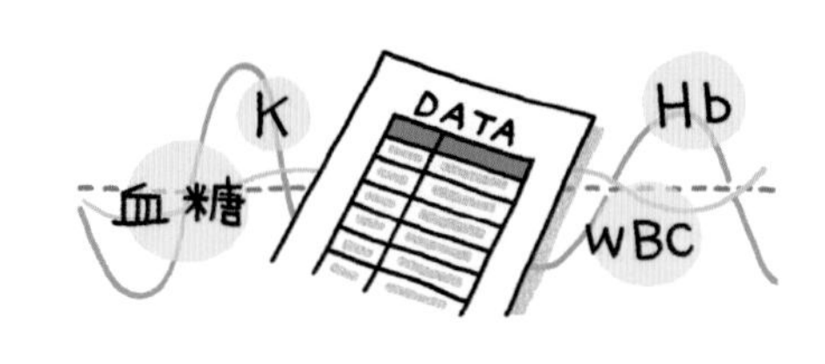

採血データの異常で考えたいこと・おさえておきたいこと

1 カリウムと血糖の変動はすぐに対応する必要がある

採血データごとに変動の理由はさまざまあり、対応も異なってきます。「ヘモグロビン」と「白血球」は、変動の原因となる疾患があるため原因を治療することが重要であり、「カリウム」と「血糖」については変動すること自体がリスクを伴うため、原因を治療することよりもその値を正常値に戻す対応を行うことが必要です。

各検査値の特徴について、以下に示します。

▶ヘモグロビン(Hb)値

ヘモグロビンの役割は、酸素を身体の各組織に運び、二酸化炭素を肺に放出することです。

ヘモグロビン値が上がる要因として、**多血症**、**慢性呼吸器疾患などの二次性多血症**、**ストレス**、**脱水**などがあります。

一方、下がる要因として、**貧血**(再生不良性貧血、鉄欠乏性貧血、鉄芽球性貧血、溶血性貧血、腎性貧血など)、**肝障害**、**出血**、**大量の点滴投与**などがあります(**図1-①**)。

▶血糖値

血糖値の元となるブドウ糖は、経口摂取だけではなく肝臓でも産生されています。血糖値は、血糖を下げるインスリンと、血糖を上げるグルカゴンなどのホルモンによって保たれています。

しかし、**図1-②**に挙げた要因によって、この調節機能がはたらかなくなると、高血糖や低血糖が生じます。緊急度が高いのは高血糖よりも低血糖であり、**低血糖が遷延すると重篤な後遺症(遷延性意識障害など)を残す**ことがあります。

> **おさえておきたい**
> 「血糖値」の異常(特に低血糖)は重篤な後遺症につながる!
> すぐ対応

図1 各検査値の基準値と変動の要因

①ヘモグロビン値

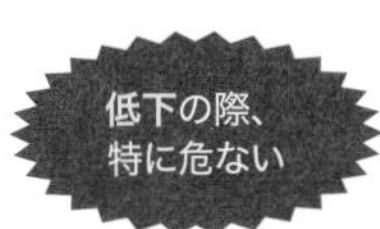

(p.181〜解説)

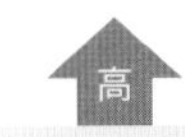

真性多血症、慢性呼吸器疾患などの二次性多血症、ストレス、脱水　など

基準値　**男性：13.5〜17.5g/dL、女性：11.5〜15.0g/dL**

貧血（再生不良性貧血、鉄欠乏性貧血、鉄芽球性貧血、溶血性貧血、腎性貧血など）、肝障害、出血　など

②血糖値

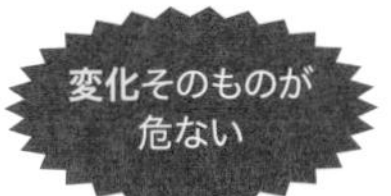

(p.184〜解説)

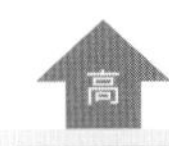

糖尿病、甲状腺機能亢進症、クッシング症候群、原発性アルドステロン症、肝硬変、脳血管障害、肥満　など

基準値　**70〜109mg/dL**

下垂体機能低下症、低グルカゴン血症、インスリノーマ、アルコール性低血糖、腎性糖尿、薬剤性（インスリン投与量や投与時間の誤り）、激しい運動、胃切除後　など

③カリウム値

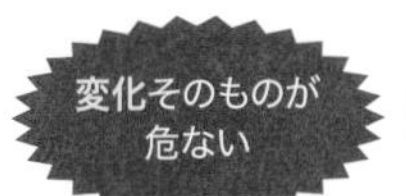

(p.186〜解説)

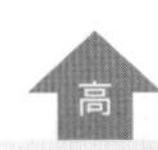

K排泄障害（アジソン病、急性・慢性腎不全、代謝性アシドーシスなど）、細胞内Kの流出（溶血性疾患、代謝性アシドーシス、熱傷など）

基準値　**3.5〜5.0mEq/L**

K摂取不足（栄養不足）、細胞内へのK移行（アルカローシスなど）、K喪失（嘔吐、下痢、原発性アルドステロン症、急性腎不全利尿期など）

④白血球数

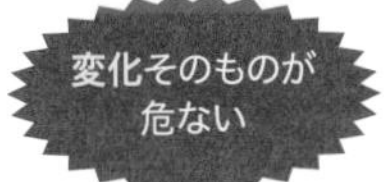

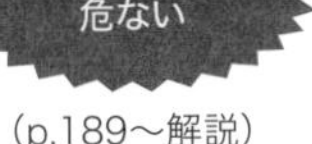

(p.189〜解説)

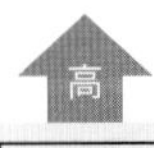

肺炎、扁桃炎、急性虫垂炎などの炎症性疾患、白血病、心筋梗塞、アレルギー性皮膚炎などのアレルギー疾患、ステロイド使用　など

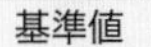
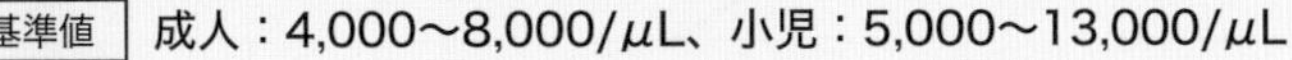

基準値　**成人：4,000〜8,000/μL、小児：5,000〜13,000/μL**

重症敗血症、再生不良性貧血、急性白血病、全身性エリテマトーデス（SLE）、抗がん剤投与　など

※重症の場合は低下することがあるが、1日で低下することは基本的にないため、増加の場合について解説

（文献1より引用、一部改変）

▶カリウム（K）値

カリウムは細胞内の主要電解質であり、血清中にも一定量存在しています。浸透圧、酸塩基平衡だけでなく、筋肉や神経のはたらきにも関与し、なかでも心筋には大きな影響を与えています。

カリウム値は**図1-③**に挙げた要因によって変化し、カリウム値が6.0mEq/L以上に上昇すると、**致死性不整脈**が生じます。

また、カリウム値が低い場合には、**心電図異常**（QT延長、U波の増高、トルサード・ド・ポアン）がみられ、**食欲低下、悪心・嘔吐、麻痺性イレウス、四肢の筋力低下、脱力感**が現れることがあります。

おさえておきたい

カリウム値の異常（特にカリウム高値）は致死性不整脈につながる

すぐ対応

LINK トルサード・ド・ポアン p.188

▶白血球（WBC）数

白血球は、体内に侵入する異物や細菌を取り入れて、消化分解します。

白血球数は**図1-④**に挙げた要因によって変化し、**炎症徴候（発赤・腫脹・熱感・疼痛）**の現れとして増加することがあります。炎症が全身性に波及すると、**敗血症**などにつながる可能性があります。

2 迅速な評価・報告をこころがける

朝の採血データで異常値を見つけたら、まずは患者さんのそばに行き、観察をしましょう。異常値を見つけた場合のおおまかな対応の流れを**図2**に示します。

「患者さんに異常はないか」「データの異常と関連した身体所見はあるか」をアセスメントし、医師へ報告することで、患者さんの急変を未然に防ぎましょう。

図2 異常値を見つけた場合の流れ

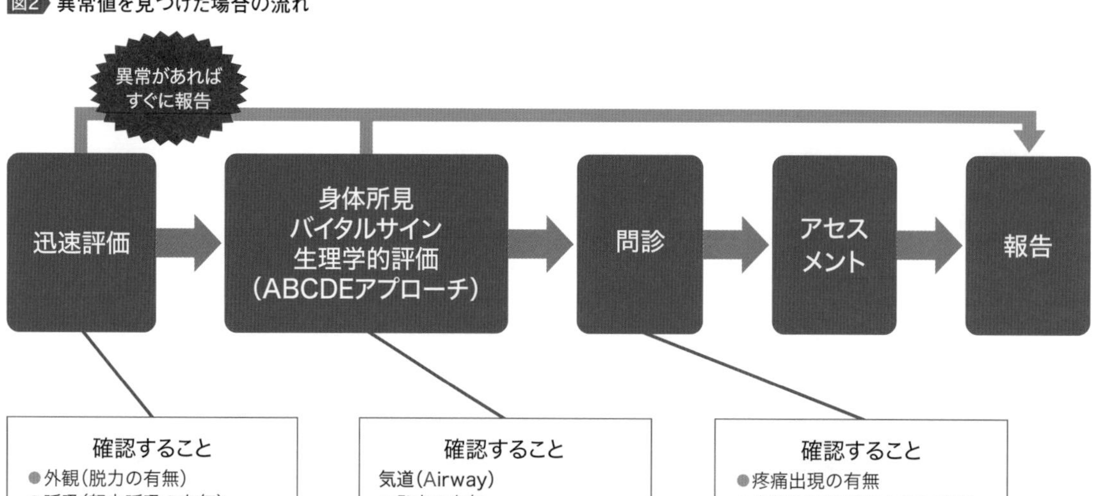

確認すること（迅速評価）
- 外観(脱力の有無)
- 呼吸(努力呼吸の有無)
- 循環(顔面蒼白〈白血球数増加の場合は顔面紅潮〉)

パッと見た数秒間の評価を行う

確認すること（身体所見・バイタルサイン・生理学的評価）

気道(Airway)
- 発声の有無
- 胸郭挙上の有無

呼吸(Breathing)
- 浅表・速迫の有無
- 呼吸補助筋使用の有無
  ＋呼吸回数測定

循環(Circulation)
- 橈骨動脈触知の有無
- 冷汗や末梢冷感の有無
  ＋脈拍数測定、血圧測定、心電図検査、IN-OUT測定

意識(Dysfunction)
- JCS/GCS
- 麻痺の有無
  ＋瞳孔測定

(※ABCが安定した状態で確認)

体温・環境(Exposure& Environmental control)
- 体温測定

炎症徴候
- 発赤
- 腫脹
- 熱感
- 疼痛

確認すること（問診）
- 疼痛出現の有無
- 自覚症状出現や変化の有無
- 食欲の有無
- 服薬状況

頭蓋内圧亢進を有した状態の場合、「切迫するD」(定義は以下)と呼ばれる
- GCS合計点8以下の意識レベル
- 経過中にGCS合計点が2以上低下
- 脳ヘルニア徴候を伴う意識障害(瞳孔不同、片麻痺、クッシング現象)

(定義は文献2より引用、一部改変)

朝の採血データでヘモグロビン（Hb）値が異常

最も危険な病態・疾患は…

①出血

①出血を疑う

ヘモグロビン値は貧血の判断指標として有用です。**表1**のように、ヘモグロビン値ごとに現れる症状が異なるため、**患者さんの症状からヘモグロビン値を推測することができます。**

▶なぜ疑う?

ヘモグロビン値低下の際に最も注意する病態は、**出血**です。特に、**外科手術後や内視鏡による止血処置後**の場合は再出血の可能性があり、危険です。

▶情報収集のポイント

①出血のサイン

呼吸回数増加、頻脈、血圧低下、末梢冷感、冷汗がある場合は、**ショック状態**の可能性があります。すぐに処置の介入が必要なため、迅速に報告しましょう。

ショックの5徴候

- □蒼白
- □虚脱
- □冷汗
- □脈拍触知不能
- □呼吸不全

明らかな出血があるかを観察し、**創部の状態**や**ドレーンからの排液の性状・色・量**の観察をします。

また、IN-OUTバランスの確認を行い、IN量よりもOUT量のほうが多い場合は循環血液量減少の可能性があります。胃部不快感、吐血の有無や、おむつの中の排泄物を確認し、**黒色便・鮮血便**がみられる場合は、**下部消化管出血**の可能性があります。

明らかな出血がなくとも、胸腔内や腹腔内で出血している場合もあるため、**胸部や腹部の痛み、腹部膨隆の有無**を観察することが必要です。

表1 ヘモグロビン値低下によって生じる症状

ヘモグロビン値（g/dL）	症状
9～10	皮膚・口唇・粘膜の蒼白
8	動悸・息切れ
7	耳鳴り、頭痛、めまい、失神、倦怠感、四肢冷汗、思考能力低下、心拍出量の低下、酸素不足による狭心症発作
6	心雑音（血液濃度不足による血流の変化）
5	食欲不振・低体温
3	心不全・浮腫・昏睡

7g/dL以下は輸血適応

（文献3より引用、一部改変）

高齢者は皮下脂肪の減少により、転倒などの外傷による外部からの衝撃に弱く、**皮下血腫**が起こりやすいです。また、表皮と真皮の結びつきが弱いことも、皮下血腫が進行する原因となります[4]。そのため、**全身を観察**することが必要です。特に**抗血小板薬や抗凝固薬を内服している患者さん**や、**透析患者や肝機能障害の患者さん**は止血機能が低下しているため、注意が必要となります。

②あわせて確認したい検査データ

赤血球数の値を確認し、赤血球産生が低下しているかどうかを確認します。

ヘマトクリットから、**平均赤血球容積**、**平均ヘモグロビン濃度**の値を求め、どのような貧血の可能性があるかを検討します(**表2**)。

また、出血した血液に含まれるタンパク質が腸内で分解されてアンモニアとなるため、**尿素窒素が上昇**している場合は、消化管出血の可能性があります。

ここ観察!

- 赤血球数低下(300×10⁴/μL以下)
- 平均赤血球容積
- 平均ヘモグロビン濃度
- 尿素窒素上昇

▶鑑別・初期治療の進み方

明らかな出血部位がある場合はすぐに直接圧迫止血法で止血を行います。そして、静脈ライン確保、血液型・クロスマッチ検査を実施し、**輸血の準備**などを行いましょう。

表2 平均赤血球容積と平均ヘモグロビン濃度から疑われる貧血の種類

MCVとMCHCの値から、貧血の種類を予測

平均赤血球容積(MCV)	平均ヘモグロビン濃度(MCHC)	分類
低(80fL*1以下)	低(26pg*2以下)	小球性低色素性貧血(鉄欠乏性貧血　など)
正常(81〜100fL)	正常(26〜35pg)	正球性正色素性貧血(出血性貧血、腎性貧血　など)
高(101fL以上)	高(35pg以上)	大球性正色素性貧血(巨赤芽球性貧血　など)

*1 フェムリットル。赤血球の大きさを示す単位。
*2 ピコグラム。10^{-12}(1兆分の1)グラム。

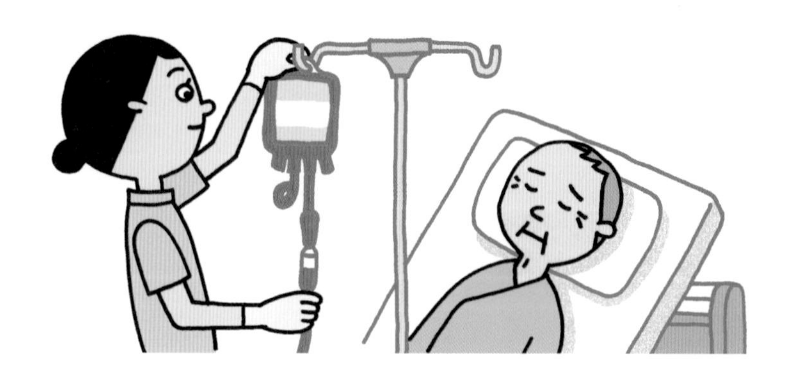

朝の採血データでヘモグロビン(Hb)値が異常

次に危険な病態・疾患は…

①過剰輸液によるヘモグロビン減少

①過剰輸液によるヘモグロビン減少を疑う

▶なぜ疑う?

過剰輸液によるヘモグロビン減少の可能性もあります。腎機能低下患者では、過剰輸液による溢水(いっすい)になりやすく、特に注意が必要です。

▶情報収集のポイント

まず既往歴に**腎不全**がないか確認します。そしてIN-OUTバランスを確認します。**尿量と比較し、輸液量が多くないか**確認します。また、**四肢の浮腫**や**体重増加**にも注意が必要です。

▶鑑別・初期治療の進み方

溢水による**心不全徴候**がないか観察します。**動悸**、**息切れ**、**努力呼吸**、**喘鳴(ぜんめい)**、**起坐呼吸**の有無や、**頸静脈怒張**、**体重増加**がないか注意しましょう。

胸部X線写真にて**心拡大**はないか確認します。また心エコーにて心機能評価や**下大静脈の拡大の有無**を確認します。鑑別するため、検査の準備をする必要があります。

水分の排出を促進するため、輸液量を減量し**利尿薬**を使用します。自尿がない患者さんでは、緊急で体外式限外濾過療法(ECUM)にて除水する必要があります。

ここ観察!

心不全徴候

- □動悸
- □息切れ
- □努力呼吸
- □喘鳴
- □起坐呼吸
- □頸静脈怒張
- □体重増加

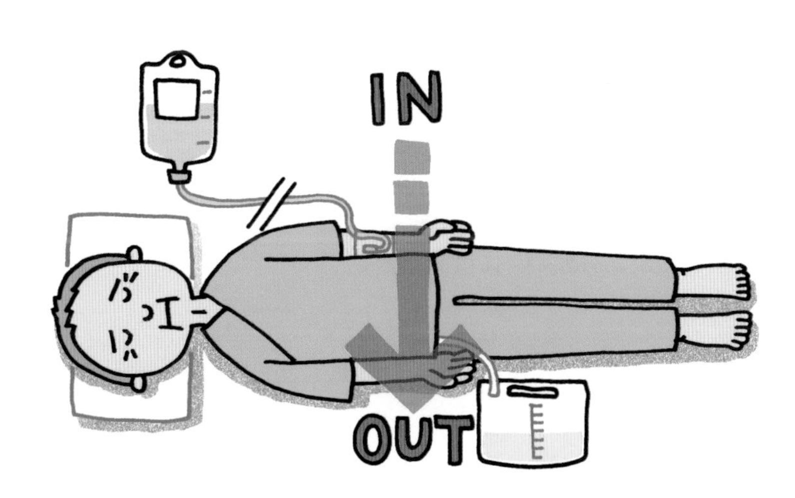

体外式限外濾過療法
extracorporeal ultrafiltration method。心不全や肺水腫などによる身体の過剰な水分の除去を目的に、透析量をゼロにして除水だけを行う治療法。

朝の採血データで血糖値が異常

最も危険な病態・疾患は…

①低血糖

①低血糖を疑う

▶なぜ疑う?

血糖値が低いときには**低血糖による意識障害・けいれん発作**を予見しましょう。**糖尿病治療薬**を服用していると、低血糖になりやすいため、注意が必要です。

▶情報収集のポイント

まず、低血糖の症状(**図3**)の有無を確認します。

ブドウ糖は脳にとって不可欠なエネルギー源です。そのためブドウ糖の持続的な供給がなくなると脳機能を維持できなくなるため、**中枢神経症状**が起こります。**頭痛**や**目のかすみ**、**無気力**や**倦怠感**といった症状がないか観察しましょう。低血糖により**意識障害とともに片麻痺が起こる**ことがあり、脳卒中と間違うことがあるため、注意が必要です。

また、**基礎疾患に糖尿病があるか**を必ず確認し、血糖降下作用のある薬(**表3**)を服用しているか確認します。意識障害があり、けいれん発作時はすぐに医師へ報告します(救急カートも準備)。

また、図2のバイタルサイン測定時に血糖を測定する必要があります。**血糖値70mg/dL未満**の低血糖であれば、患者さんの自覚症状を確認したうえで、医師へ報告が必要です(意識障害があれば、救急カートを準備する)。

▶鑑別・初期治療の進み方

すみやかに糖分摂取を行うため、**ブドウ糖の静注または内服**を行います。その後、**15分間隔で血糖をチェック**し、低血糖が遷延しないか観察していきます。

意識障害やけいれんを起こす可能性もあるため、患者さんをベッドに横たわらせ安全を確保します。また、けいれん出現時に対応できるように**緊急カート**を準備し、**バッグバルブマスク**など換気のための準備を行います。**抗けいれん薬**の準備も必要です。

図3 血糖値が低いときに生じる症状

血糖値：約70mg/dL以下

交感神経症状
- 汗をかく
- 不安な気持ち
- 脈が速くなる
- 手や指が震える
- 顔色が青白くなる

心拍数↗

血糖値：50mg/dL程度

中枢神経症状
- 頭痛
- 目のかすみ
- 集中力の低下
- 生あくび
- 無気力
- 倦怠感

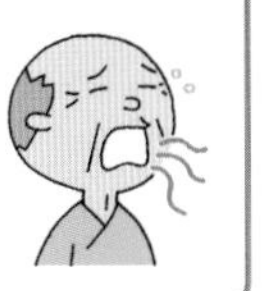

血糖値：50mg/dL以下

- 異常な行動
- けいれん
- 昏睡（意識のない状態）

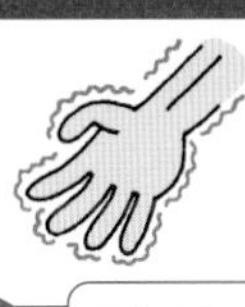

返事はあるが、開眼しないなども

表3 血糖降下作用のある薬剤

種類	一般名（商品名）
解熱鎮痛薬	●アセトアミノフェン（アセトアミノフェン） ●インドメタシンナトリウム（インダシン®） など
β遮断薬	●カルテオロール塩酸塩（ミケラン®） ●アテノロール（テノーミン®） など
ACE阻害薬	●カプトプリル（カプトリル®、カプトプリル） ●エナラプリルマレイン酸塩（エナラプリルマレイン酸塩） など
痛風治療薬	●アロプリノール（アロプリノール） など
抗不整脈薬	●ジソピラミド（ジソピラミド） ●シベンゾリンコハク酸塩（シベノール®） など
脂質異常症治療薬	●フェノフィブラート（リピディル®） ●ベザフィブラート（ベザトール®） など
抗凝固薬	●ワルファリンカリウム（ワーファリン） など
抗がん薬	●ストレプトゾシン（ザノサー®） ●ベキサロテン（タルグレチン®） など
抗血小板薬	●アスピリン（アスピリン） など

朝の採血データで血糖値が異常

次に危険な病態・疾患は…

①高血糖

①高血糖を疑う

▶なぜ疑う？

血糖値が高値のときに予見したい危険な病態として、Ⅰ型糖尿病の患者さんであれば、**糖尿病性ケトアシドーシス**（DKA）、Ⅱ型糖尿病の患者さんであれば、**高血糖高浸透圧症候群**（HHS）があります。

血糖値が高値の場合は、**脱水**、**感染症**にも注意が必要です。感染症に罹患すると、コルチゾールやカテコールアミンなどのストレスホルモンや炎症性サイトカインの影響で血糖値が上昇します。

DKA
diabetic ketoacidosis
HHS
hyperosmolar
hyperglycemic syndrome

表4 血糖値を上昇させる薬剤

種類	一般名(商品名)
高カロリー輸液	●ハイカリック液　など
ホルモン剤(ステロイドなど)	●グルカゴン ●ヒドロコルチゾンコハク酸エステルナトリウム(ソル・コーテフ) ●メチルプレドニゾロンコハク酸エステルナトリウム(ソル・メドロール®)
ループ系利尿薬	●フロセミド(ラシックス®)　など
サイアザイド系利尿薬	●トリクロルメチアジド(フルイトラン®)　など
カルシウム拮抗薬	●ベラパミル塩酸塩(ワソラン®) ●ジルチアゼム塩酸塩(ヘルベッサー®) ●ニフェジピン(アダラート®)　など

▶情報収集のポイント

血糖値高値で起こる症状(**血糖値＞300mg/dLになると、腹痛・嘔吐が**生じる)を確認します。**意識障害、口渇・口腔粘膜の乾燥、皮膚の乾燥、多飲・多尿**がないかについても確認します。

また食事時間についても確認します。血糖測定に及ぼす状況や薬剤・時間(血糖降下薬内服後、インスリン注射後どのくらい経つか)・測定の手技(消毒後乾燥させたか〈乾燥していないと、採血時に混入する恐れがある〉)を確認します。

血糖値を上昇させる薬剤(**表4**)を服用しているかも確認します。

ここ観察!
- 腹痛
- 嘔吐
- 意識障害
- 口渇・口腔粘膜の乾燥
- 皮膚の乾燥
- 多飲・多尿
- 食事時間
- 薬剤(投与時間も)
- 手技

こんなときはすぐドクターコール
- 意識障害がある
- 血糖値が200mg/dLを超える

▶鑑別・初期治療の進み方

高度の高血糖の場合、医師の指示のもと**多量のインスリンを投与して血糖を降下**させます。

なお、血糖値を低下させるためにインスリンを使用すると血糖が細胞内に移行するとともにカリウムも細胞内へ移行するため、同時に血中のカリウム濃度も低下します。そのため、低カリウム血症による**脱力**や**心電図異常**などに注意が必要です。

朝の採血データでカリウム(K)値が異常

最も危険な病態・疾患は…

①高カリウム血症

①高カリウム血症を疑う

▶なぜ疑う?

高カリウム血症は、**腎不全、降圧薬を内服**しているなど、カリウム値が上昇しやすい患者さんで起こりやすいです。高カリウム血症では**致死性不整脈(心室細動)**が出現し、**心停止**を起こす可能性があるため非常に危険です。

▶情報収集のポイント

①胸部苦悶感や動悸、筋力低下など

高カリウム血症の場合、自覚症状はそれほど目立ちませんが、**胸部苦悶感**や**動悸**などを認められることがあります。そのほかに、**筋力低下**や**脱力**がみられることがあるため、確認しましょう。

また**心電図異常**が生じます。**図4**のような波形がみられたら、最終的には心室細動などの致死性不整脈に至ることがあるため要注意です。

致死性不整脈により**心停止**した場合は、すぐに一次救命措置（BLS）を開始します。また**急激にカリウムが上昇し5.0mEq/L以上**の場合は、症状がなくてもすぐに医師へ報告が必要です。

こんなときはすぐドクターコール
- 心停止
- カリウム値が5.0mEq/L以上

②あわせて確認したい検査データ

そのほか高カリウム血症になっている原因を検索するために、**表5**の検査データについても確認しましょう。

▶鑑別・初期治療の進み方

カリウム値が高い場合は、モニター心電図を装着し、**12誘導心電図検査**を行い、致死性不整脈へ移行時にすぐ対応できるように、**除細動器の準備**も行います。

また、医師の指示のもと**重炭酸ナトリウム（炭酸水素ナトリウム）**や**塩化カルシウム**などの薬剤の投与や、**グルコース・インスリン（GI）療法**の準備が必要です。

グルコース・インスリン（GI）療法
グルコース（ブドウ糖）が細胞内に取り込まれる際に、Kも取り込まれる。これを利用し、グルコースとインスリンを同時投与することでグルコースを細胞内に取り込ませ、同時に、Kの値も下げる治療法。

図4 心室細動に移行する可能性のある心電図

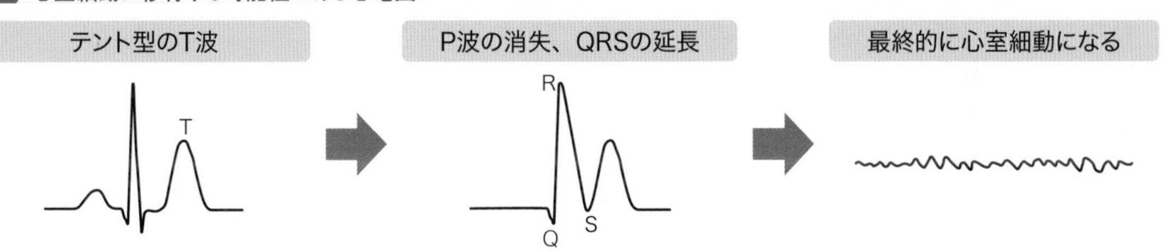

表5 カリウム値が高値になっている際、あわせて確認したい検査データの変化

検査データの変化	疑いたい病態・疾患
尿素窒素（BUN）⬆	腎不全
クレアチニン（Cr）⬆	
ナトリウム（Na）⬆	
クロール（Cl）⬇	
重炭酸ナトリウム（HCO_3^-）⬇	
尿酸⬆	組織障害
リン（P）⬆	
カルシウム（Ca）⬆	
クレアチンキナーゼ（CK）⬆	横紋筋融解症
乳酸（Lac）⬆	その他の組織障害

高カリウム血症の原因探索として、これらの検査データを参考にできる

朝の採血データでカリウム(K)値が異常

次に危険な病態・疾患は…
①低カリウム血症

①低カリウム血症を疑う

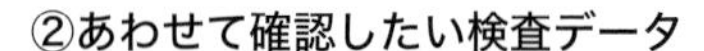

▶なぜ疑う?

カリウム値が低いことにより心電図異常を引き起こし、**心停止**に至ることもあります。そのため早期の対応が必要になります。**嘔吐、下痢、利尿薬投与中**の患者さんではカリウム値が低下しやすいため、注意が必要です。

▶情報収集のポイント

①食欲低下や筋力低下など

カリウム値が低いときには、**食欲低下、悪心・嘔吐、麻痺性イレウス、四肢の筋力低下、脱力感**などの症状が生じるため、それらがないか、観察を行います。

また、**心電図異常**(QT延長、U波の増高、トルサード・ド・ポアン、**図5**)の有無もチェックします。

こんなときはすぐ
ドクターコール

- 重症不整脈
- 麻痺
- 脱力
- カリウム値が3.0mEq/L以下

②あわせて確認したい検査データ

低カリウム血症はアシドーシス、アルカローシスのいずれかを伴うことが多いため、**血性重炭酸イオン**を確認します。また糖尿病性ケトアシドーシスのチェックのため、**血糖値**を確認します。

重炭酸イオンと血糖値の値によって、**表6**の病態の可能性があります。

図5 カリウム値が低いときに生じる心電図

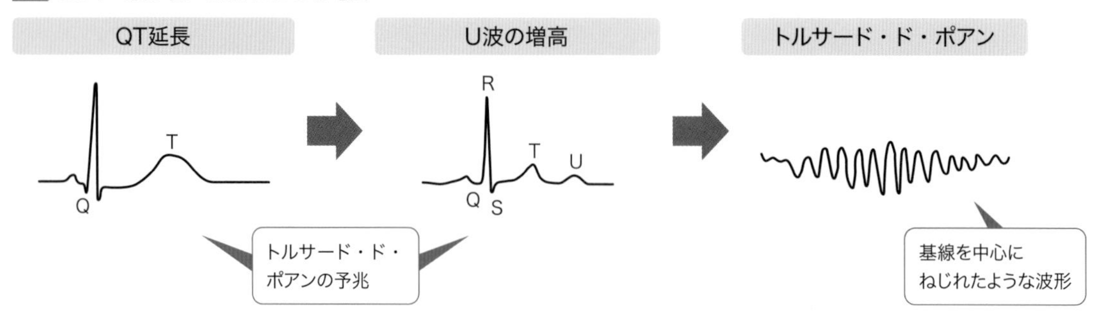

表6 カリウム値が低いときの血性重炭酸イオンと血糖値の変化と、疑われる病態

検査データ	疑われる病態
血性重炭酸イオン⬇	代謝性アシドーシス
血性重炭酸イオン⬆	代謝性アルカローシス
血糖値⬆	糖尿病性ケトアシドーシス

▶鑑別・初期治療の進み方

12誘導心電図を装着してモニタリングを行います。

緊急時は、経静脈的に**カリウム補充**をします(カリウム補充時は、**必ず輸液ポンプを使用**)。

朝の採血データで白血球(WBC)数が異常

最も危険な病態・疾患は…

①敗血症に伴うショックや、心筋梗塞

①敗血症に伴うショックや、心筋梗塞を疑う

▶なぜ疑う?

炎症性疾患などが起こると、細菌などを消化分解するために白血球も増加します。そのため、**白血球が増加していれば、生体に炎症が生じている**ことが予想されます。また、心筋での組織破壊により白血球が上昇することがあります。

▶情報収集のポイント

①ショック徴候

炎症徴候を観察しましょう。ショック状態であればすぐに医師へ報告し、迅速に対処します。敗血症を予測するうえで活用されているスケールとして、**qSOFA基準**があります。このうち、2項目以上を満たした場合は、敗血症の可能性を考え、医師へすぐに報告しましょう。

胸痛や胸部違和感など胸部症状が出現していないか確認します。

ここ観察!

炎症徴候

- □発赤
- □腫脹
- □熱感
- □疼痛

②あわせて確認したい検査データ

細菌感染症では、特に**「好中球」**に注目します。感染症の初期には、好中球減少よりも、幼若な好中球(桿状核球・後骨髄球など)の出現を伴った好中球の増加がみられます(**図6**)。

心筋梗塞ではトロポニンが上昇するため確認が必要です。また、12誘導心電図を測定しST変化がみられていないか確認します。

そのほか、細菌感染症でも心筋梗塞でも**C反応性タンパクが白血球数よりも遅れて上昇**し、プロカルシトニン(PCT)も上昇します。

こんなときはすぐドクターコール

qSOFA(quick SOFA)基準[5](以下)を2項目以上満たす

- □意識変容
- □呼吸数≧22回/分
- □収縮期血圧≦100mmHg

▶鑑別・初期治療の進み方

qSOFA基準を2項目以上満たせば、敗血症疑いとし、集中治療室にて全身管理を考慮する必要があります。そして**臓器障害の程度を評価**します。

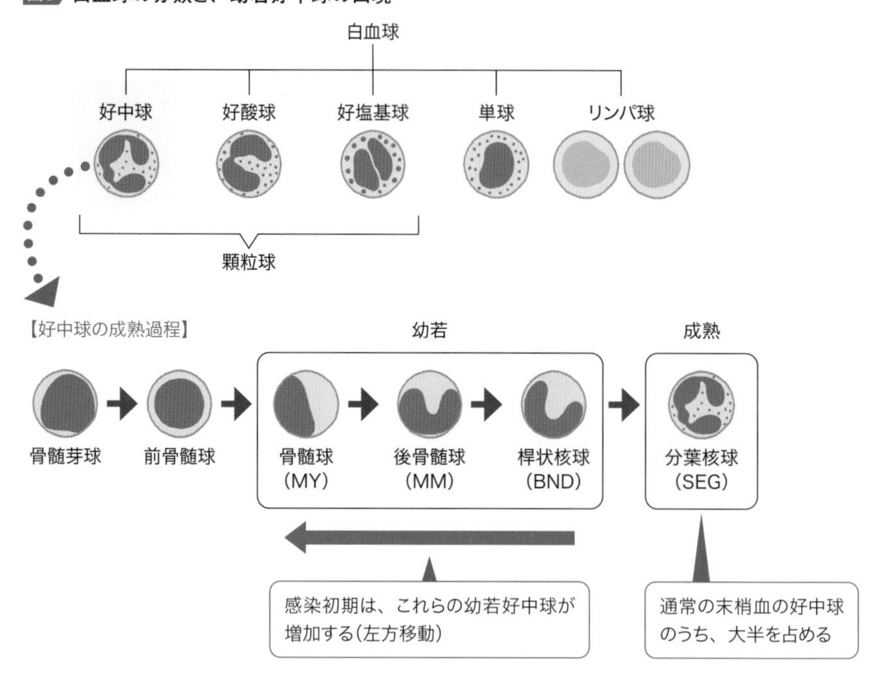

図6 白血球の分類と、幼若好中球の出現

胸部症状があり、トロポニンが上昇していれば、心筋梗塞の可能性があります。心筋梗塞を否定するために、胸痛や腹痛など**疼痛の観察**や**12誘導心電図測定**を行いましょう。

①敗血症の初期治療

すぐに原因部位と細菌の同定を行うために**血液培養、喀痰培養、尿培養**のために検体採取します。

平均血圧65mmHg以上を保つように輸液負荷と血管作動薬を使用しながら、**敗血症診断から1時間以内に抗菌薬を投与**することが必要です。また、組織循環障害時に上昇する**血性乳酸値を2mmol/L未満にすることを目標**にします。**発熱があればクーリング**を行います。

②心筋梗塞の初期治療

心筋梗塞と判断された場合は、すぐに**緊急心臓カテーテル検査**が必要となります。心臓カテーテル検査室へ移動できるよう、準備を行います。

〈引用文献〉
1. 西﨑祐史, 渡邊千登世編著：ケアに生かす検査値ガイド 第2版. 照林社, 東京, 2018：48, 54, 122, 142.
2. 日本外傷学会, 日本救急医学会監修, 日本外傷学会外傷初期診療ガイドライン改訂第5版編集委員会編：改訂第6版外傷初期診療ガイドラインJATEC. へるす出版, 東京, 2021：11.
3. 野中廣志：新版 看護に役立つ検査事典. 照林社, 東京, 2015：175.
4. 日本看護協会 認定看護師制度委員会 創傷ケア基準検討会編著：創傷ケア基準シリーズ(3)スキンケアガイダンス. 日本看護協会出版会, 東京, 2002.
5. Singer M, Deutschman CS, Seymour CW, et al.：The Third International Consensus Definitions for Sepsis and Septic Shock(Sepsis-3). JAMA 2016；315(8)：801-810.

〈参考文献〉
1. 日本救急医学会日本救急看護学日本小児救急医学会他編：緊急度判定支援システム JTAS2017ガイドブック. へるす出版, 東京, 2017.
2. Kasper DL 他編, 福井次矢, 黒川清日本語版監修：ハリソン内科学 第2版. メディカル・サイエンス・インターナショナル, 東京, 2006.
3. 中村俊介, 福地本晴美, 三浦まき編：あれ？と思ったら検査値この3つ. エキスパートナース 2016；32(11)：14-51.
4. 有賀徹, 坂本哲也, 嶋津岳士編, 日本救急医学会監修：標準救急医学(第5版). 医学書院, 東京, 2014：347.

PART
4

ライン・ドレーン類が抜去された

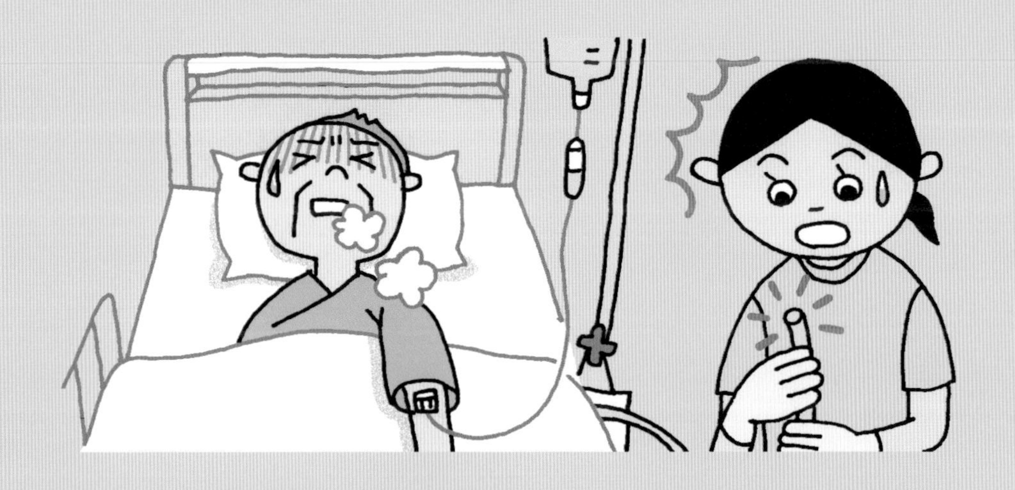

PART 4

CONTENTS

CASE 19 気管切開カニューレが抜けた

向後房江

1 気管切開カニューレを挿入し、人工呼吸器管理を行っていた患者さん。

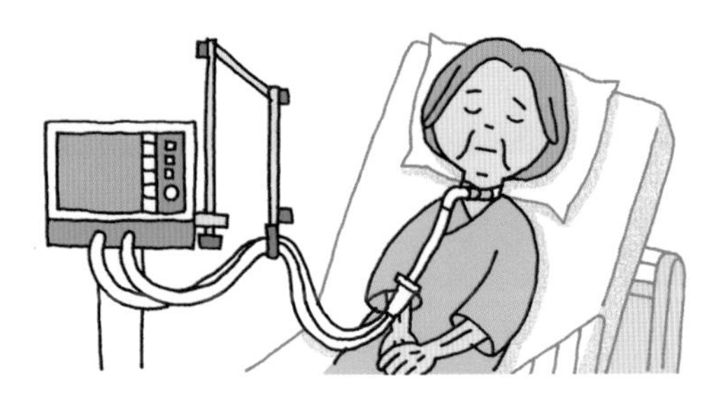

2 看護師1人で清拭を行い体位変換したところ、人工呼吸器のアラームが鳴り始めました。

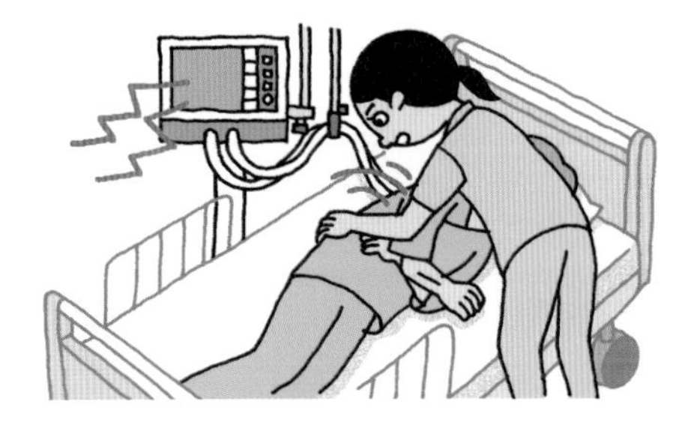

3 患者さんを観察すると、気管切開カニューレが抜けてしまっています。このときに注意したい"**最も危険な状態**"は？

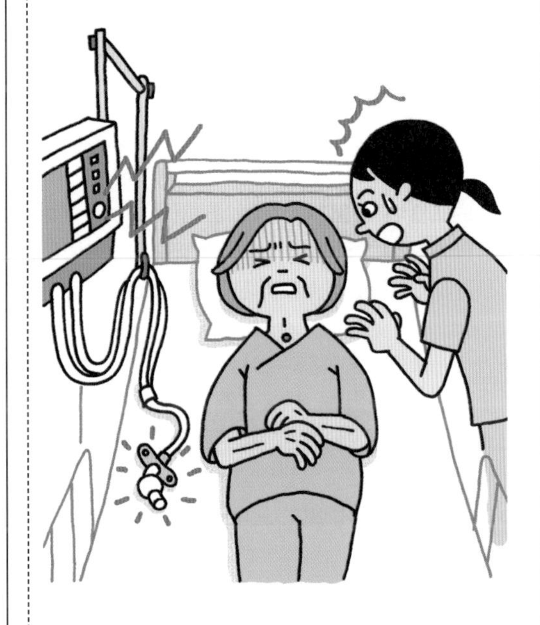

最も危険な病態・疾患

①自発呼吸がない、または不十分

次に危険な病態・疾患

①自発呼吸がある

このケースについて…

気管切開は、気道に開けた気管切開孔に気管切開チューブを挿入し、気道確保を行う処置であり、以下の場合などに行われます。

①長期的・永久的な人工呼吸器管理が必要になる場合
②自己喀痰が困難な場合
③経口挿管が困難な場合
④頭頸部領域の手術・外傷に付随する場合

救急・集中治療室などの超急性期から、慢性期病棟や療養施設・在宅医療などの幅広い現場でみかけることが多いです。気管切開カニューレの抜去時の対応や、抜去の予防策について解説します。

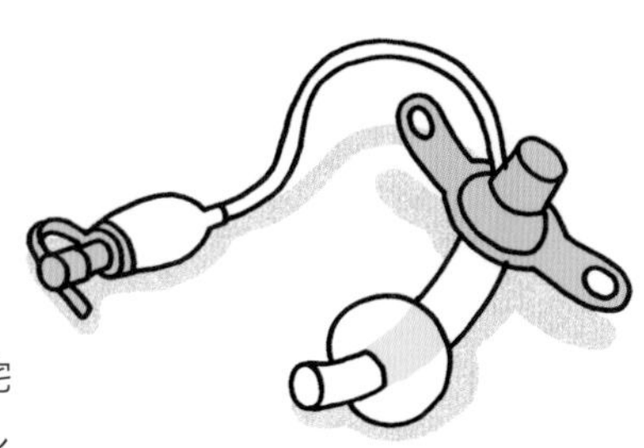

気管切開カニューレの事故抜去で知っておきたいこと

1 気管切開には、一時的気管切開と永久気管孔となっているものがある

気管切開には、「一時的気管切開」と、喉頭分離を行った「永久気管孔」があります。

一時的気管切開(**図1-①**)は、上記「このケースについて…」で示した①～④の病態のときに行われますが、気管切開を必要とした病態が安定し気管切開孔がなくても呼吸が十分行える場合には、気管切開カニューレを抜去します。

一方の永久気管孔(**図1-②**)は、喉頭がん、咽頭がんなどの治療のため喉頭を全摘出する手術や、重度の嚥下障害がある重症心身障害児などの誤嚥を防止するために、**喉頭気管分離術を行って、気管を頸部の皮膚に縫合して気管孔をつくり**、そこに気管切開カニューレを挿入しているものです(気管切開カニューレはその後抜去し、永久気管孔により呼吸を行います)。

図1 一時的気管切開と永久気管孔

2 気管切開カニューレの抜去の際は、すみやかにドクターコールと応援要請を行う

気管切開カニューレを抜去してしまった場合は、**「自発呼吸があるか？」「意識はあるか？」「バイタルサインに変化はないか？」**を瞬時に観察します。

同時に、ドクターコールと応援要請を行います。患者さんの状態が急激に変化し**心肺停止**に移行する危険性もあるため、迅速な対応が必要です。患者さんの状態が悪い場合には緊急コール（スタットコール）を行ったり、院内にrapid response system（RRS）やrapid response team（RRT）などがある場合にはコールし、必要機材の準備も同時に行う必要があります。

医師が到着するまでの間、適切な方法で気道確保を行い、ジャクソンリースやバッグバルブマスクで換気を行います。気道確保は、**「自発呼吸がある」「自発呼吸がない」によって対処方法が異なります（図2、**詳しくはp.199、p.200参照）。

こんなときはすぐドクターコール

気管切開カニューレ抜去を発見したとき

ここ観察！

自発呼吸の有無

図2 気管切開カニューレ抜去の場合の対応

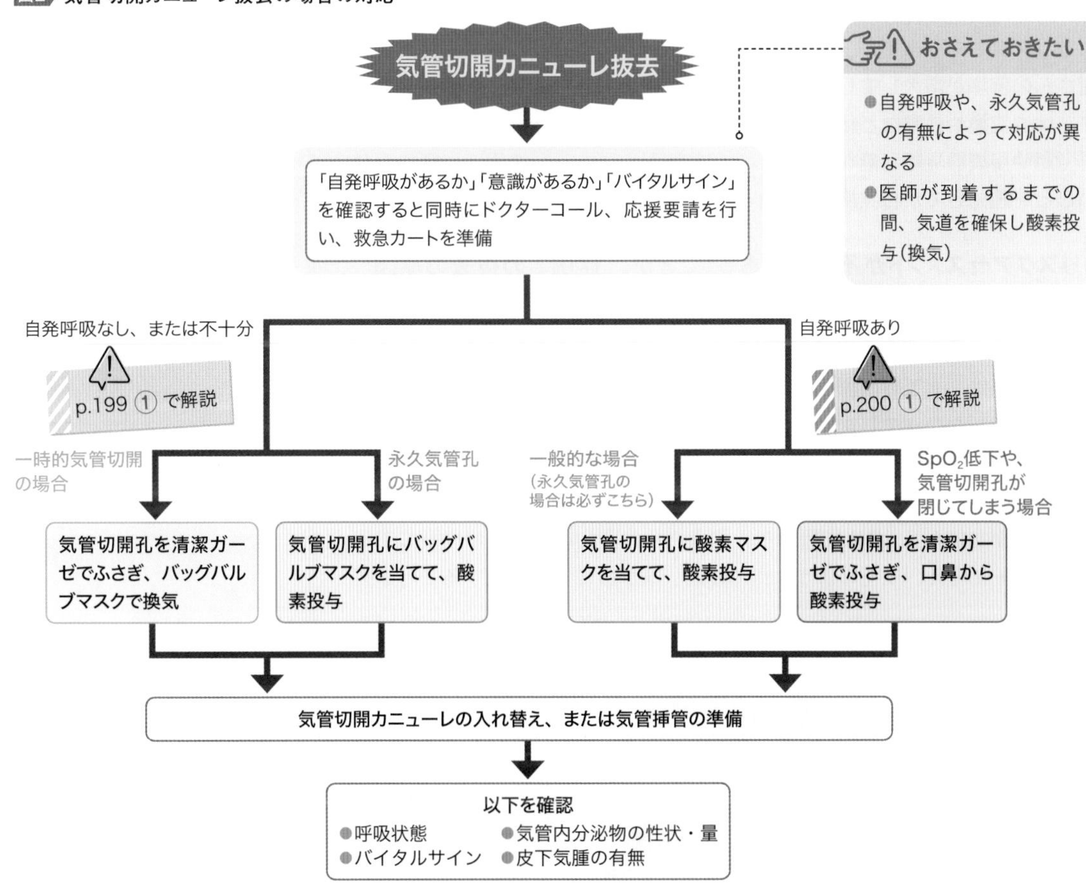

3 体位変換などの際は、気管切開カニューレが抜けないように注意が必要

▶ケアは、原則看護師2名で実施する

人工呼吸器装着患者の清拭や体位変換などのケアの実施は、**原則看護師2名で実施**することを徹底していく必要があります。そして、**体位変換を行う際には気管切開カニューレ部分を支えながら、慎重に行う**ことが重要です。

また、気管切開部分を保護している切り込みガーゼが汚染した場合も、ガーゼ交換は1人で行わず2人で行いましょう。ガーゼ交換の際に多少なりとも気管切開カニューレが動くため、それに伴い患者さんの咳嗽反射が生じ、気管切開カニューレが逸脱してしまう可能性があります。**1人で行うとガーゼ交換に意識が集中してしまうため、2人で安全にケア**することが重要です。

呼吸器回路に十分なゆとりがあるのか確認することも必要です。挿管チューブと比較して、**気管切開カニューレは短くテンションがかかりやすい**ため、注意が必要です。気管切開カニューレにテンションがかかると抜けてしまうリスクもありますが、**気管切開カニューレが動くことでむせてしまい患者さんの苦痛が増大**してしまうため、苦痛が最小限となるよう配慮が必要です。体位変換や移動など行う際、回路にゆとりがないようであれば**人工呼吸器回路や接続器具は可能な限り外し**、気管切開カニューレの固定に緩みがないことを確認してから実施しましょう。

▶リスクアセスメントが不十分であったことが、症例での抜去の原因

この症例で気管切開カニューレが抜去となった一番の原因として、**人工呼吸器装着患者のケアを看護師1人で実施**したことが考えられます。また体位変換する際に、**人工呼吸器回路と気管切開カニューレの間にゆとりがなく**、テンションがかかってしまった可能性もあります。そして**気管切開カニューレの固定が不十分**であった（緩かった）可能性も考えられます。

いずれにしても、リスクを回避するためのアセスメントが不十分です。時間や人手がないからと1人で行わず、**患者さんの安全と苦痛を最小限にすることを第一に考え**、上記のような点に注意しながら慎重に行動することが大切です。

体位変換は、
気管切開カニューレ
部分を
支える！

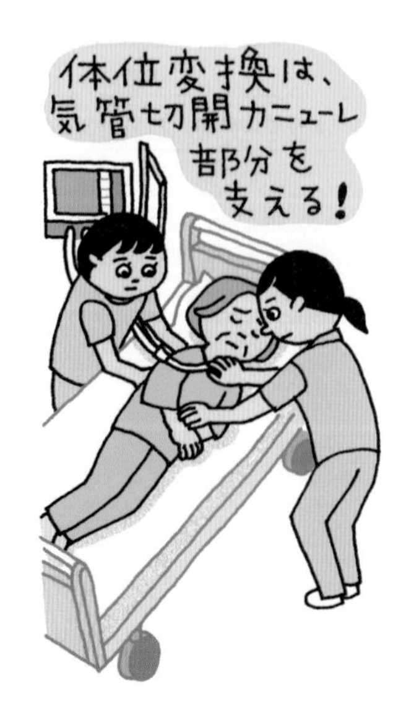

4 気管切開から2週間以内の抜去が起こらないように固定する

▶気管切開から最初の気管切開カニューレ交換までは綿ひもまたは縫合で固定

気管切開カニューレが抜けないように、確実に固定することも重要です。気管切開カニューレの固定方法には、「**綿ひもで固定する方法**」「**縫合して固定する方法**」「**専用のホルダーで固定する方法**」があります。

気管切開カニューレの固定は、気管切開から最初の気管切開カニューレ交換までは綿ひもで固定することが望ましいといわれています。施設によっては縫合して固定する場合もあります(**図3-①**)。**気管切開後2週間は気管切開カニューレの交換は原則として行ってはならない**といわれており、これは、気管壁と皮膚の間が不安定で瘻孔(ろうこう)化されておらず、気管切開カニューレが気管内に留置できないことがあるためです。**この期間に気管切開カニューレが抜けてしまうと、患者さんが生命危機状態に陥る危険性が高いため、絶対に避けなくてはなりません。**

2週間を過ぎた場合の固定には、「専用のホルダーでの固定」が多いです(綿ひもで固定する場合もあります)(**図3-②**)。

> **おさえておきたい**
> 気管切開後2週間は、気管切開カニューレの交換は原則不可

▶浮腫により固定の強さが変化してしまうことがある

固定の際は1横指程度の余裕をもたせて固定しますが、浮腫のある患者さんの場合、気管切開直後に頸部〜顔面・全身の浮腫が著明であっても、治療によってしだいに**身体の浮腫が改善して固定の綿ひもが緩んでくることがあります**。そのため、勤務帯ごとの固定の確認と、患者さんの状態に合わせてひもやホルダーを適宜、締め直す必要があります。

マジックバンドを用いたホルダーで固定している場合には、マジックバンドが外れやすくなるため定期的にホルダー交換をすることも必要です。

固定に関しては、バンドや綿ひもの固定がきつすぎることによって**皮膚障害**をきたす場合もあります。きつすぎず緩くない固定(**1横指程度のゆとりがある状態**)とし、**気管切開周囲や頸部の皮膚の観察**も行いましょう。

> **おさえておきたい**
> 浮腫が改善してきた場合は、ひもやホルダーを締め直す

図3 気管切開カニューレの固定方法

① 気管切開直後〜最初の気管切開カニューレ交換まで(2週間)

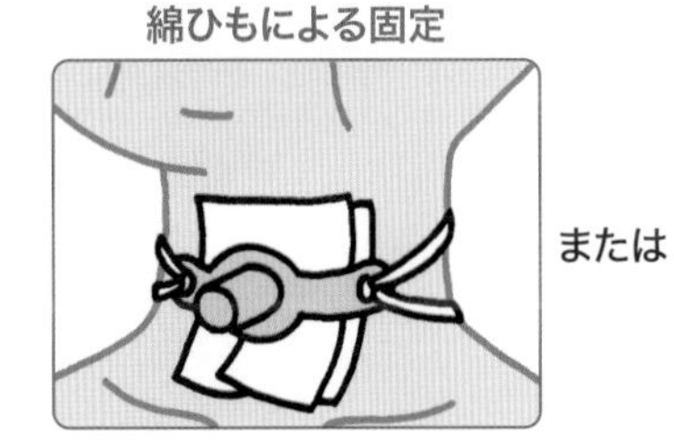

② 2週間以降

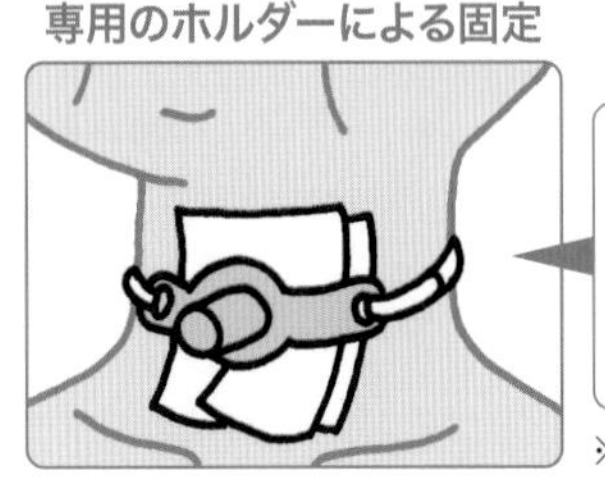
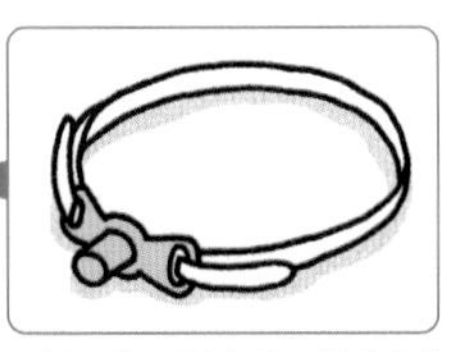

※綿ひもで固定する場合もある

5 気管切開の場合は、常に抜去時の備えをしておく

気管切開患者のベッドサイドには、予期せぬ抜去に備えて**“現在留置しているサイズの”**気管切開カニューレと**“1サイズ細い”**気管切開カニューレを準備しておくことが必要です。「緊急時に気管切開カニューレがない」「取り寄せるのに時間を要する」などということが起こらないように、緊急事態への備えが重要です。

特に注意しなくてはならないのは、気管切開直後に気管切開カニューレが抜去された場合、その部位の**出血や腫脹によって気管切開カニューレの再挿入が困難**となることがあります。そのような場合には、**経口挿管**の準備が必要になります。

計画外抜去は、ケアにかかわらずリハビリテーションや患者移送の際などさまざまな場面で発生する可能性があるため、気管切開患者のベッドサイドには**バッグバルブマスクやジャクソンリースなどの換気の準備**と、**気管挿管セット**を準備しておくことも必要です。

6 気管切開カニューレが抜けかけていても、絶対に押し込まない

注意！窒息のリスク

気管切開カニューレが完全に抜けておらず、抜けかけている場合は、ついつい押し込みたくなってしまいますが、**絶対に押し込んではいけません。**抜けかけているのを見つけたら、**ただちにドクターコール**をします。

特に**気管切開直後から約2週間**は開口部から気管へのルートが確立しておらず、あわてて押し込んでしまうと皮下に気管切開カニューレが迷入してしまい、換気ができなくなり、窒息することがあるためです(**図4**)[1]。

気管切開カニューレが抜けかけている

図4 気管切開カニューレの迷入

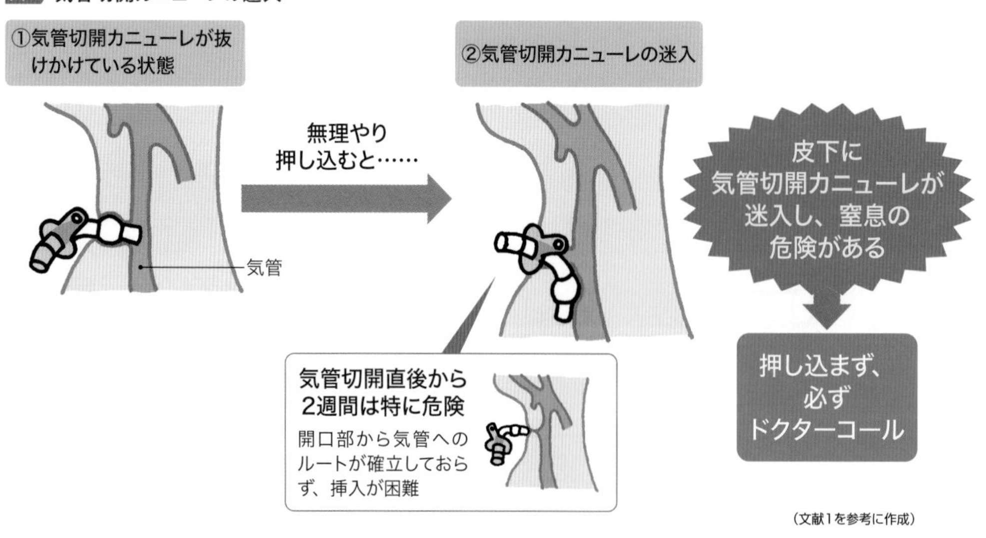

(文献1を参考に作成)

気管切開術後早期の気管切開カニューレの逸脱・迷入により、生命が危機的状況に陥る場合が多いことをすべてのスタッフが認識することが必要です[2]。気管切開カニューレの逸脱・迷入による死亡事故は過去にも発生しており、医薬品医療機器総合機構(Pharmaceuticals and Medical Devices Agency：PMDA)などで注意喚起が行われているため、それらの情報を利用して周知を図っていく必要があります。

おさえておきたい

気管切開カニューレ挿入患者では、気管切開カニューレの逸脱・迷入の可能性を常に認識する

最も危険な病態・疾患は…

①自発呼吸がない、または不十分

①自発呼吸がない、または不十分な場合の対応

自発呼吸がない、または不十分な場合は、患者さんを**水平仰臥位にして換気**を行います。ここで注意しなくてはならないことは、患者さんが**一時的気管切開**なのか、**永久気管孔**なのかということです。

一時的気管切開の場合、**気管切開孔を清潔ガーゼでふさぎ、バッグバルブマスクで換気**します(**図5-①**)。気管切開孔をふさがないと、空気が漏れて有効な換気が行えません。永久気管孔の場合、気管切開孔でしか呼吸できないため、気管切開孔を清潔ガーゼでふさいでしまうと窒息してしまいます。そのため、**気管切開孔にバッグバルブマスクを当てて酸素を投与**し、医師の到着を待ちます(**図5-②**)。

これらの理由から、患者さんの気管切開の状態について、情報をしっかり把握しておく必要があります。

おさえておきたい

一時的気管切開と永久気管孔で気管切開カニューレ抜去時の対応が異なる

図5 気管切開カニューレ抜去時の対応(自発呼吸がない、または不十分な場合)

①一時的気管切開の場合

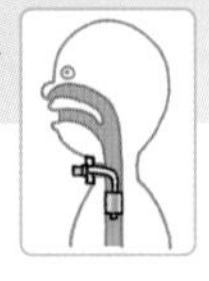

●気管切開孔を清潔ガーゼでふさぎ、バッグバルブマスクで換気

清潔ガーゼ
(テープで固定または手で押さえる)

②永久気管孔(喉頭気管分離)の場合

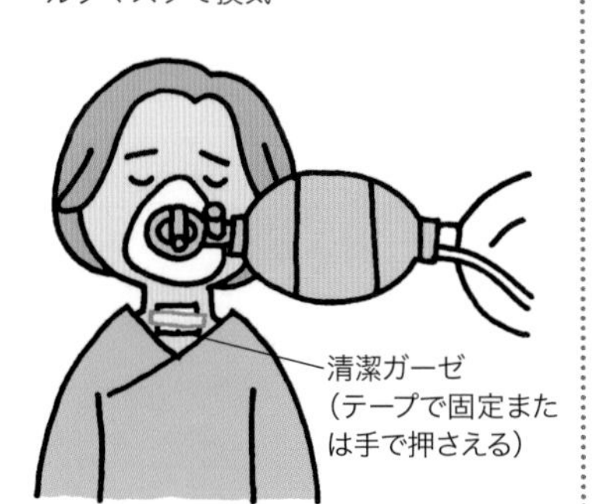

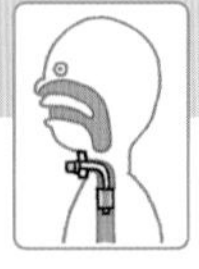

●気管切開孔にバッグバルブマスクを当てて、酸素投与

気管切開孔をふさいでしまうと、窒息してしまう

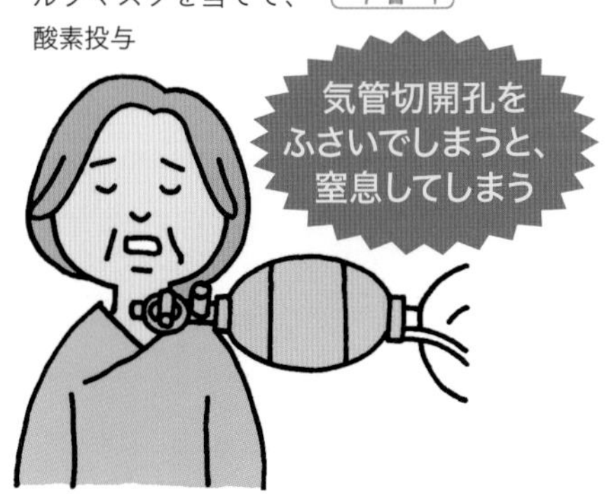

次に危険な病態・疾患は…
①自発呼吸がある

①自発呼吸がある場合の対応

自発呼吸がある（呼吸に合わせて胸郭がしっかり上がっている）場合は、気管切開孔に酸素マスクを当てて酸素投与を行います（図6-①）。

酸素濃度は気管切開カニューレ抜去前と同じ濃度から始めますが、SpO_2が低下する場合や気管切開孔が閉じてしまう場合は、自発呼吸がない場合と同様に、気管切開孔を清潔ガーゼでふさぎ口鼻に酸素マスクを装着します（図6-②）。

おさえておきたい

SpO_2が低下する場合は、酸素マスクを用いる

図6 気管切開カニューレ抜去時の対応（自発呼吸がある場合）

①一般的な場合（永久気管孔の場合は必ずこちら）

- 気管切開孔に酸素マスクを当てて、酸素投与。酸素濃度は、気管切開カニューレ抜去前と同じ濃度で開始

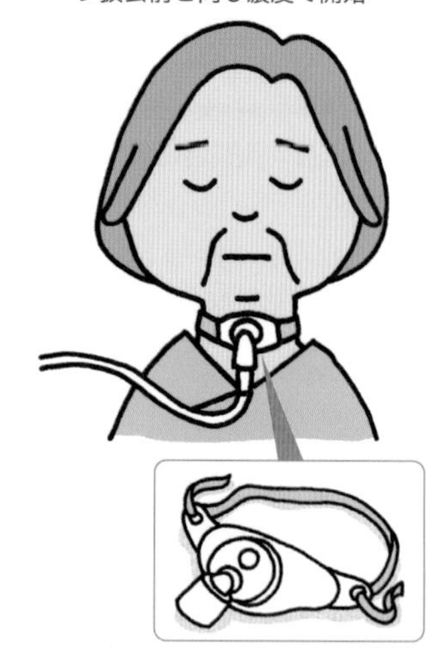

②SpO_2が低下する場合や気管切開孔が閉じてしまう場合

- 気管切開孔（一時的気管切開）を清潔ガーゼでふさぎ、口鼻に酸素マスクを装着

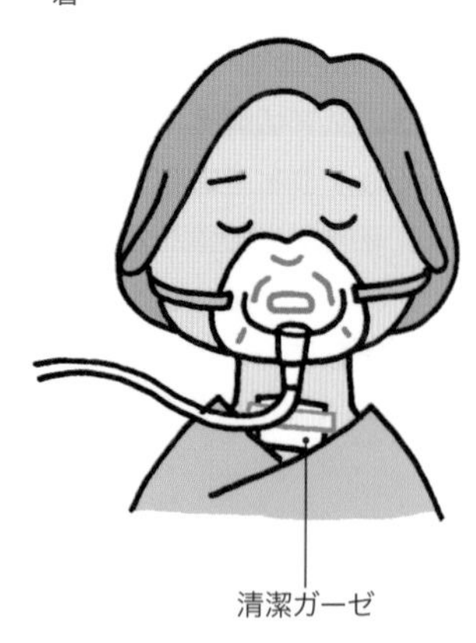

再挿入できても注意！

気管切開カニューレ再挿入後の観察ポイント

▶痰の貯留に注意する

気管切開カニューレの再挿入後は、**バイタルサイン**はもちろんのこと、**気管内分泌物の性状や量の観察**、**呼吸音の聴取**をしっかり行います。

副雑音が聴取できる場合は痰が貯留していることが考えられ、音の種類によって痰の貯留している場所や痰の性状を予測することができます。**いびき音(rhonchi)**（ロンカイ）**は太い気道に痰が貯留**していることが予測でき、**水泡音(coarse crackles)**（コース クラックル）**は流動性の痰が貯留**していることが予測できます。呼吸音聴取をしっかりと行うことで、吸引や体位ドレナージといったその後のケアにつなげることができます。

また、痰や凝血塊が太い気道をふさぐと**呼吸音の減弱や左右差**、**胸郭の運動制限**も生じるため、**呼吸音の減弱・左右差や胸郭の動きを観察**することも大切です。

ここ観察！
- いびき音(rhonchai)
- 水泡音(coarse crackles)
- 呼吸音の減弱・左右差
- 胸郭の動き

▶気管切開カニューレ再挿入後も、抜去時の影響が出ることがある

気管切開カニューレ抜去により、以下の①、②のような影響が生じる場合があります。これらはカニューレを再挿入した後に、遅れて症状が発生するため、再挿入したからといって安心せず、継続的に注意する必要があります。

①抜去時の出血により凝血塊が生じ、窒息することがある

カフが膨らんだまま気管切開カニューレが抜去されたことによって、**気道粘膜や周囲の組織から出血**している可能性があります。その結果、**血液の気管への垂れ込みや凝血塊による窒息の恐れ**があるため、**呼吸状態や吸引物の性状と量**などの観察の強化が必要です。

ここ観察！
- 呼吸状態
- 吸引物の性状・量

②抜去時の皮下への空気の漏れにより、皮下気腫が生じる可能性がある

気管切開カニューレが抜けた際の刺激で空気が皮下に漏れると、**皮下気腫**が出現する場合があります。**頸部や鎖骨下周囲の皮膚の触診**を行い、皮下気腫の有無ならびに**マーキング**を行うことも重要です。

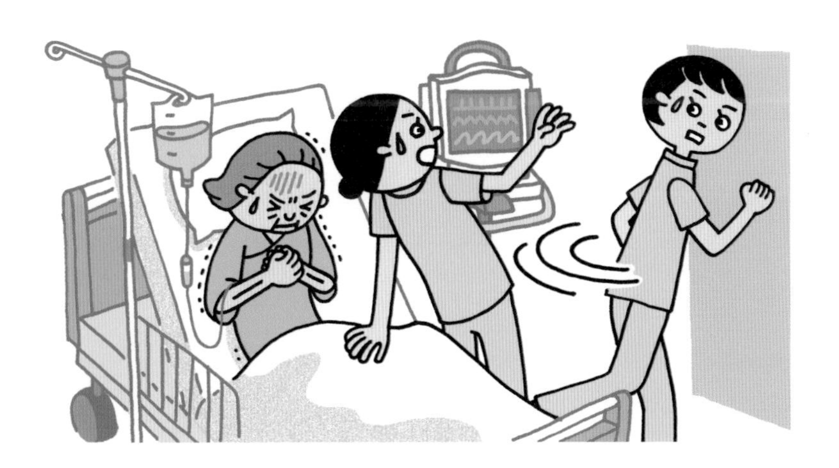

気管切開カニューレが完全に抜けていなくても逸脱した気管切開カニューレから強制陽圧換気を行うと、全身性の皮下気腫、縦隔気腫、気胸に至ってしまうこともあります。**SpO_2の極端な低下、血圧低下などバイタルサインの変化に注意**し、変化があればただちにドクターコールを行い、胸部X線撮影や血液ガス分析のための採血がすぐにできるよう、準備しておきましょう。

こんなときはすぐドクターコール

- SpO_2の極端な低下
- バイタルサインの変化（血圧低下など）

〈引用文献〉

1. 医薬品医療機器総合機構ホームページ：医療安全情報 No. 35 2012年10月 気管切開チューブの取扱い時の注意について. https://www.pmda.go.jp/files/000144686.pdf(2022.12.28アクセス)
2. 日本医療安全調査機構ホームページ：医療安全情報 No.1 2012年9月 気管切開術後1週間のリスク管理. http://www.medsafe.jp/activ_alarm/activ_alarm_001.pdf(2022.11.9アクセス)

〈参考文献〉

1. 佐藤憲明編：ドレーン・チューブ 管理&ケアガイド. 中山書店, 東京, 2014.
2. 道又元裕, 小谷透, 神津玲編：人工呼吸管理実践ガイド. 照林社, 東京, 2009.
3. 道又元裕監修：見てできる臨床ケア図鑑 ICUビジュアルナーシング. 学研メディカル秀潤社, 東京, 2014.
4. 道又元裕編：新 人工呼吸ケアのすべてがわかる本. 照林社, 東京, 2014.
5. 清水敬樹編：ICU実践ハンドブック改訂版 病態ごとの治療・管理の進め方. 羊土社, 東京, 2019.

CASE 20 腹腔ドレーンが抜けた

梅本麻衣子

1 糖尿病と心筋梗塞の既往がある60歳代男性の患者さん。腹痛を主訴に受診し、下部消化管穿孔の診断で緊急手術となりました。

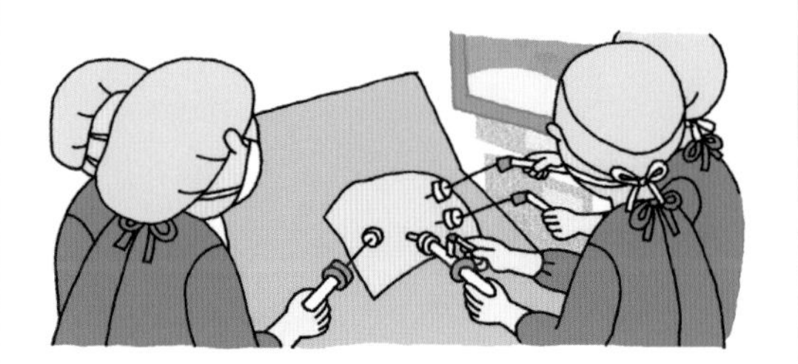

2 術後、腹腔ドレーンが留置され、排液は赤い状態でした。

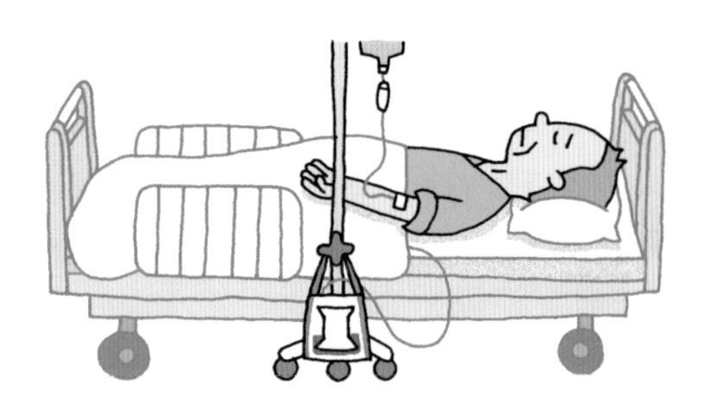

3 術後2日目。夜間に訪室すると、呼吸が速く、冷汗をかいて意識がもうろうとしていました。

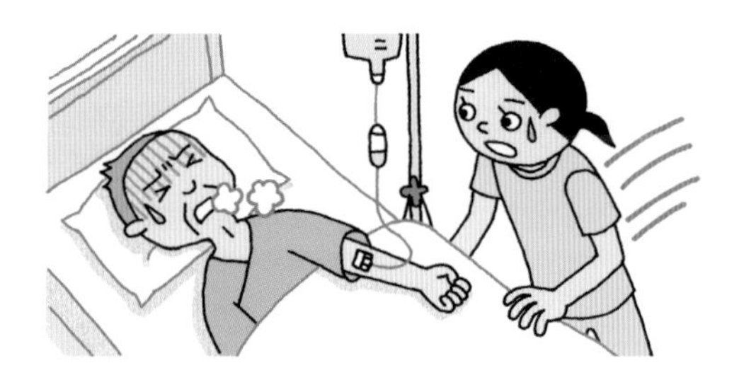

4 患者さんを観察しようとしたら、腹腔ドレーンが抜けていることを発見しました。このときに注意したい"**最も危険な状態**"は？

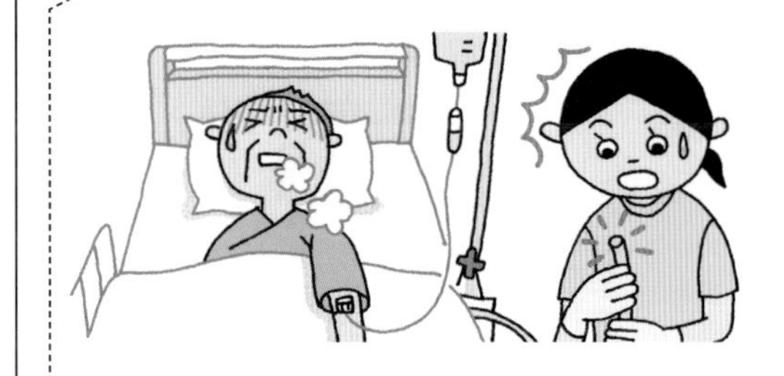

最も危険な病態・疾患

①術後出血
②縫合不全・再穿孔

次に危険な病態・疾患

①腹腔内膿瘍

このケースについて…

手術などの後に、腹腔内にたまった液体を体外に排出(ドレナージ)するために、腹腔にドレーンを留置します。腹腔ドレーンは、術後の経過を知ることができる有効な手段の1つであり、腹腔ドレナージの目的は、**表1**の3つに分類されます。

腹腔ドレーンが抜けた場合、必要な治療や感染の予防が行えず、重篤な疾患に至ることもあるため、すみやかに対応する必要があります。

表1 腹腔ドレナージの目的

①治療	腹腔内の有害な液体(膿や体液など)を排出させる
②情報	治療と予防のため排液量と性状で経過を観察する
③予防	手術後の出血や消化液などを排出させる

腹腔ドレーンが抜けたときにおさえておきたいこと

1 腹腔ドレナージ実施中は、排液、挿入部、意識状態などを観察する

どのような手術を行ったかによって、腹腔ドレーンの留置部位は変わります(**図1**)。患者さんの苦痛や感染を軽減するために、**留置する本数は最低限**にし、**留置期間も短く**する必要があります。

腹腔ドレーンからの排液は、**性状や量**などを観察します。腹腔ドレーンからの排液の色調は、時間が経過するにつれ**「血性」**→**「淡血性」**→**「漿液性」**と変化していきます(**図2**)[1]。また、**腹腔ドレーン留置部位の疼痛の有無や挿入部(滲出液や排液漏れの有無・性状、皮膚の炎症の有無など)**も観察します。勤務交替時やラウンドごとに、**腹腔ドレーン挿入の長さや固定**も確認し、ドレナージが確実に行われるようにしましょう。

さらに腹腔ドレーンだけでなく、**せん妄の有無や意識状態**などの観察も行いましょう。

ここ観察!

- 排液の性状・量
- 腹腔ドレーン留置部位の疼痛の有無
- 滲出液や排液漏れの有無・性状
- 皮膚の炎症の有無
- 腹腔ドレーン挿入の長さ
- 腹腔ドレーンの固定
- せん妄の有無や意識状態

図1 腹腔ドレーン留置部位と適応手術部位

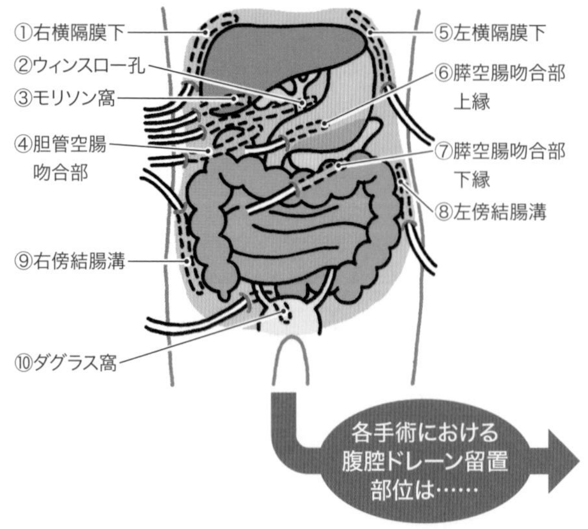

適応手術部位	腹腔ドレーン留置部位の例
胃(全摘出、部分切除)	②ウィンスロー孔　⑤左横隔膜下
食道	②ウィンスロー孔　⑤左横隔膜下
肝(切除)	①右横隔膜下 ②ウィンスロー孔(肝切離面)
肝(移植)	②ウィンスロー孔　⑩ダグラス窩 ⑤左横隔膜下
胆嚢摘出	③モリソン窩(②ウィンスロー孔の場合もある)
膵頭十二指腸	④胆管空腸吻合部　⑦膵空腸吻合部下縁 ⑥膵空腸吻合部上縁
膵体尾部	②ウィンスロー孔　⑤左横隔膜下
直腸	⑧左傍結腸溝　⑩骨盤腔(ダグラス窩含む) ⑨右傍結腸溝

図2 正常な排液と異常な排液

①正常な排液

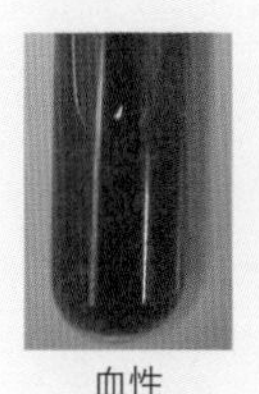

血性

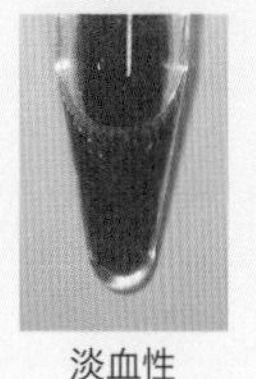

淡血性

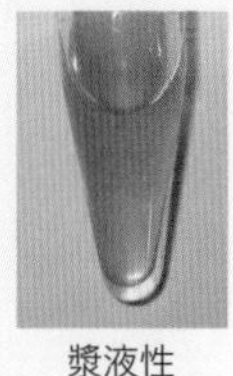

漿液性

術直後 → 術後1日目以降

②異常な排液とその原因

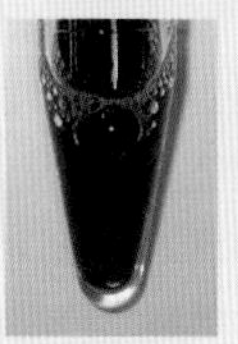

血性（出血）

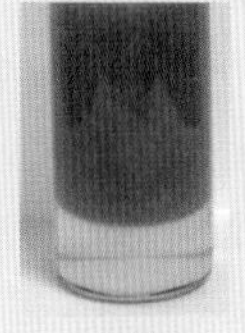

緑色〜茶褐色（縫合不全などによる腸液漏出）

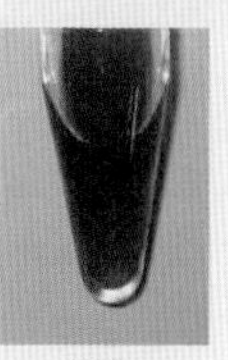

混濁（感染・縫合不全）

褐色（胆汁漏）

（文献1より許可を得て転載）

2 固定をしっかり行うとともに、患者さんが腹腔ドレーンを意識できているかなどを確認する

腹腔ドレーンの予定外抜去は、大きく分けて**「自己抜去」**と**「事故抜去」**の2つがあります。「自己抜去」は、患者自身が腹腔ドレーンを無意識、あるいは故意に抜いてしまうことをいいます。「事故抜去」は、何らかの外力で意図せず腹腔ドレーンが抜けてしまうことをいい、固定に不備があった場合や患者さんの移動時・体動時に腹腔ドレーンがベッドや車いすなどに引っ掛かったときなどに発生します。自己抜去を含めて、「事故抜去」と呼ばれることもあります。

事故抜去を防ぐために、腹腔ドレーンは、**離床や体動の妨げにならないようにゆとりをもたせ、屈曲や圧迫しない位置に引っ張りがない状態で固定**しましょう（**図3**）。皮膚が汚染した状態で貼付するとテープの固定力が低下するため、**皮膚を清潔にした後に貼付**します。固定は**2か所**で行いますが、固定用のテープは角が四角いまま貼付すると角から剥がれやすくなるため、**角を丸く切って使用**します。固定用テープとドレーンの接着面積を大きくし、ドレーンが可動してもテープが剥がれにくくなるように、ドレーンを包み込むように**Ω（オメガ）型留め**をします。

また、**患者さんにせん妄などの意識障害などがないか、患者さんは腹腔ドレーンの必要性を理解できているか**、チェックが必要です。体動時やギャッチアップ時に腹腔ドレーンが引っ掛かり抜けないように**患者自身が意識しながら行動できているか**を確認する必要もあります。

日本医療安全評価機構の「医療安全情報No.85」[2]でも、患者さんの移動時に医療者による腹腔ドレーン・チューブ類の位置確認が不十分で抜去に至る事例が紹介されており、移動時に腹腔ドレーンが抜けないような位置にあるか確認することを対策としています。

おさえておきたい

- 以下の場合は、腹腔ドレーンの抜去を検討
  - ▶排液の性状が淡血性から漿液性に変化
  - ▶排液量が100〜200mL/日以下

ここ観察！

- せん妄などの意識障害がないか
- 患者さんは、腹腔ドレーンの必要性を理解できているか
- 患者さんは、腹腔ドレーンを意識して行動できているか

図3 腹腔ドレーンの固定方法

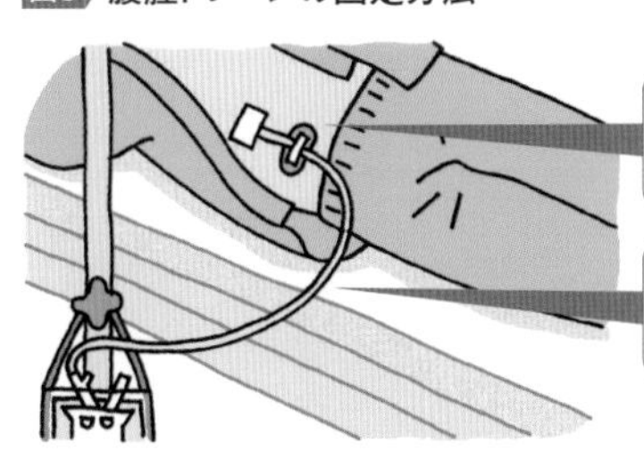

- 皮膚を清潔にした後に2か所で固定。角は丸く切る
- Ω（オメガ）型留めをして、テープを剥がれにくくする

- 離床や体動の妨げにならないようにゆとりをもたせる
- 屈曲や圧迫しない位置に引っ張りがない状態で固定

3 予定外抜去の際は、感染や腹腔ドレーンの体内への残存に注意する

胸腔ドレーンでは、予定外抜去が発生すると胸腔への空気の流入により気胸になるリスクがあります。しかし腹腔は、胸腔とは異なり陰圧ではなく、予定外抜去が起きても**腹腔への空気の流入はありません**。そのため、腹腔ドレーンの抜去を発見したときは、落ち着いて行動しましょう。

しかし、予定外抜去の時期や患者さんの状態によっては術後出血や縫合不全、ドレーンの腹腔内残存など緊急に対応が必要となる場合があります。**バイタルサインの測定や患者さんの症状・状態や意識レベル、抜去された腹腔ドレーンの状態や腹腔ドレーン挿入部位（出血や排液の有無）の観察**などを行いましょう。

ここ観察！
- バイタルサイン
- 症状・状態、意識レベル
- 抜去された腹腔ドレーンの状態
- 腹腔ドレーン挿入部位（出血・排液の有無）

▶清潔ガーゼやストーマ袋を用いて清潔を保持する

腹腔ドレーンの自己抜去の際は、腹腔ドレーン挿入部位の感染防止のために**抜去部位は清潔なガーゼで保護**（図4-①）し、**挿入部位周囲の清潔を保持**しましょう。滲出液が多いと予測される場合には、清潔を保つために**ストーマ袋を腹腔ドレーン抜去部に貼布**（図4-②）することも有用です[3]。

▶腹腔ドレーンがちぎれていないか、先端を観察する

予定外抜去されてしまうと、**腹腔内損傷や腹腔ドレーン残存**の可能性があります。そのため、抜去された**腹腔ドレーンの先端を観察し、ちぎれていないかを確認**します。腹腔ドレーンが体内に残存していないか、**X線検査**で確認をすることもあります。腹腔ドレーンが体内に残存している場合は、**開腹手術**で取り出すことになります。

また、**抜去された腹腔ドレーンは破棄せずに保存**しておきます（腹腔内にドレーンが残存している可能性があるため）。

ここ観察！
抜去された腹腔ドレーンの先端→ちぎれていないか

図4 腹腔ドレーン抜去時の感染防止策

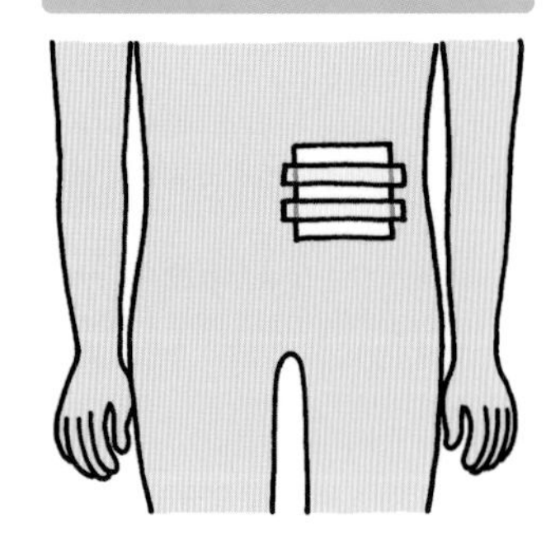

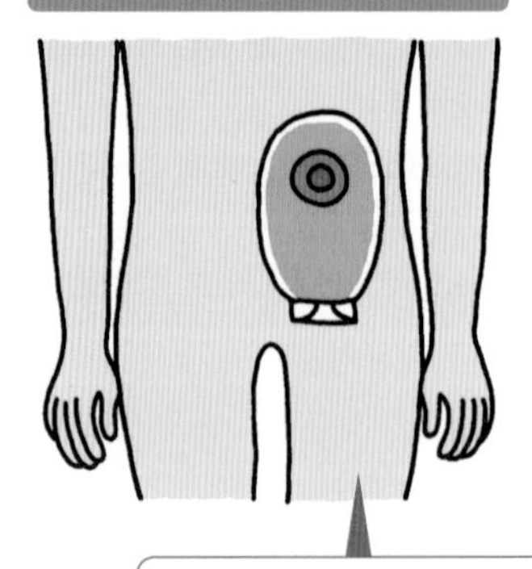

4 再挿入の際は、同程度の口径のチューブを用意する

腹腔ドレーンの再挿入が必要な場合は、透視下で行うことがあります。術後2週間以上経過し瘻孔(ろうこう)が完成されている場合は、抜去部位から腹腔ドレーンの再挿入が可能な場合があります。医師が到着後、瘻孔の確保ができるように**抜去された腹腔ドレーンと同じくらいの口径のチューブを準備**しておきましょう。

再挿入しない場合は、必要時、孔を縫合します。

最も危険な病態・疾患は…

①術後出血
②縫合不全・再穿孔

①術後出血を疑う

▶なぜ疑う?

術後出血の多くは、術直後から48時間以内に起こりやすいといわれています。**1時間に100mL以上の排液が2時間以上続いたり、急激な血性排液の増量**があったりする場合は、術後出血の可能性があります。そのため、**手術後48時間以内**や、**腹腔ドレーンからの排液が血性で急激に増加**した場合は術後出血の観察が必要な状態であり、腹腔ドレーンが予定外に抜去されてしまうと、術後出血の早期発見が遅れることが予想されます。

ここ観察!
- 100mL/時以上の排液が2時間以上継続
- 急激な血性排液の増加

また、膵液漏に関連する術後出血は、**膵液漏と診断後(1〜2週間後)**に出現することもあります。膵液漏の診断には、ドレーン排液の**アミラーゼ値**を測定します。診断基準は、「ドレーンからの排液量にかかわらず、**血性アミラーゼ値の3倍以上の排液アミラーゼ値が術後3日以上持続するもの**」と定義されています[4]。

膵液の正常な色は、**無色透明**です。十二指腸に出てくるときには、胆汁と一緒になり**黄色**になります。排液が**ワインレッド色**を呈する場合は、**膵液漏による溶血反応**が起きています。さらに感染を伴うと、**白色から黄白色に混濁したやや粘稠な性状**となります。膵液漏があると、出血のリスクが高くなるため、注意が必要です。

症例では、腹腔ドレーンからの排液が赤いことから術後出血が疑われます。

▶情報収集のポイント

①循環血液量減少性ショックに気づく

腹腔ドレーン排液を観察し、血性の排液(図2-②)がないかを確認します。

術後出血によって、**循環血液量減少性ショック**に陥る可能性があります。循環血液量減少性ショックは、体内の循環血液量が直接的に減少することにより起こります。これにより、前負荷が減少し、また心拍出量も減少します。それを代償しようと、**心拍数の増加**と**末梢血管の収縮**が起こります。

そのため、心臓や脳・肺などの重要臓器への血流や血圧は維持されますが、**出血が持続すると代償機能が破綻し、血圧が低下**します。それ以外にも、**図5**に示すような症状がみられます。

出血性ショックの重症度評価として**ショック指数**を用いることで、推定出血量が算出できます(**表2**)[5]。また、出血性ショックによって臓器障害を生じることもあるため、**ショックの5徴候**を早期に発見し、対応することが重大な臓器障害の回避につながります。

こんなときはすぐドクターコール

- ショック指数(SI)≧1.0
  ※SI＝心拍数／収縮期血圧
- ショックの5徴候(以下)がある

□蒼白
□虚脱
□冷汗
□脈拍触知不能
□呼吸不全

②その他の観察ポイント

既往歴や内服歴の確認も必要です。消化管穿孔では緊急手術となりますが、**抗凝固薬や抗血小板薬を内服**している患者さんは、術前に中止ができていないため**術後出血のリスクが高くなる**ことに注意しましょう。また、**肝機能障害や血液凝固能低下、血小板減少**の患者さんも出血のリスクが高いです。

その他、**腹腔ドレーン挿入部からの出血や滲出液の排出の有無**、**皮膚の状態**、**腹痛の有無など腹部症状**を確認します。**大量に出血があれば、腹部膨満**

図5 循環血液量減少性ショックで出血が持続した場合に出現する症状

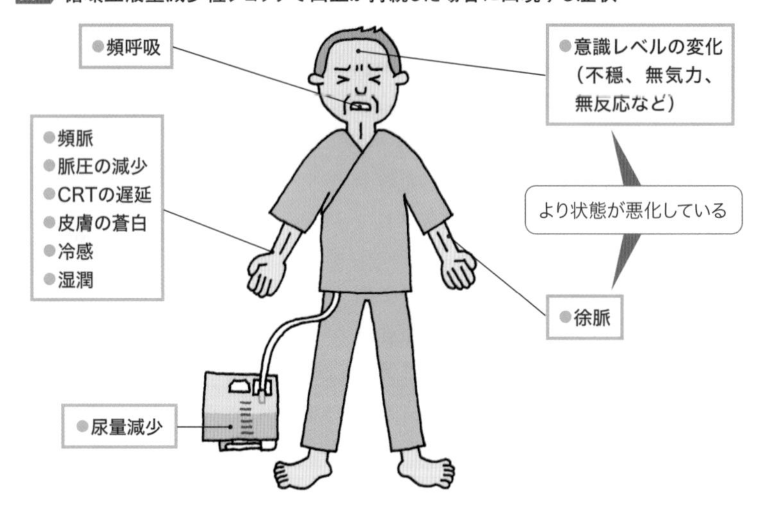

表2 出血性ショックの重症度と臨床症状

重症度	クラスⅠ	クラスⅡ	クラスⅢ	クラスⅣ
ショック指数	0.5	1.0	1.5	2.0
推定出血量(mL)	750未満	750〜1,500	1,500〜2,000	2,000以上
循環血液量に対する推定出血量(%)	15未満	15〜30	30〜40	40以上

ショック指数から出血量を算出

(文献5を参考に作成)

が確認されます。

▶鑑別・初期治療の進み方

術後出血によるショック徴候がある場合は、循環動態の安定を図ることが優先となります。**モニタリングしながら、輸液を開始**します。循環血液量が減少することにより、末梢への酸素供給量が減少し低酸素状態に陥るため、**酸素投与**を行います。**ショック状態が遷延した場合は、気管挿管**を行います。

また、採血検査を行い、**赤血球**、**血色素**、**ヘマトクリット**の値から**貧血進行の有無を確認**します。検査値は、正常値との比較だけでなく、以前(手術前後)の値より低下していないかも確認します。前回の採血時の値より低下していれば、出血が進行していることが予測されます。輸血を行うことも予想されるため、交差適合試験(クロスマッチ)のための採血の指示も確認します。

腹部超音波検査(ベッドサイドで非侵襲的に、腹腔内出血などの腹腔内への液体貯留を確認できる)や、**腹部CT検査**などにより術後出血が確定したら、**緊急手術**や**血管塞栓術**が行われるため、**家族への連絡**も含め緊急処置に向けて準備を行います。

出血量が多くなると、低体温になり凝固能異常のリスクがあります。不要な肌の露出は避け、**室温管理と保温**に努めましょう。

交差適合試験(クロスマッチ)
輸血による副作用用防止のために行われる輸血前検査。患者血球と供血者血漿との溶血や凝集反応を確認する。

②縫合不全・再穿孔を疑う

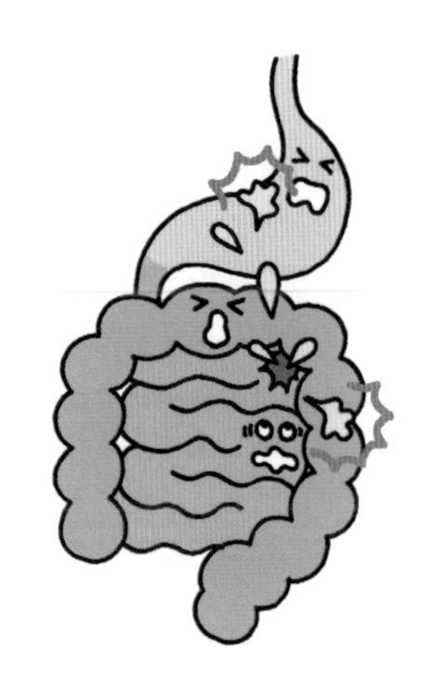

▶なぜ疑う?

消化管穿孔では、緊急手術が行われます。特に下部消化管穿孔による腹膜炎などで手術した場合、術後に数多くの腹腔ドレーンが留置されます。**消化管穿孔が起こると、腹腔内は腸管内容物により汚染され、腸管は浮腫状となり脆(もろ)く**なっています。

そのような状態では再穿孔のリスクも高くなり、腹腔ドレーンから**便汁様の色調の排液**があった場合には、便が腹腔内に漏れていることが考えられます。また、**縫合不全**も生じやすくなっており、この場合も便が腹腔内に漏れる可能性があります。

このような場合に、予定外抜去によって腸液や便汁を排泄できず腹腔内が感染してしまうと、腹膜炎から**敗血症**に陥る可能性があります。

症例では、下部消化管穿孔により緊急手術を受けていることから、再穿孔が生じていることが疑われます。

▶情報収集のポイント

①ショックが起こっていないかどうかの確認

腹腔ドレーンからの排液を確認し、便汁様の色調の排液がないかを確認します。前述の通り、腹腔内に便が漏れることで腹腔内感染し、敗血症に陥る可能性があります。敗血症は、「感染症によって重篤な臓器障害が引き起こされる状態」と定義され[6]、早期の診断・治療が求められます。ICU以外で敗血症を疑う場合、簡便に評価するツールとして、quick SOFA(**表3**)[7]があります。

こんなときはすぐドクターコール
- qSOFA基準(表3)[7]で、2項目以上が該当
- ショックの5徴候を認める

敗血症性ショックの初期では、全身性の炎症反応によって高心拍出量状態

表3 qSOFA（quick SOFA）基準

- 意識変容
- 呼吸数≧22/min
- 収縮期血圧≦100mmHg

（文献7より引用）

おさえておきたい

ICU外で用いる基準。このうち2項目以上を満たせば、敗血症を疑い、集中治療管理を考慮

図6 ウォームショックとコールドショック

❶ ウォームショック
- 四肢が温かく、毛細血管再充満時間が短い（2秒未満）
- 呼吸数が増加し、頻脈となる

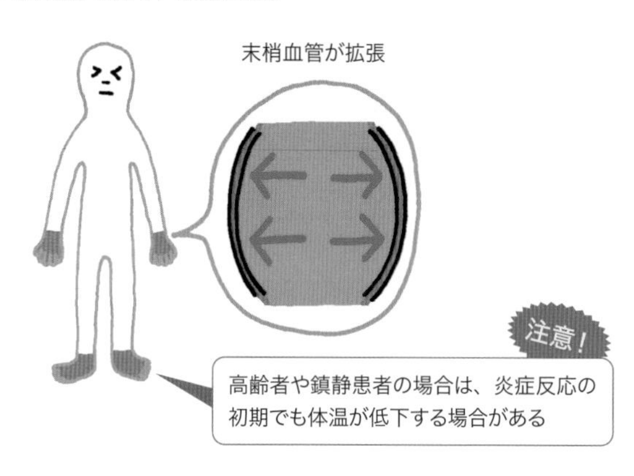

❷ コールドショック
- 四肢が冷たく、網状皮斑があり、毛細血管再充満時間が延長（2秒以上）

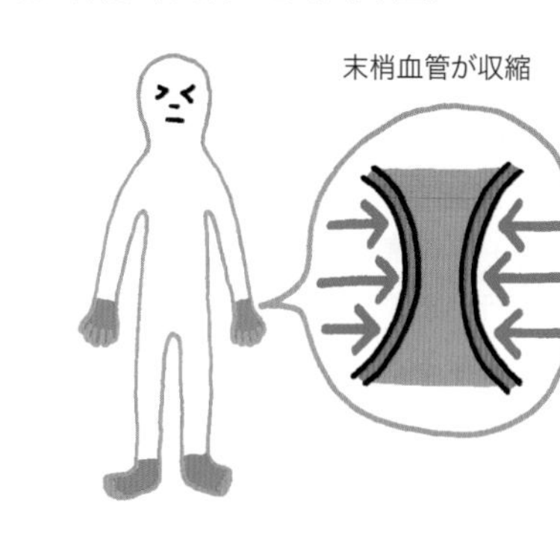

となり、末梢血管が拡張することで、**皮膚はピンク色で温かくなります（ウォームショック、図6-①）**。しかし、高齢者や鎮静された状態の患者さんなどは熱産生の低下や体血管抵抗の減弱により、**炎症反応の初期でも体温が低下する場合もある**ため注意が必要です。炎症性サイトカインの影響により組織での酸素消費量が増加し、これに見合った酸素を体内に取り入れるため**呼吸数が増加**します。また、血管拡張や血管透過性が亢進するため、血管内の体液は血管外に移動することで相対的に循環血液量が低下し、これを代償するために**頻脈**となります。

さらにショックが進行していくと、低心拍出量状態となり、末梢循環不全を呈するため、**皮膚は冷たくなります（コールドショック、図6-②）**。

②その他の観察ポイント

糖尿病などの既往歴や**長期にステロイドを内服**していると、**創傷治癒遅延**の可能性があるため、内服歴を確認します。

また、腹痛や筋性防御など炎症によって生じる**腹膜刺激症状（表4）**[8]の有無を確認します。

▶鑑別・初期治療の進み方

敗血症の患者さんには、**悪寒戦慄**がみられます。悪寒戦慄とは、急にガタガタと震え出し、布団をかけても「寒い」と歯がガチガチとなるような症状です。そのような症状がみられているときには、**電気毛布などを使用し、保温に努めましょう**。体温が上昇し**悪寒が消失したら、クーリング**を行ったりし、苦痛を軽減するようにしましょう。

表4 腹膜刺激症状の確認の仕方

これらの症状があれば、腹腔に炎症が波及していると考えられる

①咳嗽試験 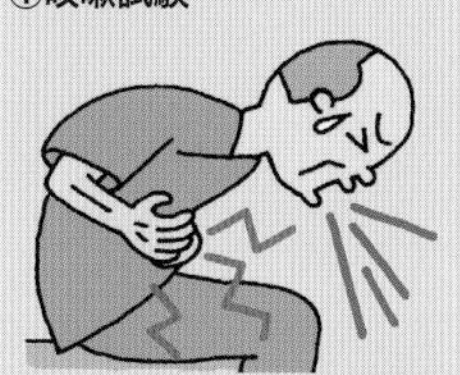	●患者さんに咳をしてもらう ●**腹部に強い痛みが**ある場合、腹膜炎を疑う ※咳嗽試験は感度が高い
②筋性防御 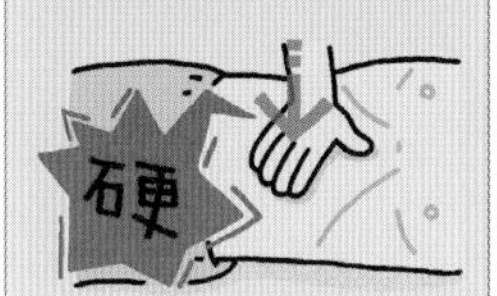	●腹痛のある部位(腹壁)を片手でそっと押し込む ●炎症がある腹膜の支配部位に対応した体性神経の**反射性筋収縮**が起こる ●腹膜炎のときは「板状硬」(腹部全体が板のように硬い)となる
③反跳痛 (ブルンベルグ徴候) 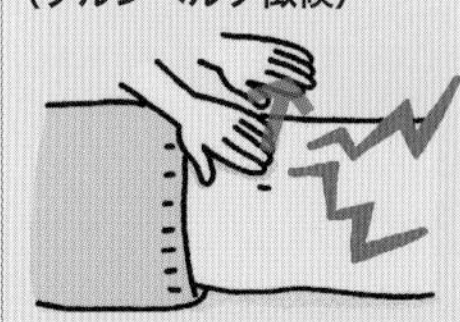	●圧痛のある箇所を数本の指でゆっくり(2〜3秒くらい)押し付け、急に(0.5秒くらい)力を抜く ●腹壁を圧迫したときよりも、**手を離す瞬間に鋭い痛み**を感じる
④踵落とし衝撃試験 (heel drop test) 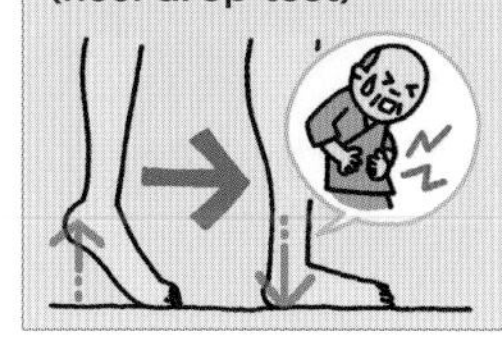	●つま先立ちから急に踵を下ろす ●**踵を落とした際に腹部に強い痛みがある**場合、腹膜炎を疑う ●重症の場合は、歩行時にも腹痛が出現する ※反跳痛より感度が高いといわれている

(文献8を参考に作成)

十分な輸液において、**「平均血圧≧65mmHgの維持に血管作動薬を必要とする」「血性乳酸値>2mmol/L(18mg/dL)」**の2つを満たせば、**「敗血症性ショック」**と診断されます。**モニタリング**をしながら、適切・確実な**輸液**が求められます。**エコー検査**で心機能や血管内容量(下大静脈径、心腔内容量)を大まかに測定し、輸液反応性を評価します。また、乳酸値が上昇している患者さんでは、組織低灌流の指標である**乳酸値の正常化**を目標とするため、経時的な評価を行います。

また、**採血**を行い、炎症反応の確認を行います。

再穿孔や縫合不全が疑われたら、**手術**や**再度ドレナージ**を行う可能性があります。**家族への連絡**を含め、緊急手術・処置の準備を行います。

次に危険な病態・疾患は…
①腹腔内膿瘍

①腹腔内膿瘍を疑う

▶なぜ疑う?

消化管穿孔の手術後に挿入する腹腔ドレーンは、感染性腹水の排出や、膿瘍形成を予防する目的があります。腹腔ドレーンからの排液が、**粘稠度の高いものや混濁**している場合は、残存膿瘍や腹膜炎から形成された膿瘍、逆行性膿瘍など腹腔内の感染が疑われます。そのため、予定外抜去によって**膿が体内に溜まってしまい、状態悪化**の恐れがあります。

症例では、下部消化管穿孔で緊急手術を行っていますが、ドレナージが十分でないと、腹腔内膿瘍を形成している可能性があります。

▶情報収集のポイント

バイタルサインの測定、また、発熱の持続がないか確認します。**腹腔ドレーンからの排液が正常化しても、発熱が持続する場合は、腹腔内膿瘍を疑います。**

おさえておきたい

排液だけでなく、発熱などにも着目する

▶鑑別・初期治療の進み方

採血検査を行い、炎症反応を確認します。急に高熱が出た場合は、**血液培養検査**を行う可能性もあるため確認します。

腹部CT検査を行い、膿瘍の存在を確認します。膿瘍に対して、再度ドレナージが行われることがあります。

また、バイタルサインの測定を行い、状態が安定していたら、ドクターコールの必要はありません。**発熱があれば、クーリング**などを行い、苦痛を軽減しましょう。

しかし、敗血症を伴う場合もあるため、悪寒戦慄を伴うような発熱で、収縮期血圧≦90mmHg、脈拍≧130回/分、呼吸≧30回/分のいずれかがある場合は、ただちにドクターコールを行いましょう。

こんなときはすぐドクターコール

悪寒戦慄を伴うような発熱と、以下のいずれかがある

- □収縮期血圧≦90mmHg
- □脈拍≧130回/分
- □呼吸≧30回/分

〈引用文献〉
1. 高山由理子，高山忠利：一般手術時のドレーンの処置．窪田敬一編：ドレーン・カテーテル・チューブ管理 完全ガイド．照林社，東京，2015：12.
2. 日本医療機能評価機構ホームページ：医療安全情報 No.85 2013年12月．
http://www.med-safe.jp/pdf/med-safe_85.pdf(2022.11.9アクセス)
3. 新山秀昭：腹腔ドレーン抜去の直後．消化器外科NURSING 2005；10(10)：14.
4. Bassi C, Dervenis C, Butturini G, et al.：Postoperative pancreatic fistula：An international study group(ISGPF)definition. *Surgery* 2005；138(1)：8-13.
5. 日本救急看護学会監修，日本臨床救急医学会編集協力：改訂第4版 外傷初期看護ガイドラインJNTEC．へるす出版，東京，2018：164.
6. 日本版敗血症診療ガイドライン2020特別委員会編：日本版敗血症診療ガイドライン2020：S21.
7. Singer M, Deutschman CS, Seymour CW, et al.：The Third International Consensus Definitions for Sepsis and Septic Shock(Sepsis-3). *JAMA* 2016；315(8)：801-810.
8. 古谷伸之編：診察と手技がみえる vol.1 第2版．メディックメディア，東京，2007：142-143.

〈参考文献〉
1. 長尾和宏監修・著，レアネットドライブ ナースハッピーライフ編集グループ：看護の現場ですぐに役立つ ドレーン管理のキホン．秀和システム，東京，2017：62-73.
2. 福永睦，古河洋，斉田芳久：腹膜炎手術後のチューブ．消化器外科NURSING 2011；16(6)：586-593.
3. 日本版敗血症診療ガイドライン2020特別委員会編：日本版敗血症診療ガイドライン2020.

CASE 21 中心静脈カテーテル(CVC)／PICCが抜けかかっている

山本由美

1 大腸がんで入院中の70歳代男性患者さん。意識清明で、看護師から点滴中の注意点について説明を受けました。

点滴に
気をつけなきゃ……
●右内頸静脈に中心静脈カテーテル(CVC)を挿入
●栄養および輸液管理中

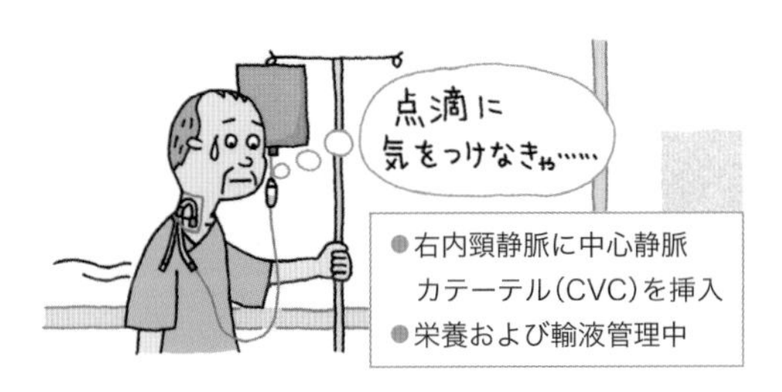

2 早朝4時、患者さんより「点滴に注意はしていたが、寝ぼけて管を引っ張ったようだ」とナースコールがありました。

床に血が
流れています

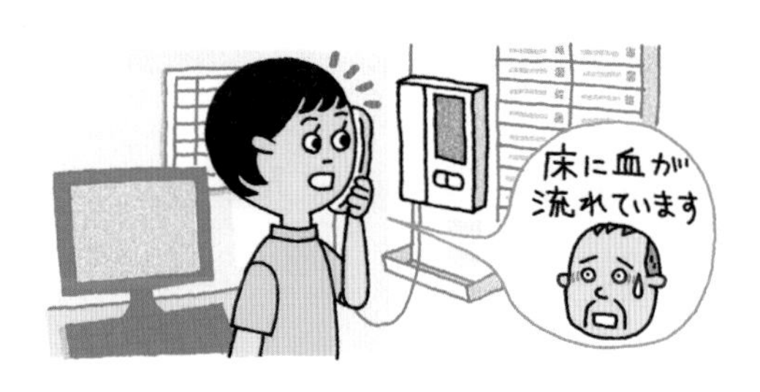

3 訪室すると、挿入部の固定テープが剥がれCVCが5cmほど抜けています。また、カテーテルの接続部がゆるみ、血液が漏れた痕跡がありました。

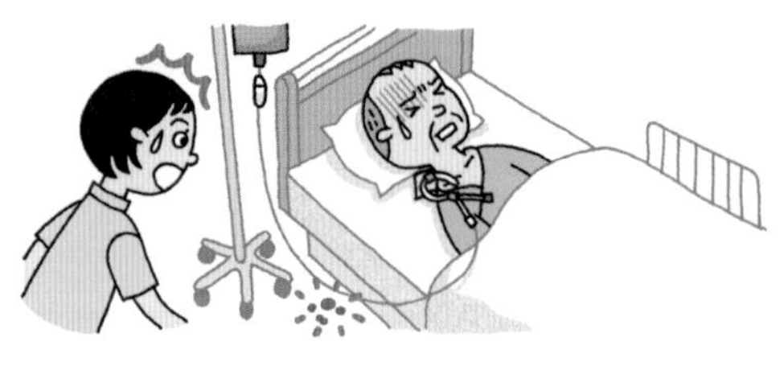

4 ただちに接続部を締め直しましたが、点滴は流れず、シリンジでカテーテルから血液を引いても血液の逆流がありませんでした。このときに注意したい"最も危険な状態"は？

挿入部のあたりが
痛くて、
呼吸も苦しいです

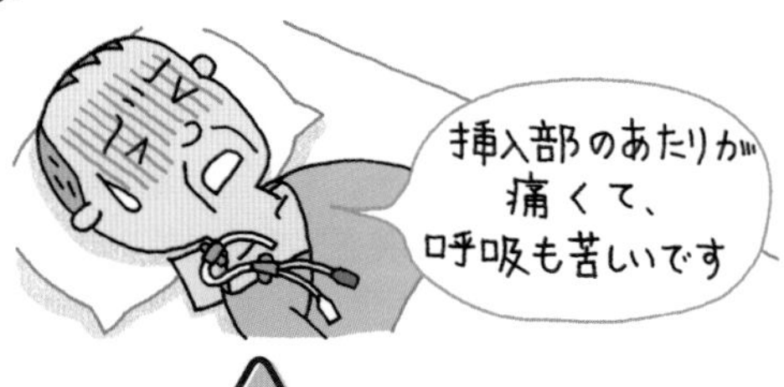

最も危険な病態・疾患

①カテーテルの位置異常・破損・断裂
②空気塞栓
③血管外漏出

はっきりと急変とはいえない場合

①カテーテルの接続の外れによる出血
②カテーテル関連血流感染
③せん妄

このケースについて…

中心静脈カテーテル（central venous catheter：CVC）や、末梢挿入型中心静脈カテーテル（peripherally inserted central venous catheter：PICC）は、中心静脈内にカテーテルを挿入し、高浸透圧や高濃度の栄養輸液を安全に投与するための輸液経路です。

カテーテルが抜去されてしまった場合、血圧低下や低血糖、脱水、血管の損傷などにより危険な状態につながることがあるため、注意が必要です。

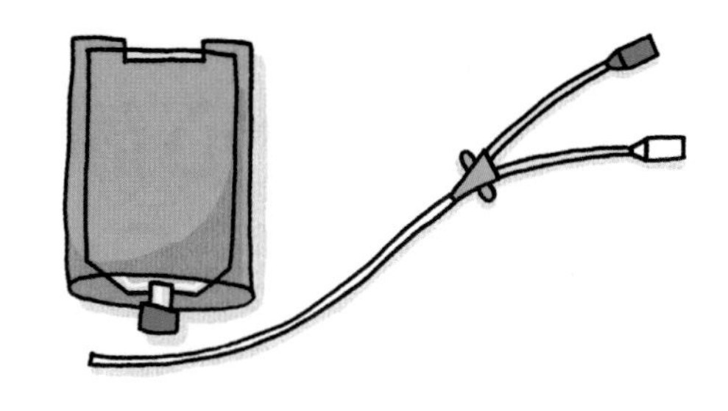

中心静脈カテーテル（CVC）／PICCでおさえたいこと

1 中心静脈投与の挿入部位ごとの特徴を把握する

中心静脈カテーテルの挿入部位は、**「内頸静脈」「鎖骨下静脈」「大腿静脈」**であり、**表1-①**[1]に示したような特徴があります。

PICCは、中心静脈カテーテルと比較し挿入時の安全性が高く、患者さんの恐怖心も軽減できます。肘および上腕の静脈である**「橈側皮静脈」「尺側皮静脈」「肘正中皮静脈」「上腕静脈」**などをエコーガイド下で穿刺して長いカテーテルを挿入し、腋窩静脈、鎖骨下静脈を経由して上大静脈に先端を留置します（**表1-②**）。穿刺部位は、上腕を駆血しエコーで静脈の血管径や走行、血管の深さを確認したうえで決定します。

カテーテルの誤った管理は、生命にかかわる合併症を引き起こし患者さんに有害となり得ます。例えば、**静脈炎**、**カテーテル先端の位置異常**、**カテーテル関連血流感染（catheter related blood stream infection：CRBSI。p.217参照）**や、PICC挿入後の合併症としては、**肘の屈曲による滴下不良**などが挙げられます。そのため看護師は、**"カテーテルがどの血管から留置されたか""挿入の長さ""先端の位置はどこか"**などについて、医師と情報共有し、記録に残して把握することが大切です。

> **おさえておきたい**
>
> ●中心静脈カテーテル挿入の目的
> ①カテコールアミンといった循環作動薬（例：イノバン®、ドブタミン）などの確実な投与
> ②中心静脈圧測定による循環動態の把握
> ③末梢血管確保が困難な場合の代替ルート
> ④中心静脈栄養法

2 カテーテルのポートごとに投与される薬剤が異なる

中心静脈カテーテルやPICCには、内腔が1つのものだけでなく、内腔・ポート（先端孔）が2つの**ダブルルーメン（図1-①）**と内腔・ポートが3つの**トリプルルーメン（図1-②）**など多孔式ルーメンカテーテルがあります。ポートごとに特徴があり、これらを用いることで**複数の薬剤を同時に投与**することができます。

筆者の病院のICUではトリプルルーメンを選択し治療することが多いですが、投与される薬剤によっても、どのカテーテルを用いるかは異なります

表1 カテーテル留置部位と特徴

①中心静脈カテーテル(CVC)

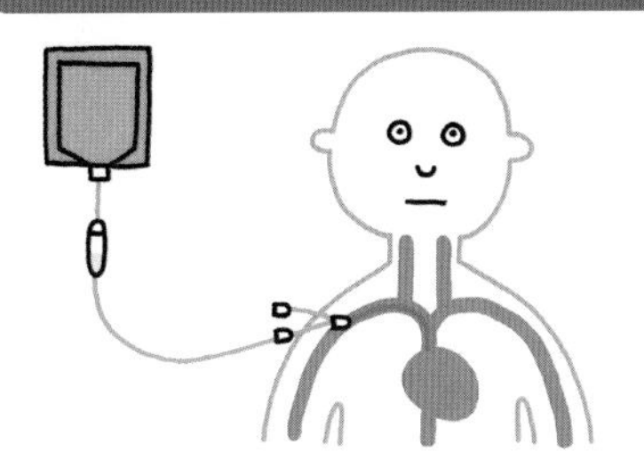

※イラストは、鎖骨下静脈から挿入した場合

おさえておきたい

- 挿入部位は以下の4点を考慮して決定

①挿入部位の特徴

②患者さんに特有のリスク(下記の状態がある場合、穿刺部位を考慮する)

▶皮膚損傷:損傷部位を避けた位置を選択する

▶出血傾向:動脈穿刺を避けるために、鎖骨下静脈を選択しない

▶外傷性気胸:大腿静脈を選択する

▶重症呼吸不全:気胸を合併しやすい鎖骨下静脈を避ける

③治療目的

④リスク評価

挿入部位	挿入の長さ(体型によって異なるため、めやす)	長所	短所
内頸静脈	●13〜15cm(左なら+2cm)	●静脈の同定が容易 ●機械的合併症リスクが低い ●血栓形成が少ない ●エコーガイド法で容易に穿刺可	●カテーテルの違和感が強い
鎖骨下静脈	●13〜15cm(左なら+2cm)	●カテーテルの違和感が少ない ●血栓形成リスクが低い ●感染リスクが低い	●静脈の同定が難しい ●右側は頭側に迷入しやすい ●気胸・血気胸のリスクが高い ●熟練者でないとエコーガイド法での穿刺は困難
大腿静脈	●40〜50cm	●静脈の同定が容易 ●エコーガイド法で容易に穿刺可	●カテーテルの違和感が強い ●血栓形成リスクが高い

(①は文献1より引用、一部改変)

②末梢挿入型中心静脈カテーテル(PICC)

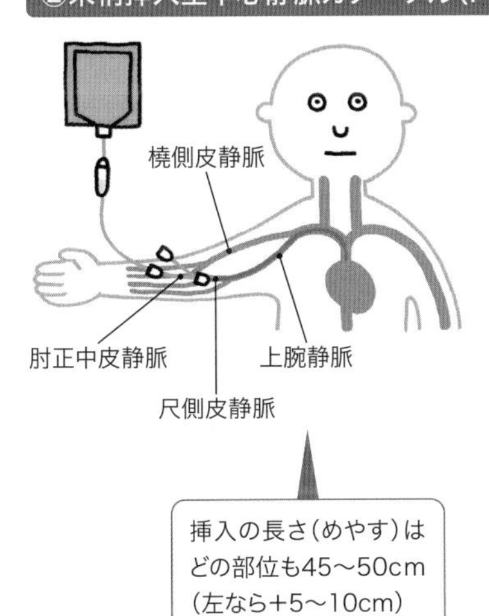

挿入の長さ(めやす)はどの部位も45〜50cm(左なら+5〜10cm)

穿刺部位	特徴
橈側皮静脈	●腋窩静脈との合流部で、カテーテルが通過困難になりやすく、留置経路として避けられることが多い
尺側皮静脈	●第一選択とされることが多い(血管径が比較的太く、腋窩静脈から上大静脈まで経路に障害がない) ●致死的合併症が起こりにくい ●感染リスクが低い ●血栓形成リスクが高い
肘正中皮静脈	●前腕皮神経の走行に注意が必要
上腕静脈	●橈側皮静脈と尺側皮静脈に比べて動脈穿刺や神経損傷が起こる可能性がある ●尺側皮静脈が穿刺できない理由があれば、選択肢になる

尺側皮静脈や肘正中皮静脈は血管が見え、触知ができるため穿刺が容易

(図1は当院ICUの投与薬剤例)。各施設で用いるカテーテルを決めている場合が多いので、自施設の決まりを理解しておきましょう。

図1 多孔式ルーメンと、各ポートから投与される薬剤（筆者の病院のICUの例）

①ダブルルーメン

※ハブの色は、商品により異なる

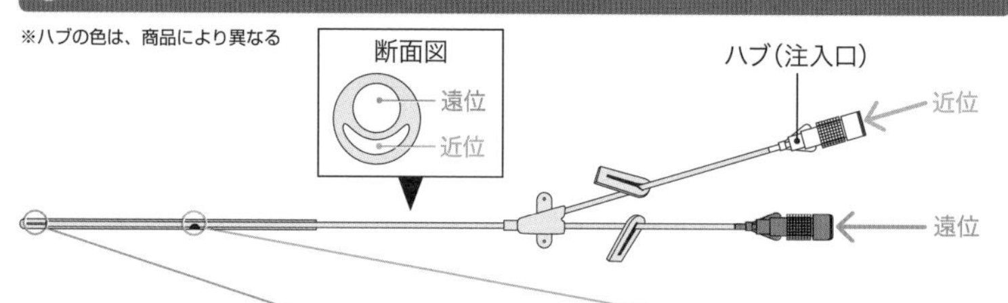

先端位置	遠位(distal)	近位(proximal)
特徴	●カテーテル先端に開口 ●内腔は最も太い（心臓に最も近い位置） ●メイン輸液・高カロリー輸液・正確な圧測定、管製剤投与・緊急ショットなどに用いる	●カテーテルの先端から最も遠い部分に開口 ●内腔は遠位より狭い
投与薬剤・使用場面例	●中心静脈圧測定　●鎮静・鎮痛薬 ●緊急ショット ●側管からの投与	●昇圧薬　●維持液 ●血管拡張薬　●メイン輸液 ●インスリン

②トリプルルーメン

※ハブの色は、商品により異なる

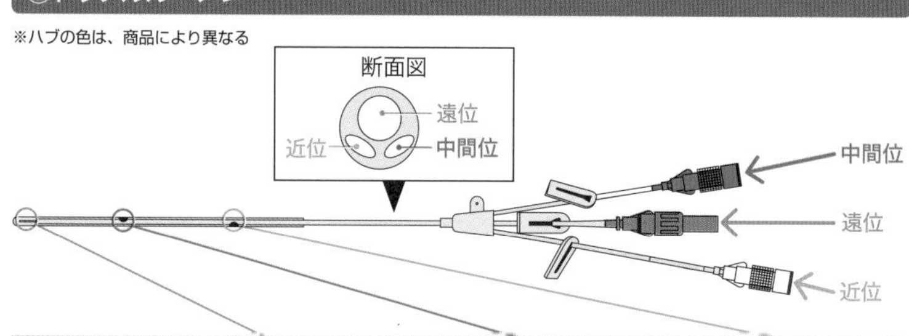

先端位置	遠位(distal)	中間位(medial)	近位(proximal)
特徴	●カテーテル先端に開口 ●内腔は最も太い（心臓に最も近い位置） ●メイン輸液・高カロリー輸液・正確な圧測定、管製剤投与、緊急ショットなどに用いる	●カテーテルの中間位置に開口 ●内腔は遠位より狭い ●昇圧薬など低流量の薬剤の安定投与が可能	●カテーテルの先端から最も遠い部分に開口 ●内腔は遠位より狭い ●血液中に最も早く到達する部位 ●シリンジポンプ・輸液ポンプでの投与・早送りが可能
投与薬剤・使用場面例	●メイン輸液 ●中心静脈圧測定 ●緊急ショット ●側管からの投与	●昇圧薬 ●血管拡張薬 ●抗不整脈薬 ●インスリン ●高カロリー輸液	●鎮静・鎮痛薬 ●降圧薬 ●維持液

3 長期留置中は、カテーテル関連血流感染に注意する

カテーテルを長期間留置していると、**カテーテル関連血流感染**を生じる恐れがあります。カテーテル関連血流感染は血管カテーテルを原因とした感染であり、**図2**のような原因により発症します。PICCのような「末梢挿入型」と比較し、中心静脈カテーテルで頻度が高いです。

そのため、カテーテルの管理方法の一例（**表2**）[2,3]に示すように、患者さんの状況に合わせた**固定の工夫**や、**適した種類の被覆材の使用**、**閉鎖式回路の使用**など、カテーテル関連血流感染のリスクを減らす検討が必要です。方法は、施設でマニュアル化されているはずですので、手順を理解したうえで正しく看護実践しましょう。

カテーテル留置期間のめやすはありませんが、**長いほど感染のリスクは高まります**。特に、カテーテルを留置したまま使用しないでいるとカテーテル関連血流感染の原因となるため、**使用継続の必要性を毎日評価し、不要になったら抜去できるか医師と話し合いましょう**。

図2 カテーテル関連血流感染の原因

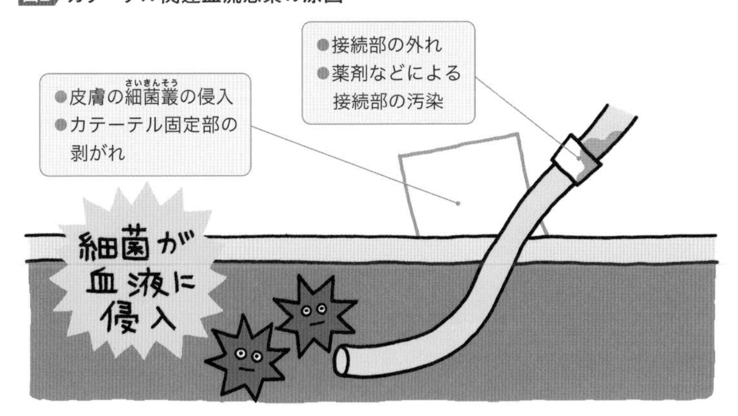

表2 中心静脈カテーテル（CVC）／PICC管理方法の一例

- カテーテルを固定している縫合糸等のゆるみによりカテーテルが自然抜去することがあるため、**定期的に固定具合を確認する**
- 固定具を使用せずに直接縫合糸でカテーテルを固定する場合、**カテーテルに無理な引張力（ひっぱりりょく）がかからないようにする**
- 固定部でカテーテルが破断してカテーテルの先端部が体内に遺残する恐れがあるため、カテーテル感染、静脈血栓症などの症状が生じたときは、**カテーテルをすみやかに抜去する**
- **カテーテルが折れ曲がらない部位で固定する**

（文献2，3を参考に作成）

最も危険な病態・疾患は…
①カテーテルの位置異常・破損・断裂
②空気塞栓
③血管外濾出

①カテーテルの位置異常・破損・断裂を疑う

▶なぜ疑う?

カテーテルが引っ張られ挿入部から抜けかかっていると、カテーテルの位置異常による**合併症**を引き起こす可能性があります。留置位置は、**体位変換**や患者さんの**体動**でも変わることがありますが、この患者さんのように**カテーテルが引っ張られた場合**にも起こります。

そのため、患者さんの**意識の変化**、**血圧低下**や**呼吸困難感**、**輸液ラインの逆流**などを認めた場合は、カテーテル先端の位置異常を積極的に疑います。

▶情報収集のポイント

①バイタルサインなどの変化

カテーテルの位置異常や破損・断裂に、いち早く気づくことが重要です。カテーテルの位置異常があると、循環作動薬が投与されていた場合は投与中の薬剤の中断により急激な**血圧低下**が生じます。また、高カロリー輸液や大量の補液などが投与されていた場合は、**低血糖症状**や**脱水症状**などで**意識の変化**が起こる可能性や、急激にショックに至る可能性も否定できません。

また、カテーテルが引っ張られたことによる機械的刺激で、**上室性不整脈や心室細動を含む不整脈**が生じることもあるため、心電図を装着して観察することが必要です。さらに**挿入部および皮膚の状態**、**疼痛の有無**なども観察します。

②カテーテル先端の状態

カテーテルが誤って抜去された場合は必ず、**"カテーテルの先端まで抜けているか""途中で断裂していないか"**を確認します。カテーテルが明らかに完全抜去されていた場合でも、体内でのカテーテルの遺残がないよう抜去したカテーテルの先端までが抜けているかの確認は必須です。

先端まで抜けていた場合も断裂した場合も、**カテーテル自体を廃棄せず、必ず医師に確認してもらいましょう。**

ここ観察!
- カテーテルが先端まで抜けているか
- 途中で断裂していないか

▶初期治療の進み方

カテーテルを強引に引っ張ると、途中で破損し断裂する場合もあり、**断裂部の残留や薬液の漏出により、漏出部に冷感、皮下腫脹、疼痛**が生じることがあります。さらにカテーテルが破損してしまうと、圧較差によりカテーテル内に**血液が逆流し、血栓が形成され、閉塞**の原因となる場合もあるため、滴下が不良な場合は放っておいてはいけません。

先端の位置の修正、あるいは**カテーテルの入れ替え**が必要です。

①断裂した場合のカテーテルの摘出

この患者さんのようにカテーテルが挿入部から抜けてしまった場合は、カテーテル位置異常・破損・断裂を疑い、必ずすみやかに医師に報告し、**胸部X線撮影でカテーテル先端の位置を確認**してもらいます。位置の異常でカテーテルが使用できない場合は、**カテーテルを抜去**します。

こんなときはすぐ ドクターコール

カテーテルが挿入部から抜けた

断裂したカテーテルは、早急に除去しなければ重大な合併症を引き起こします。大腿静脈から鉗子を用いて摘出したり、開心術・開胸術により摘出するなど、患者さんにとって非常に侵襲的です。

②投与薬剤の確認

投与されている薬剤の種類や目的を十分把握して、観察を継続しなければなりません。投与される薬剤の種類や量によっては、カテーテルが抜去され薬剤が投与されなくなったことで、**急激な血圧の変動、血糖値の低下**などを起こすことが予測されます(**表3**)。そのため、**意識の低下**、**頭痛**、**けいれん**、**興奮**などの脳神経症状や**血圧低下**、**冷汗**、**頻脈**、**呼吸数増加**、**手指の震え**などの交感神経刺激症状がある場合は、ただちに医師へ報告します。

こんなときはすぐ ドクターコール

脳神経症状

- □意識の低下
- □頭痛
- □けいれん
- □興奮

交感神経刺激症状

- □血圧低下
- □冷汗
- □頻脈
- □呼吸数増加
- □手指の震え

記録は、抜去された事実とともに、**カテーテルの状態**、**抜去された時間**や**意識レベル**、**バイタルサイン**、**随伴する症状**などを**経時的に記載**しておきましょう。

表3 カテーテル抜去により血圧変動(低下、上昇)・血糖値低下を引き起こす薬剤例

①血圧変動を引き起こす薬剤	●カテコールアミンなどの循環作動薬(イノバン®、ドブタミン　など) ●降圧薬(ニカルジピン、ヘルベッサー®、ニトログリセリン　など) ●抗不整脈薬(リドカイン、アンカロン®、オノアクト®　など) ●鎮静・鎮痛薬(フェンタニル、ミダゾラム、プレセデックス®　など)
②血糖値低下を引き起こす薬剤	●インスリン製剤

②空気塞栓を疑う

▶なぜ疑う?

血管内への空気の流入は少量であれば特に問題になることはありませんが、大量に流入すると空気塞栓となり、**肺動脈塞栓**による**胸痛**、**呼吸困難**、**チアノーゼ**、**呼吸数増加**、**頻脈**、**血圧低下**、**心雑音**などの症状を呈します。また、空気が脳血管に移行し脳塞栓となると、**脳梗塞**を起こし**意識障害**や**麻痺**などの重大な病態を引き起こす可能性があります。

この患者さんの場合、カテーテルの接続部がゆるんで血液が漏れた痕跡がありましたが、カテーテルのクレンメを閉めていない状態で接続が外れ大気に開放されたことにより、血管内に空気が流入した事例が報告[4-7]されています。

また空気塞栓は、**カテーテル抜去(予期せぬ事故抜去も含む)**後に**穿刺部位から空気を吸い込むことでも発症**します。

▶情報収集のポイント

カテーテルのトラブルが発生した場合は、空気塞栓を念頭に置き、血圧をはじめとする**バイタルサイン**や**意識レベル**、**瞳孔**の確認、**麻痺**出現の有無などの観察を続け、患者さんの変化を経時的に記録することが必要です。

また、**意識低下**や**ショックの5徴候**がないかを確認します。これらがある場合は急変ととらえ、ただちに医師に報告し対応する必要があります。

▶初期治療の進み方

カテーテルの接続が外れている場合やカテーテルが空気に開放されてしまった場合は、ただちに**接続部を塞ぎ**、空気が吸引されないように注意します。

カテーテルが引っ張られ、抜けかかっている場合は、**投与している点滴を中止**し、**「カテーテルの接続部がすべてしっかり閉鎖しているか」「カテーテルの挿入長」「血液の逆流」**を確認します。

カテーテルが完全に抜去された場合は、まず**患者さんを仰臥位または頭低位**にし、必ず**空気を通さないドレッシング材で挿入部を圧迫保護**し、医師にすみやかに報告します。なぜなら、座位でカテーテルが抜去されると、心臓とカテーテル挿入部に圧較差が生じ、空気が静脈内に流入し重篤な**空気塞栓**を引き起こす危険があるからです。そのために圧較差が生じないよう、**体位は仰臥位または頭低位(トレンデレンブルグ体位)に調整**し、患者さんには**深呼吸や咳をしないよう説明**することが重要です(**図3**)。

輸液ラインの交換の際のカテーテル管理やカテーテル抜去後の観察を行う看護師は、これらを認識しておく必要があります。

血管内に
空気が流入すると……

肺動脈塞栓や
脳梗塞に

ここ観察!

空気塞栓の症状

- □胸痛
- □呼吸困難
- □チアノーゼ
- □呼吸数増加
- □頻脈
- □血圧低下
- □心雑音

- ●バイタルサイン
- ●意識レベル
- ●瞳孔
- ●麻痺

こんなときはすぐ ドクターコール

- ●意識低下
- ●ショックの5徴候

- □蒼白
- □虚脱
- □冷汗
- □脈拍触知不能
- □呼吸不全

図3 カテーテルが事故抜去されてしまった際の体位

●空気を通さないドレッシング材で挿入部を圧迫保護し、仰臥位か頭低位にする

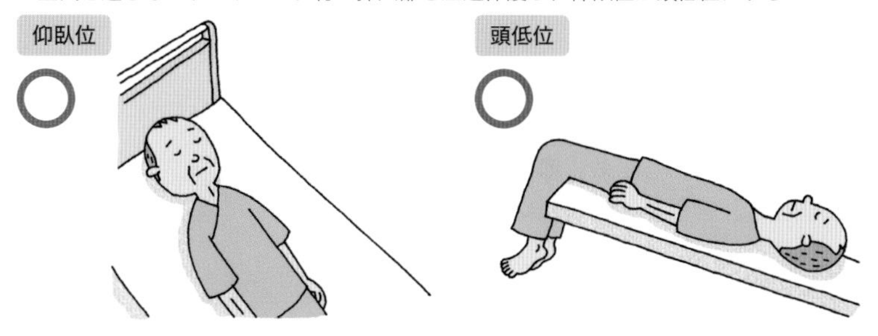

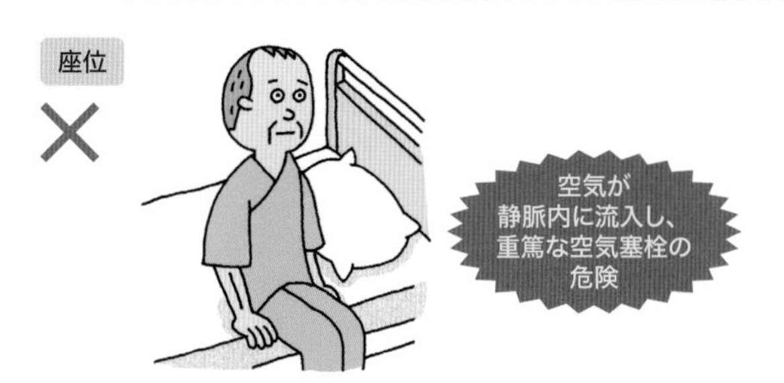

表4 血管外漏出の部位と現れる症状

漏出部位	現れる症状	
内胸静脈または内胸動脈が穿通	●血胸	
縦隔に漏出	●縦隔炎 ●呼吸困難 ●胸痛	●頸部腫脹 ●発熱 ●表在静脈怒張
胸腔内に多量に漏出	●呼吸困難 ●血圧低下	●頻脈 ●ショック
皮下に漏出	●痛み ●不快感	●紅斑

特に、呼吸困難、血圧低下、頻脈が代表的

③血管外漏出を疑う

▶なぜ疑う?

血管外漏出は、**表4**のように血管外に漏出する部位により症状が異なります。代表的な症状としては、**呼吸困難**、**血圧低下**、**頻脈**などがあります。呼吸困難は、カテーテルからの点滴の滴下が不良となった場合に**胸水**などが生じ、発生します。呼吸困難の原因がほかに考えられなければ、**血管外漏出**を疑います。この患者さんは呼吸困難を訴えていることから、血管外漏出が疑われます。

ここ観察!

●呼吸困難
●血圧低下
●頻脈

血管外漏出の原因

●カテーテルの先端が血管壁に接したり、突き当たるように留置
●心拍に伴う血管壁の拍動により、カテーテルの先端位置が移動
●カテーテルが引っ張られる

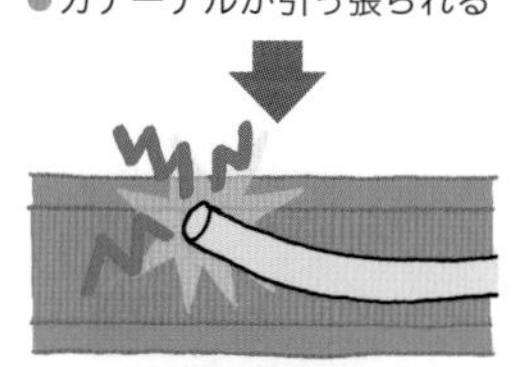

物理的刺激で血管内膜が損傷

▶情報収集のポイント

この患者さんの場合シリンジで血液を引いていますが、血液の逆流が確認できませんでした。

正しいカテーテル留置位置の確認として、**血液を吸引しスムーズに逆流し**

てくるかどうかで開存性を確認する方法があります。留置したカテーテルから**血液の十分な逆流を確認することができない場合は、そのカテーテルを原則使用できません**[8](図4)。

ただし、血液の逆流を認めていたにもかかわらず血管外漏出による症状出現の報告[9]があり、この場合は**致死的合併症**となる可能性が高いです。

カテーテルの位置を確実に確認することが必要であるため、**血液の逆流の有無や出現している症状について正確に記録**し、合併症の出現時には、ただちに急変対応(報告、応援要請、救急カートの準備、モニター心電図の装着、酸素投与の準備をし、命に直結するような徴候がないか、呼吸、循環、外見、意識を確認するなど)しましょう。

▶初期治療の進み方

呼吸困難、血圧低下、頻脈があることと、血液の逆流がないことから血管外漏出の可能性が高いと考えた場合は、ただちに**投与している点滴を中止**し、医師に報告します。

そして、すみやかに胸部X線撮影を行い、カテーテルの位置を確認します。胸部X線検査の結果、**胸水貯留や縦隔陰影の拡大**を示すことがあります。その際には医師にすみやかに報告し、**バイタルサインを確認するとともに酸素投与の準備、新たな静脈ルート確保**など、すぐに治療が開始できるよう対応しましょう。

血管外漏出の症状および重篤度は多彩であり、**胸水**のほかにも**血腫**、**心嚢液貯留**などもあります。特に心タンポナーデは致死率が高いため、ただちに**緊急気管挿管による気道確保や胸腔・心嚢ドレナージ**など、カテーテル抜去と病態に合わせた治療が必要です。**モニター心電図、パルスオキシメータを装着**し、持続的にバイタルサイン測定を行い、急変に注意して観察しましょう。

図4 カテーテルの留置位置の確認

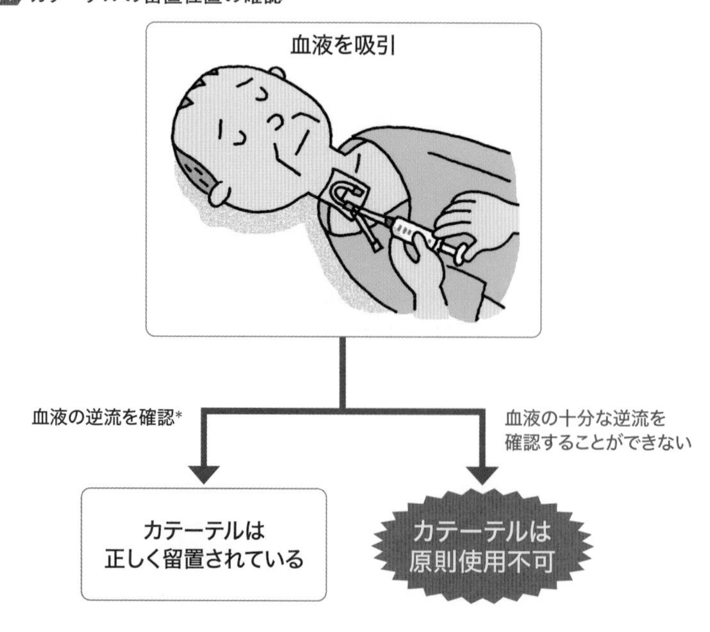

＊血液の逆流を認めても、血管外漏出の症状が出現した例もある[9]

はっきりと急変とはいえない場合
①カテーテルの接続の外れによる出血
②カテーテル関連血流感染
③せん妄

①カテーテルの接続の外れによる出血を疑う

▶なぜ疑う?

この患者さんのようにカテーテルの接続が外れた場合、ルートから大量出血することがあります。この場合、薬剤の中断や循環血液量の減少から**血圧低下**や**意識の低下**、**貧血症状**などのショック症状となり急変する可能性があります。

▶情報収集のポイント

接続が外れた場合は空気塞栓と同様、発見しだい対処が必要です。

急変を回避するには異常を早期に発見することが重要であるため、**バイタルサインや意識の変化**がないか観察しましょう。特に抗凝固薬を投与している患者さんの場合は、カテーテルが抜けると失血量が多く大変危険ですので、併せてその患者さんが**抗凝固薬を投与中か否か**、情報収集をしましょう。

ショック徴候の臨床症状は、代表的なショックの5徴候があります。バイタルサインとして**心拍数増加**、**脈圧減少**、**血圧低下**、**呼吸促拍**などが起こり、また、尿量減少なども起こります。

意識は、**興奮**、**軽度の応答遅延**、**ぐったりする**など、変化はさまざまであるため注意が必要です。ただし、貧血でヘモグロビン値が低下してもSpO_2の値は低下しないため、SpO_2の値が正常値でも安心してはいけません。

ここ観察!
- バイタルサインの変化
- 意識の変化
- 抗凝固薬
- ショックの5徴候
  - □蒼白
  - □虚脱
  - □冷汗
  - □脈拍触知不能
  - □呼吸不全

▶初期治療の進み方

カテーテルの接続部が外れた際の失血は、すみやかに対処が必要です。すぐに、**接続部を消毒しロック**します。

患者さんにショック徴候がある場合はただちに医師に報告しますが、バイタルサインが安定している場合は、接続部からシリンジで血液を吸引して(図4)、**ルート内が凝固していないか観察**しましょう。

シリンジが引けも押しもできない場合は、**血栓形成**の可能性があるため、無理せずそのままにし、医師へ報告します。また、**完全にカテーテルが抜去され出血**している場合は、**挿入部を圧迫止血**し、医師へすみやかに報告します。

②カテーテル関連血流感染を疑う

▶なぜ疑う?

カテーテル関連血流感染が生じている場合、感染徴候を見過ごしてしまうと敗血症の原因ともなり、臓器障害に移行することがあります。

▶情報収集のポイント

この患者さんは、挿入部に痛みを訴えています。カテーテル関連血流感染を発症すると、**発熱**、**悪寒**、**戦慄**などの感染症状を呈します。その他の感染徴候は、**皮膚発赤**、**疼痛**、カテーテル挿入部の**膿性滲出液**などが生じます。

またカテーテル関連血流感染は重症化しやすいため、quick SOFA基準(**表5**)[10]やSIRSの診断基準(**表6**)[11]に該当する場合はただちに医師へ報告します。

ここ観察!
- 発熱
- 悪寒
- 戦慄
- 皮膚発赤
- 疼痛
- カテーテル挿入部の膿性滲出液

▶初期治療の進み方

カテーテル関連血流感染の診断のためには、血液培養を行う必要があります。治療は、抗菌薬の早期使用により予後が改善されるため、**抗菌薬の投与を遅らせることのないようにすべきです。**

また、一般的にカテーテル関連血流感染の場合、カテーテル抜去のみで解熱することもあります。急変ではありませんが、これまでに症状がなく**他に原因のない急な発熱・悪寒などの症状出現時は、医師に報告**しましょう。

③せん妄を疑う

▶なぜ疑う?

カテーテルの事故抜去は、臨床現場できわめて重要なインシデントの1つであり、場合によっては生命に危険を及ぼす可能性があります。カテーテルの事故抜去は、疼痛や違和感・不快感などによる意図的な場合もありますが、**せん妄**を発症すると事故抜去の可能性が高くなります。

表5 quick SOFA基準

- 意識変容
- 呼吸数≧22/min
- 収縮期血圧≦100mmHg

ICU以外で用いる基準。このうち2項目以上を満たせば、敗血症を疑い、集中治療管理を考慮

(文献10より引用)

表6 SIRSの診断基準

以下のうち、2項目以上該当する場合を、SIRSと定義

- □体温>38℃または<36℃
- □心拍数>90回/分
- □呼吸数>20回/分または$PaCO_2$<32mmHg
- □白血球数>12,000/mm^3または4,000/mm^3あるいは幼若球>10%

(文献11より引用)

この患者さんのように寝ぼけていただけでなく、**患者さんに急におかしな行動や言動があった場合**は、せん妄を疑います。

情報収集のポイント

せん妄は、早期発見が重要です。すばやく評価するためのスケールとして、日本語版ニーチャム混乱／錯乱状態スケール（NEECHAM Confusion Scale：JNCS）があります。また、クリティカルケア領域では、Intensive Care Delirium Screening Checklist（ICDSC）や、ICUにおけるせん妄評価法（Confusion Assessment Method for the Intensive Care Unit：CAM-ICU）などの評価尺度が用いられます。

また、必ず**バイタルサインを観察**し、その**行動や言動がどのように発症し、どう経過したのか確認**しましょう。

特に、高齢者せん妄の背後には、生命にかかわる急性疾患の発症もありうるため、せん妄の原因となる**準備因子をアセスメント**し（**図5-①**）[12]、単独でせん妄の要因となる**直接因子を厳重に観察・管理**します（**図5-②**）[12]。せん妄を助長する**誘発因子は最も看護実践が求められる**ため、可能な限り取り除くようにします（**図5-③**）[12]。

ここ観察！
- バイタルサインの変化
- 意識の変化
- せん妄の評価
- せん妄の因子

図5 せん妄発症にかかわる因子

①準備因子

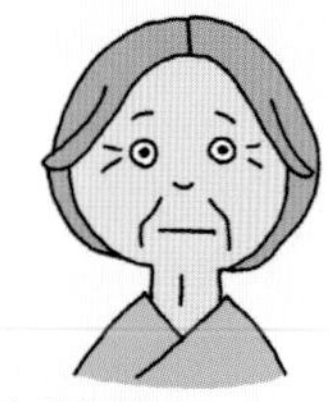

- 患者背景
  - 加齢
  - 脳血管障害や認知症など

②直接因子

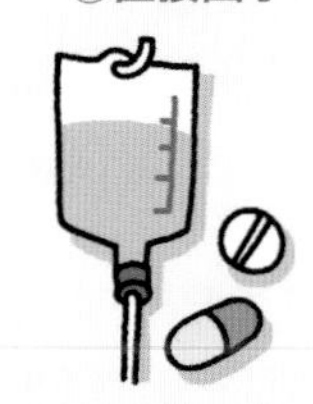

- 単独でせん妄の要因となる因子
  - 臓器障害
  - 脱水
  - 電解質異常
  - 薬剤　など

③誘発因子

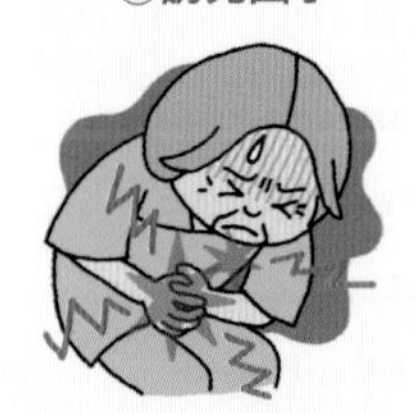

最も看護実践が必要

- せん妄を助長する因子
  - 苦痛
  - 感覚遮断
  - 疼痛
  - 身体拘束　など

（文献12を参考に作成）

▶初期治療の進み方

せん妄が発生した場合は、医師に相談し、医療チームで早期対処が必要です。医療者は、事故抜去による被害を最小にするため、**不要なカテーテルを抜去できるか判断**することも必要です。

せん妄は、慣れない入院環境やなんらかの心配ごとなどの要因が関与していることがあります。カテーテルが必要な場合は、家族を含め患者さんにインフォームド・コンセントを行い、家族と協力しながら安心して療養できるよう、カレンダーや時計の設置など**ベッド周辺の環境整備**を含めた環境調整が求められます。

また患者さんの状態によっては、**身体拘束・鎮静**を含めた**抜去予防対策**も必要です。身体拘束は、医療機関ごとに身体拘束基準と解除基準を定め、**定期的にアセスメント**を行い、患者さんの状態に合わせた方法と実践が重要です。

〈引用文献〉
1. 日本麻酔科学会 安全委員会 安全な中心静脈カテール挿入・管理のため手引き改訂 WG：安全な中心静脈カテーテル挿入・管理のためのプラクティカルガイド 2017 2017年6月改訂.
https://anesth.or.jp/files/pdf/JSA_CV_practical_guide_2017.pdf(2022.11.9アクセス)
2. 高度管理医療機器 中心静脈用カテーテル JMDNコード 10729100 CV カテーテルキット(シングルルーメンタイプ)添付文書.
3. 高度管理医療機器 末梢静脈挿入式中心静脈用カテーテル PICCキット JMDNコード 36257100 PICC キット(セルジンガータイプ)添付文書.
4. 井上純子：Vol.85 医療安全情報No.130「中心静脈ラインの開放による空気塞栓症」について. 看護 2017；69(15)：100-101.
5. 石川雅彦：第49回 中心静脈カテーテルの処置に関連したアクシデント！―事例の発生要因と未然防止対策. 月刊地域医学 2017；31(11)：902-907.
6. 日本医療機能評価機構ホームページ：中心静脈カテーテル抜去後の空気塞栓症 医療事故情報収集等事業 医療安全情報 No.113 2016年4月.
http://www.med-safe.jp/pdf/med-safe_113.pdf(2022.11.9アクセス)
7. 石川雅彦：第49回中心静脈カテーテルの処置に関連したアクシデント！―事例の発生要因と未然防止対策―. 月刊地域医学 2017；31(11)：902-907.
8. 一般社団法人 日本医療安全調査機構 医療事故調査・支援センター：医療事故の再発防止に向けた提言第1号 中心静脈穿刺合併症に係る死亡の分析―第1報―平成29年3月.
https://www.medsafe.or.jp/uploads/uploads/files/publication/teigen-01.pdf(2022.11.9アクセス)
9. 工藤明敏, 得能和久, 森田克彦, 他：中心静脈カテーテル留置による合併症－高カロリー輸液内容の漏出した2症例. 日本消化器外科学会雑誌 2005；38(6)：603-607.
10. Singer M, Deutschman CS, Seymour CW, et al.：The Third International Consensus Definitions for Sepsis and Septic Shock(Sepsis-3). JAMA 2016；315(8)：801-810.
11. 日本版敗血症診療ガイドライン2020特別委員会編：日本版敗血症診療ガイドライン2020：S21.
12. 日本集中治療医学会看護テキスト作成ワーキンググループ編：集中治療看護師のための臨床実践テキスト 療養状況と看護編. 真興交易(株)医書出版部, 東京, 2019：154-158.

〈参考文献〉
1. 国島正義, 竹田明希子, 村尾正樹, 他：末梢挿入型中心静脈カテーテル(PICC)関連合併症に関する検討. 日本NP学会誌 2018；2(1)：8-16.
2. 瀬川裕佳, 鎌田正, 石川博己, 他：静脈穿刺からカテーテル先端位置確認までエコーを利用したベッドサイドPICC挿入法の成績. 日本静脈経腸栄養学会雑誌 2015；30(3)：804-809.
3. 徳嶺譲芳監修, 金井理一郎編, 一般社団法人医療安全全国共同行動協力：必ずうまくいく！PICC～末梢挿入型中心静脈カテーテルの挿入テクニックから管理まで. 羊土社, 東京, 2017.
4. 鳥谷部紀子：Vol.80「医療事故報告の状況」と「中心静脈穿刺合併症に係る死亡の分析 第1報」について. 看護 2017；69(9)：95-97.
5. 瀬田裕佳, 鎌田正, 茂森賢太, 他：PICC回診によるカテーテル管理とその効果. 日本静脈経腸栄養学会雑誌 2017；32(5)：1489-1494.
6. 井上善文：今こそおさえたい PICC［末梢挿入式中心静脈カテーテル］合併症を防ぐ挿入・管理・ケア. エキスパートナース 2016；32(8)：96-123.
7. Zamani H, Babazadeh K, Ghaffari R, et al.：The successful withdrawal of a migrated central venous catheter. Caspian J Intern Med 2012；3(4)：550-553.
8. 小林聡, 弥政晋輔, 澤崎直規, 他：症例報告 鎖骨骨折が契機となった皮下埋め込み型中心静脈カテーテル断裂の1例. 日消外会誌 2008；41(3)：368-371.
9. 一般社団法人日本感染症学会, 公益社団法人日本化学療法学会JAID/JSC感染症治療ガイド・ガイドライン作成委員会, 敗血症ワーキンググループ：JAID/JSC感染症治療ガイドライン2017―敗血症およびカテーテル関連血流感染症―日本化学療法学会雑誌 2018；66(1)：82-117.

PART 5

治療後に異常が発現した

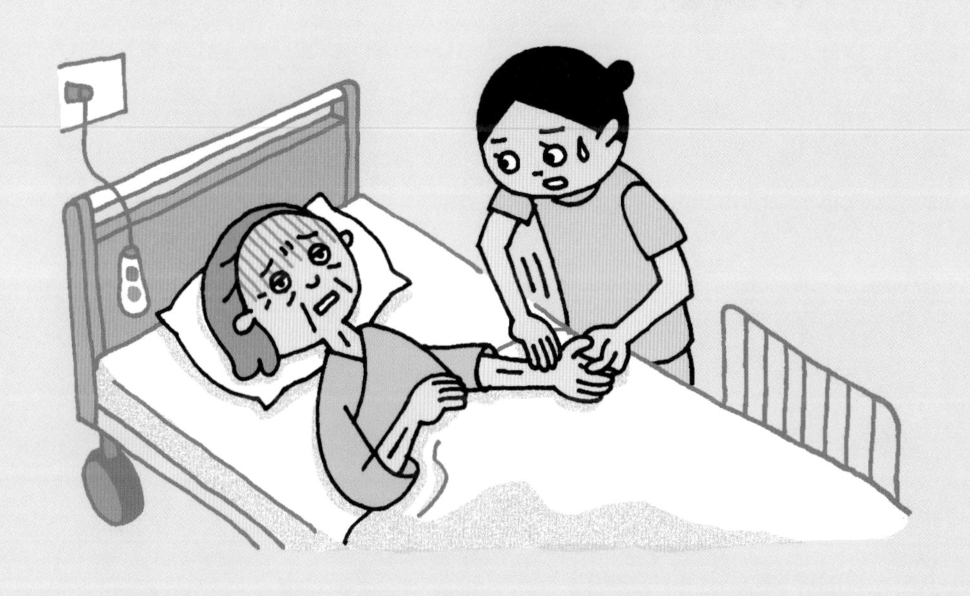

PART 5 CONTENTS

CASE 22 日勤で尿道カテーテル抜去後、夜間に自尿が出ない

中村明美

1 80歳代男性の患者さん。胃がん手術後1日目、日勤帯で尿道カテーテルを抜去しました。

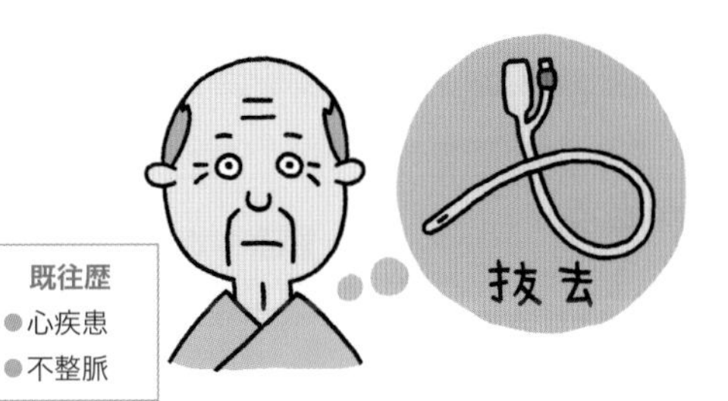

既往歴
- 心疾患
- 不整脈

2 日勤の看護師からは、クリニカルパス通りに尿道カテーテル抜去したこと、その後、自尿がみられていないと申し送りを受けました。

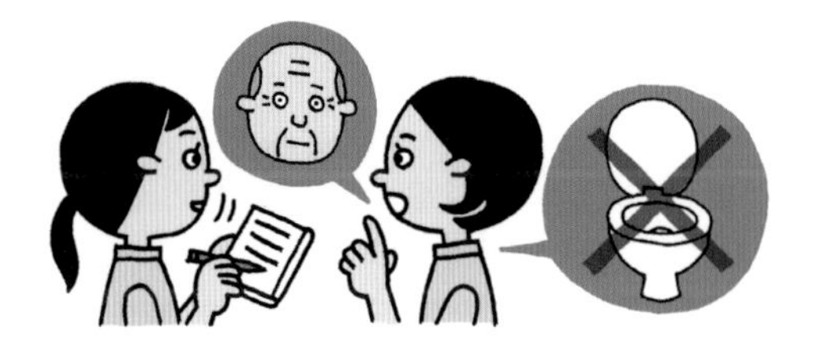

3 その後、夜間になっても自尿は認められません。このときに予見される**“最も危険な状態”**は？　何をどう観察する？

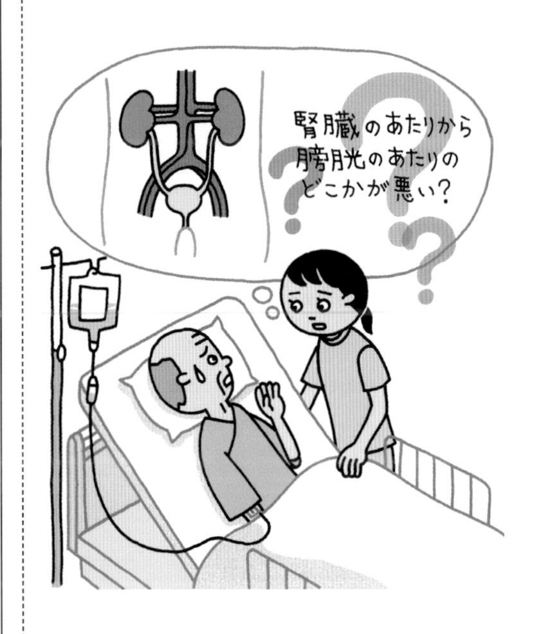

最も危険な 病態・疾患

①乏尿・無尿

はっきりと急変とはいえない場合

①尿閉

このケースについて…

一般的に成人の1日尿量は800～1,500mL程度です。尿量が1日2,500mL以上の場合を「多尿」、400mL以下の場合を「乏尿」、100mL以下の場合を「無尿」といいます(**表1**)。一方、膀胱内に尿が充満しているにもかかわらず、蓄尿と排尿という下部尿路機能障害によって排尿ができないことを「尿閉」といいます。

いずれも、背後に原因となる疾患が隠れている場合があるため注意が必要ですが、ここでは自尿が出ない「乏尿」「無尿」「尿閉」について解説します。

表1 成人の多尿・乏尿・無尿の基準

分類	尿量
多尿	1日2,500mL以上
乏尿	1日400mL以下
無尿	1日100mL以下

自尿が出ないときに考えたいこと・おさえておきたいこと

1 乏尿・無尿では、急性腎障害の可能性がある

乏尿・無尿は、**腎臓での尿の生成低下や上部尿路の閉塞**などにより尿量が減少した状態です。

乏尿・無尿の原因として、急性腎障害(acute kidney injury：AKI)が挙げられます。**尿量減少**に加え、電解質・尿毒症物質の排泄能が低下するため、**代謝性アシドーシス**や**高カリウム血症**を認めることがあります。生体の恒常性の維持が困難な状態となり、危険な病態です(診断基準は、**表2**[1])。

急性腎障害は、脱水や血圧低下などに伴う腎血流量低下によって生じる**「腎前性」**(**表3-①**)[2]、腎実質の器質的障害によって生じる**「腎性」**(**表3-②**)[2]、結石や腫瘍などにより腎以降の尿流障害によって生じる**「腎後性」**(**表3-③**)[2]の3つに分かれています。

表2 急性腎障害の診断基準

①血清クレアチニン値が48時間以内に0.3mg/dL(26.5μmol/L)以上上昇
②血清クレアチニン値が7日以内に基礎値から1.5倍以上上昇
③尿量が0.5mL/kg/時以下が6時間以上持続

(文献1より引用)

いずれか1つを満たせば、急性腎障害

表3 急性腎障害の分類と原因・治療

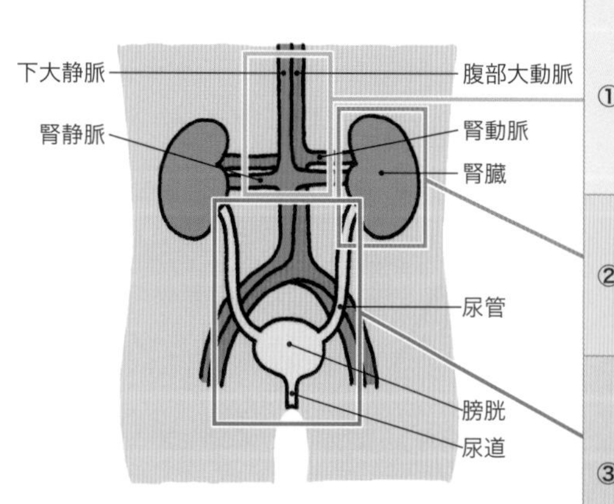

分類	原因	治療
①腎前性	以下の疾患・病態による腎血流低下 ●脱水 ●出血 ●敗血症 ●心不全	●輸液・輸血 ●原因疾患の治療
②腎性	以下の疾患・病態による腎実質の器質的障害 ●急速進行性糸球体腎炎 ●急性間質性腎炎	●原因薬剤の中止 ●透析など
③腎後性	以下の疾患・病態による腎以降の尿流障害 ●結石 ●腫瘍 ●後腹膜線維症による両側尿管閉塞 ●尿閉	●尿管カテーテル挿入 ●腎瘻造設 ●尿道カテーテル留置

(文献2より引用、一部改変)

2 腎前性腎障害をまず疑い、腎血流量の低下がないか確認する

急性腎障害を疑った場合、**まず「腎前性」の可能性を考え**、それが**否定されれば、「腎性」「腎後性」の可能性を検討**していくことが多いため、腎前性急性腎障害について詳しく述べます。

「腎前性」の急性腎障害が生じているかどうかアセスメントする際には、「腎前性」の病態である**腎血流量の低下**がないかを確認します（詳しくは、p.232の情報収集のポイント参照）。

腎血流量の低下はどのように起こるのでしょうか。腎血流量には心拍出量が関係しています。心拍出量は1分間に心臓から拍出される血液量であり、**心拍出量が減少すると、腎血流量は低下**します。心拍出量に影響を与えるものには、**「前負荷」「後負荷」「心収縮力」「心拍数」**があります。どの要素がどのように変化すると、心拍出量・腎血流量がどう変化するか、例を**表4**に示します。

表4 心拍出量に影響する因子と、心拍出量・腎血流量の変化

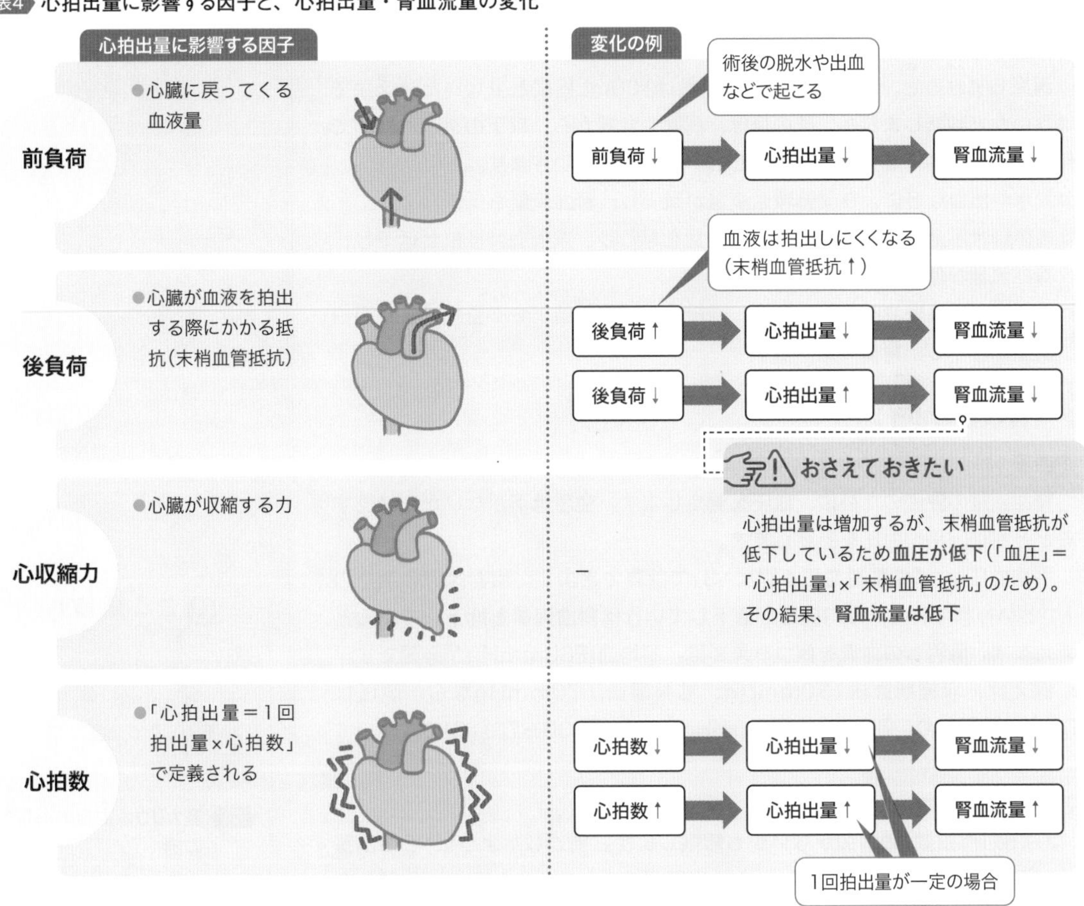

最も危険な病態・疾患は…
①乏尿・無尿

①乏尿・無尿を疑う

▶なぜ疑う?

この患者さんのように自尿がみられないときは、乏尿・無尿が疑われます。

前述のように、1日尿量400mL以下の場合「乏尿」、100mL以下の場合「無尿」であり、尿が生成されていません。尿閉は、膀胱内に尿が充満しているにもかかわらず、排尿ができない状態であるため、この2つを鑑別するには**導尿を行い、尿量を確認**します。

導尿してみると、この患者さんの尿量は100mL程度と少ないため乏尿ではないかと判断しました。その後は、病歴や背景から、以下のような機序で「腎前性」の腎障害を生じた可能性がないかを考えていきます。

- 脱水や出血などにより、循環血液量が減少し、腎血流量も低下
- 術後縫合不全や感染などにより敗血症を起こし、末梢血管抵抗が低下し、腎血流量が低下
- 既往歴に心疾患や不整脈があり、術後心収縮力の低下や不整脈により心拍出量が低下し、腎血流量が低下

▶情報収集のポイント

①血圧

腎血流量の評価のために、血圧を測定します。**血圧低下**がないかを確認するとともに、平均血圧を計算します。

平均血圧は、**「拡張期血圧＋脈圧÷3」**で計算できます。臓器還流の指標の1つといわれており、**平均血圧が低下していれば腎血流量も低下**していると考えます。臓器への血流を保つうえでは、**平均血圧60mmHg**が必要です。

例えば、収縮期血圧130mmHg、拡張期血圧70mmHgなら、脈圧は60mmHgとなり、平均血圧は90mmHg（＝70＋（130−70）÷3）です。

②心拍数（脈拍数）

心拍数（脈拍数）の増加がないかも観察します。前述したように「心拍出量＝1回拍出量×心拍数」で表され、心拍出量が減少しそうになると、心拍数を増加させることで維持しようとします。そのため、**心拍数の増加は心拍出量低下の徴候の1つ**と考えます。

また、不整脈があると心拍出量は低下します。心拍数（脈拍数）だけでなく、**不整脈の有無も観察**します。また、モニター心電図を装着し、腎機能悪化に伴う**高カリウム血症により心電図変化がないかも観察**します（**図1**）。

ここ観察！
- 心拍数（脈拍数）の増加
- 不整脈の有無
- 高カリウム血症

図1 高カリウム血症の心電図の例

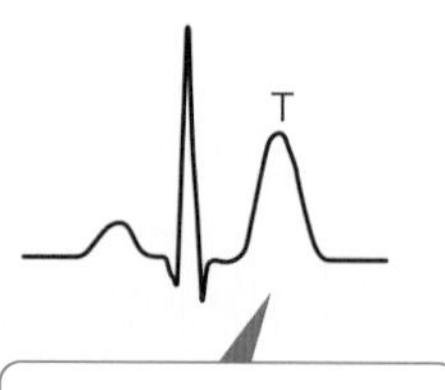

③呼吸数

前述の通り、急性腎障害では**代謝性アシドーシス**がみられることがあります。代謝性アシドーシスが進行すると、身体は動脈血二酸化炭素分圧($PaCO_2$)を低下させ、呼吸性アルカローシスで代償しようとします。その結果、**頻呼吸**となるため、**呼吸数の観察**を行います(呼吸数**25回/分以上**は頻呼吸)。

急性腎障害の場合だけでなく、**呼吸数の増加は急変を起こす前の徴候**としてとても大切ですので、常日ごろから観察していくことが重要です。

ここ観察!
呼吸数(25回/分以上は頻呼吸)

④末梢循環の状態

心拍出量が低下すると、心拍数を増加させたり、末梢血管抵抗を増加させ血圧を維持しようとします。**末梢血管抵抗が増加すると、末梢の皮膚は冷たくなります。**

一方、**敗血症に伴う血圧低下**は、末梢血管抵抗の低下により生じます。その際は、**末梢の皮膚は温かくなります。**

ここ観察!
末梢の皮膚温

⑤腹腔ドレーン排液量と性状

腹腔ドレーンが留置されている場合は、**出血の有無と程度**を観察し、出血により**心拍出量**が減少していないかを確認します。

ここ観察!
腹腔ドレーン排液(血性)

⑥脱水症状(口渇や腋窩の乾燥)

口渇は脱水時の自覚症状としてよく知られていますが、「口渇=脱水」とは言い切れません。**口渇だけでなく、腋窩の乾燥**を確認し脱水の徴候がないか確認します。

また、ツルゴール反応を確認します。手の甲や前腕の皮膚を軽くつまみ、つまんだ皮膚の弾力性を触診し、元に戻る時間を計ります。**皮膚の弾力性に低下がみられる場合や元に戻るのに2秒以上かかる**場合は、「ツルゴールの低下」と表現され、**脱水**の可能性があります。

ここ観察!
- 口渇
- 腋窩の乾燥
- ツルゴールの低下(皮膚の弾力性低下や、元に戻るのに2秒以上かかる)

⑦感染徴候

敗血症になると末梢血管抵抗が低下し、結果として腎血流量が低下することがあります。そのため、**発熱**や**創部の発赤**などの感染徴候がないかを観察します。また、ドレーンが挿入されている場合は、**腹腔ドレーン排液の混濁**や**膿性変化がないか**を観察します。

ここ観察!
- 発熱
- 創部の発赤
- 腹腔ドレーン排液(混濁、膿性変化)

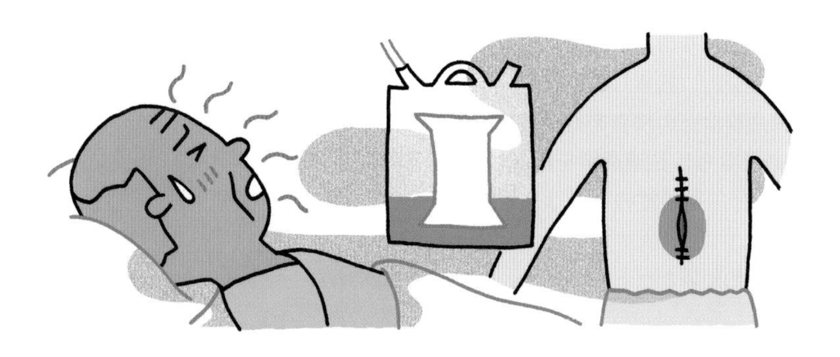

観察で得られた内容と合致しているか確認

表5 乏尿・無尿が疑われる際の検査値の変化

確認する場面	分類	検査値の変化
乏尿の可能性があるとき	腎機能に関するデータ	●血清尿素窒素 (blood urea nitrogen：BUN)↑ ●クレアチニン (creatinine：Cre)↑
ドレーンからの出血があるとき	貧血に関するデータ	●ヘモグロビン (hemoglobin：Hb)↓ ●ヘマトクリット (hematocrit：Ht)↓
感染徴候があるとき	感染に関するデータ	●白血球数 (white blood cell：WBC)↑ ●C反応性タンパク (C-reactive protein：CRP)↑

⑧夜勤帯までに行った検査結果

夜勤帯までに行った検査の結果を確認します。**表5**に示した項目を確認します。

①～⑦で観察したことから**推察した状態と検査結果が合致しているか、確認**していきます。

⑨カルテからの情報収集

カルテから水分バランスの評価を行います。水分バランスの評価をするうえでは**体重の増減**に着目するのがよく、水分出納を反映する最も簡便な指標です。また、輸液の量や尿量から**IN-OUTバランス**も計算します。その日だけでなく、術中～術後の経過も把握します。既往については、**心拍出量を低下させるような心疾患の既往(心不全や心筋梗塞・不整脈など)**はないか確認します。

ここ観察！
●体重の増減
●IN-OUTバランス

▶鑑別・初期治療の進み方

①初期治療・行いたい看護ケア

「腎前性」の急性腎障害は腎血流量の低下の原因を検索し、**補液**や**輸血**などを行ったり、原因疾患の治療を行います。

何らかの要因で心拍出量が減少していることが考えられるため、さらに**心拍出量が低下するようなことはしない**ことが重要です。重症患者では**体位変換により血圧が低下することで心拍出量が低下することがある**ため、医師へ報告し**対応するまでは安静**にします。また急変の可能性があるため、引き続きバイタルサインなどの状態の変化を経時的に観察します。

「腎性」の急性腎障害については、**腎生検**などの検査を行い確定診断がつけば、原因に対応していくとともに、必要ならば**血液透析**を実施します。「腎後性」の急性腎障害は、尿管のような上部尿路閉塞の場合は、**尿管カテーテルを留置**します。

「腎性」「腎後性」の場合は、その後検査や処置が行われるため、対応可能な状態にしておきます。

②医師への報告

情報収集した結果を医師へ報告します。

医師への報告は要領よく手短に行うことが必要です。その際に使用されるのが**I-SBAR-C**です。I-SBAR-Cは、報告の際に簡潔に漏れなく報告するためのツールです。

図2のように報告することで、患者さんの状態の変化に対して予測を立てて観察や情報収集した内容を、その場にいない医師にも理解しやすく報告することができます。**医師が適切な判断・対応をし、急変を未然に防いでいくためには、看護師の報告のしかたも重要**です。

図2 I-SBAR-Cによる報告例

Identify ＝確認

自分(看護師)が誰で、誰(患者さん)について報告するのか、また自分と相手(医師)を確認
例 3階南病棟のBです。外科当直医のC先生ですか？外科で入院中の患者さんについて報告します。

Situation ＝状況・状態

患者さんの問題の要点を「結論」から述べる
例 日勤帯で尿道カテーテルを抜去し、その後、自尿がみられなかったため導尿したのですが、100mL程度の尿量でした。

Background ＝背景・臨床経過

主要な既往歴やバイタルサインを含めた身体所見、患者さんの訴え、病歴などを述べる
例 患者さんは胃がん術後1日目です。術中～術後のIN-OUTはマイナスバランスで、血圧も低く平均血圧は60mmHg以下です。脈拍数は100回/分以上の頻脈です。

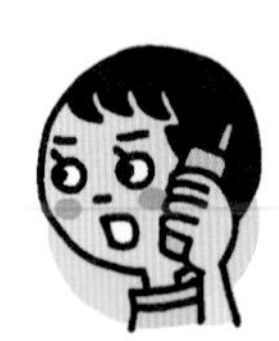

Assessment ＝評価

患者さんの置かれている状況を評価し、自分の判断の根拠を述べる
例 術後の脱水に伴い、尿量が減少していると思われます。

Recommendation ＝提案(要望・要請)

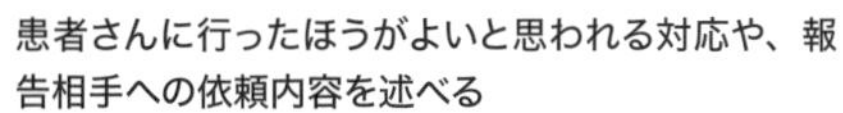

患者さんに行ったほうがよいと思われる対応や、報告相手への依頼内容を述べる
例 輸液を増量したほうがいいのではないかと思います。あと、先生の診察をお願いします。

Confirm ＝復唱確認

医師からの指示の内容を復唱し確認(夜間の報告は電話で行うことも多いため、安全の視点から復唱することは重要)
例 輸液500mLを4時間で投与ですね。では、先生が診察に来られるまでに、投与を開始しておきます。

はっきりと急変とはいえない場合
①尿閉

①尿閉を疑う

▶なぜ疑う？

尿閉の原因としては、**表6**[3]の9つのものが挙げられます。

この患者さんは乏尿でしたが、**導尿した際に無尿・乏尿と判断される尿量以上が得られていれば、尿閉**の可能性が考えられます。

表6 尿閉の原因

原因		
前立腺部尿道の閉塞	●前立腺肥大症 ●前立腺がん	●急性前立腺炎 ●前立腺腫瘍
膀胱出口部閉塞	●膀胱腫瘍 ●凝血塊 ●膀胱結石	●膀胱瘤 ●膀胱頸部硬化症
尿道疾患	●尿道狭窄 ●尿道腫瘍 ●尿道下裂	●尿道上裂 ●外尿道口狭窄 ●尿道結石
婦人科疾患	●卵巣腫瘍 ●子宮腫瘍	●骨盤臓器脱 ●産後尿閉
肛門直腸疾患	●糞石 ●直腸腫瘍	●肛門直腸疾患の術後疼痛 ●肛門周囲膿瘍
術後尿閉	—	
神経疾患	●急性脊髄疾患 ●転移性腫瘍による脊髄圧迫	●脱髄疾患 ●末梢性神経障害
薬剤	●α作動薬 ●β遮断薬 ●抗コリン薬	●抗うつ薬 ●神経遮断薬 ●オピオイド
心因性	—	

（文献3より引用、一部改変）

尿閉はさまざまな
原因によって生じる

表7 尿道カテーテルが留置される状況

状況	留意点
①尿閉を生じたとき ②膀胱や前立腺など泌尿器系の手術を行うとき	抜去後尿閉を生じるリスクを考えておく（薬物療法にて尿閉が改善しない場合がある）
③侵襲の大きな手術を行うとき ④重症患者の全身管理の一環 ⑤長時間、ベッド上安静が必要なとき　など	手術に伴う炎症により尿道狭窄が生じる可能性がある（抜去に際しては、全身状態が安定したことを確認する）

▶情報収集のポイント

尿閉を疑ったら、以下の観察や情報収集を行います。

- 問診：**尿意切迫感**や**下腹部痛**の有無
- 腹部の視診・触診：**恥骨上部の膨隆**の有無
- カルテからの情報収集：**手術歴**や**既往歴**、尿閉の原因となる**薬剤**の使用の有無

これらの3つの特徴を確認したら内容を医師に報告し、**腹部超音波検査**を行い、**膀胱の恥骨上部に尿が溜まっているかを確認**します。膀胱に尿が溜まっていることを確認できれば、導尿を行います。

ここ観察！
- 尿意切迫感や下腹部痛
- 恥骨上部の膨隆
- 手術歴や既往歴、尿閉の原因となる薬剤の使用

▶鑑別・初期診断の進み方

導尿後、尿道カテーテルを数日〜1週間程度留置します。

その後、尿道カテーテルを抜去します。前立腺肥大症に伴う尿閉の場合は、前立腺尿道部の交感神経の緊張を軽減するためアドレナリンα_1遮断薬（ハルナール®Dなど）を使用します。また、排尿筋の収縮を増加させるためアセチルコリンエステラーゼ阻害薬（ウブレチド®）などを使用し、尿道カテーテルの抜去を行います。

一般的に、尿道カテーテルは**表7**の場合に留置されます。この患者さんのような胃がん手術の場合、クリニカルパスが使用され、**手術後数日中に「尿道カテーテルの抜去」が指示として組み込まれていることが多い**です。

このとき、クリニカルパスに書かれているから抜去するのではなく、**手術という侵襲後に全身状態が安定したということを確認して抜去**します。例えば、尿量が0.5mL/kg/時以下が6時間以上持続していた場合、その状況は急性腎障害の診断基準の1つにあたり（表2-③）、全身状態が安定しているとはいえません。**このようなときは、尿道カテーテルの留置の継続を医師に相談**する必要があります。

患者さんの状態を予見して対応するためには、尿道カテーテル留置の理由と抜去時にその問題は解決したかを確認することは重要な視点となります。

〈引用文献〉
1. The Kidney Disease Improving Global Outcome Working Group：Chapter 2.1：Definition and classification of AKI. *Kidney Int Suppl* 2012；2：19-36.
2. 近藤恒徳：17．急性腎不全．泌尿器Care&Cure Uro-Lo 2017；22(3)：346-349.
3. 鈴木基文：07概論で学ぶ 尿閉の高齢者に対する排尿管理．泌尿器Care&Cure Uro-Lo 2017；22(6)：726-728.

〈参考文献〉
1. 木内寛，野々村祝夫：18．尿閉．泌尿器Care&Cure Uro-Lo 2017；22(3)：350-353.
2. 南里純代編，安達高久，河野学編集協力：尿カテやめ隊が答える！ 尿道カテーテル 挿入・継続・抜去の根拠Q&A．エキスパートナース 2018；34(3)：56-90.
3. 道又元裕総監修，露木菜緒監修・解説：改訂増強版 ICU3年目ナースのノート．日総研，愛知，2017：4-8.
4. AKI（急性腎障害）診療ガイドライン作成委員会編：AKI（急性腎障害）診療ガイドライン2016．東京医学社，東京，2016.

資料 6

主な検査基準値

免疫血清検査・輸血：ホルモン

項目	基準値	主な原因
成長ホルモン(GH)	●成人男性：0.17ng/mL以下 ●成人女性：0.28〜1.64ng/mL	⬆先端巨大症、慢性腎不全 ⬇下垂体前葉機能低下症
ACTH(副腎皮質刺激ホルモン)	●7.2〜63.3pg/mL(ECLIA法、早朝安静時)	⬆アジソン病、クッシング病 ⬇副腎腺腫・がんによるクッシング病
TSH(甲状腺刺激ホルモン)	●0.4〜4.0μIU/mL(ECLIA)	⬆原発性甲状腺機能低下症 ⬇甲状腺機能亢進症
コルチゾール	●2.7〜15.5μg/dL(RIA法)	⬆クッシング病 ⬇アジソン病
血漿レニン活性	●0.5〜2.0ng/mL/時	⬆アジソン病 ⬇塩分過剰摂取
アルドステロン	●36〜240pg/mL(随時) ●30〜159pg/mL(臥位) ●39〜307pg/mL(立位)	⬆原発性アルドステロン症など ⬇塩分過剰摂取
C-ペプチド	●0.8〜2.5ng/mL(血清) ●22.8〜155.2μg/日(蓄尿)	⬆インスリノーマ ⬇1型糖尿病
インスリン	●5〜15μU/mL(空腹時)	⬆インスリノーマ ⬇糖尿病
BNP(脳性ナトリウム利尿ペプチド)	●18.4pg/mL以下	⬆急性心筋梗塞、急性・慢性心不全
i-PTH	●10〜65pg/mL(ECLIA)	⬆原発性副甲状腺機能亢進症 ⬇副甲状腺機能低下症

＊基準値は、西﨑祐史、渡邊千登世 編著：ケアに生かす検査値ガイド 第2版，照林社，東京，2018を参考にして作成。上記の検査基準値はあくまでも参考値である。基準値は、測定法や試験の種類によって数値が異なるので、必ず各医療機関で使われている数値・単位を確認してください。

CASE 23 胸腔ドレーン挿入後に呼吸困難が出現

村中烈子

1 50歳代男性の患者さん。呼吸困難により外来を受診され、自然気胸に対して胸腔ドレナージを実施し、その後入院となりました。

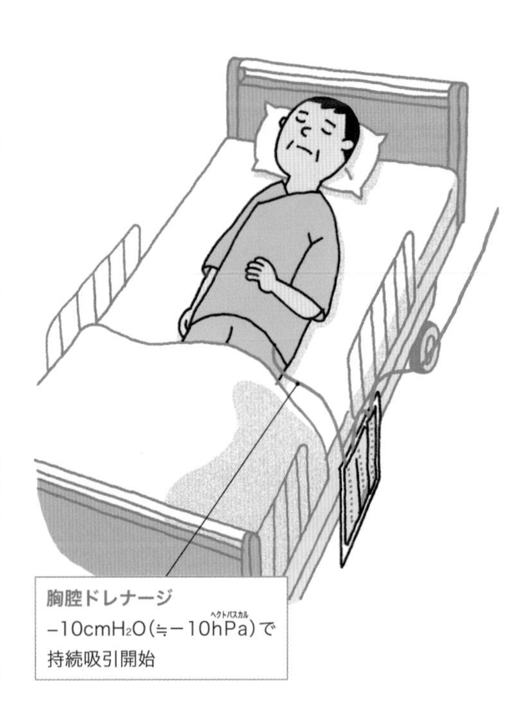

2 入院後、患者さんはベッド上で臥床していました。胸腔ドレーンからは、エアリークを認めていました。

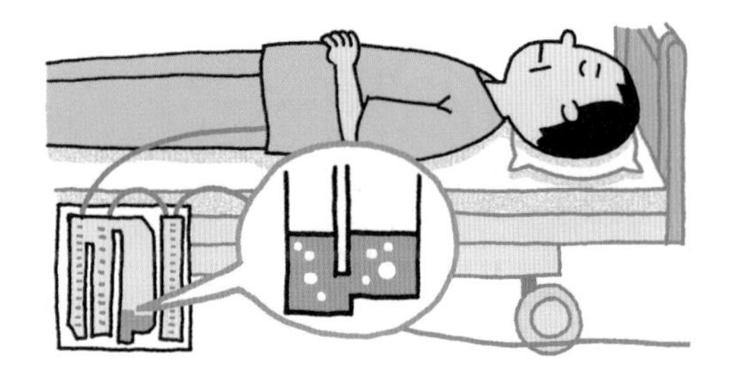

3 準夜勤帯の検温で訪室時、患者さんは呼吸困難を訴えてきました。このときに予見される“**最も危険な状態**”は？

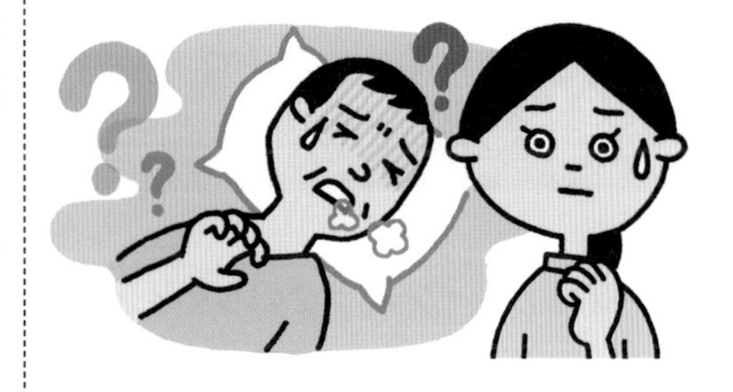

最も危険な病態・疾患

①ドレナージ不良
（胸腔ドレーンの屈曲・抜去や接続外れ）

はっきりと急変とはいえない場合

①再膨張性肺水腫

このケースについて…

胸腔ドレーン挿入の目的は、以下の2点です。

①胸腔内に貯留した液体や空気を排出し、肺の膨張を促す

②胸腔内の洗浄や薬剤注入などの治療を行う

胸腔ドレナージは、胸腔内に貯留した気体や液体を体外に排出すること（①）であり、**図1**の場合に行われます。

胸腔ドレーンを挿入してもドレナージがうまくいかなかったり、肺の拡張や虚脱の状態が急激に変化することで危険な状態となる場合があり、注意が必要です。

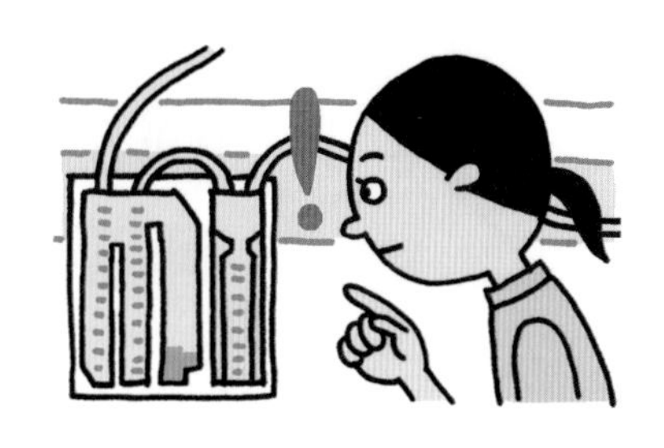

図1 胸腔ドレナージが行われる場面

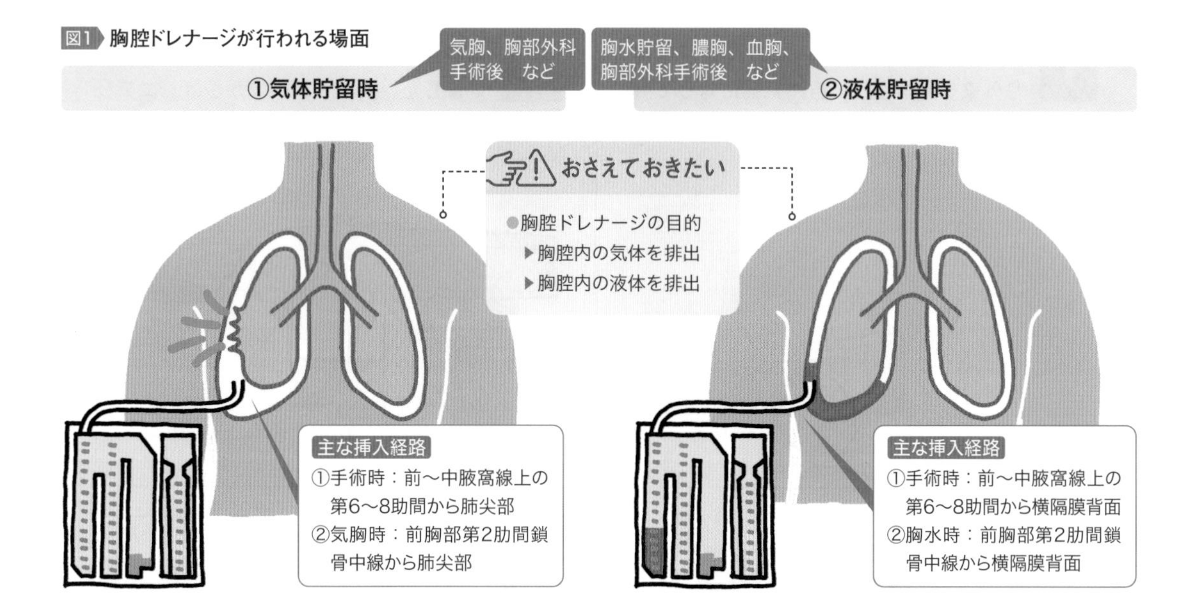

胸腔ドレーンでおさえておきたいこと

1 胸腔ドレーンバックのしくみを理解しよう

胸腔ドレーンバックは、胸腔内の陰圧を保ちながらドレナージする必要があるため、**水封式の持続的な吸引法で管理**されます。胸腔ドレーンバック装置の基本構造は**図2**に示すように、**「①排液部」「②水封部」「③吸引圧制御部」**の三連ボトルシステムです。

胸腔内は陰圧の状態となっており、ドレナージ用の胸腔ドレーンを挿入するだけでは外界から胸腔内に空気が逆流し、肺が虚脱してしまいます。そのため、**常時胸腔ドレーンに陰圧をかけておく**か、胸腔内に空気が逆流しないような**水封管理（ウォーターシール管理）**が必要となります。

図2 胸腔ドレーンバックの構造

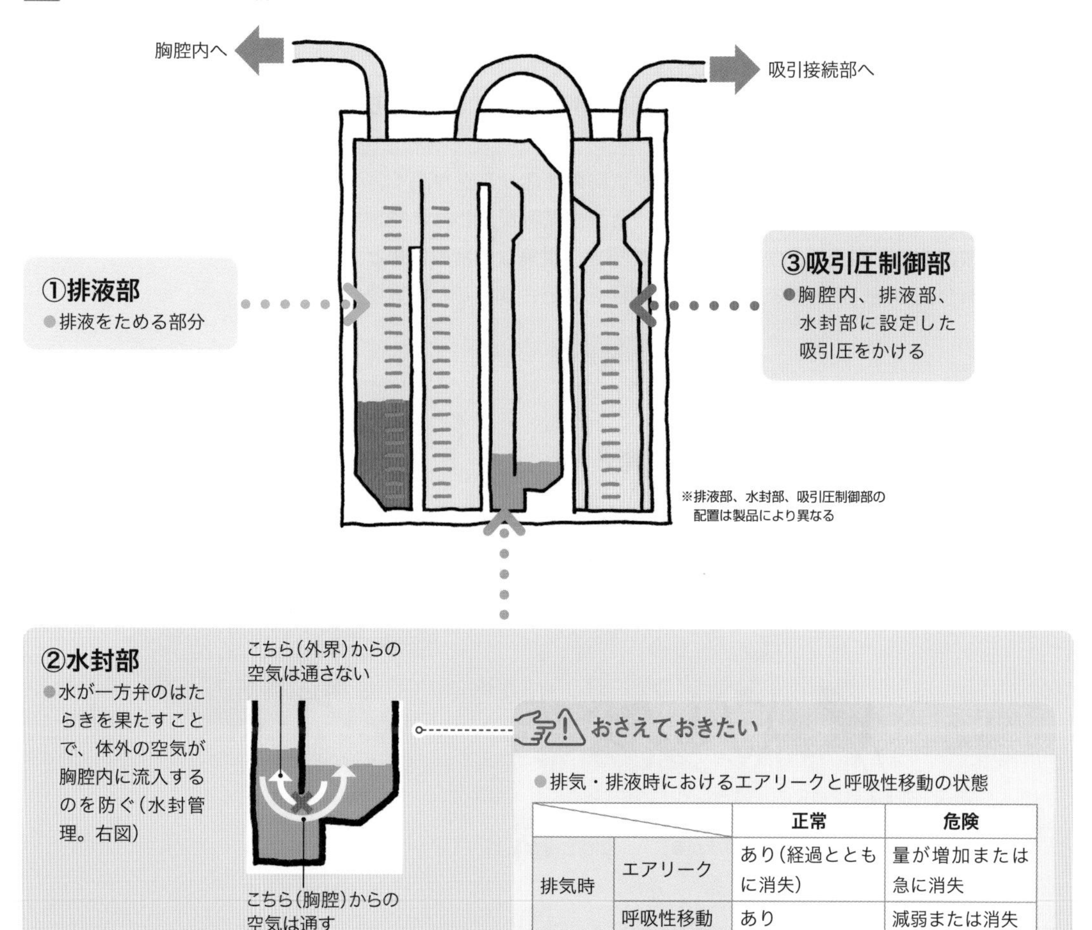

●排気・排液時におけるエアリークと呼吸性移動の状態

		正常	危険
排気時	エアリーク	あり(経過とともに消失)	量が増加または急に消失
	呼吸性移動	あり	減弱または消失
排液時	エアリーク	なし	あり
	呼吸性移動	あり	減弱または消失

水封管理とは、水封部の機能により**胸腔内に対して吸引をかけない状態(吸引圧はゼロ)で管理**する方法のことです。水封部に蒸留水を注入することで、**胸腔からの空気は通し、水封室側の空気は通さなくなり、一方弁として機能**するようになります。胸腔内に対して吸引圧をかけたくない状態のとき(吸引圧をかけ続けることで肺からの空気漏れが続くと考えられるときや、治療経過で抜去前の吸引オフテストなど)に行うことがあります。

エアリーク
肺からの空気漏れ。水封部では気泡として現れる。

呼吸性移動
呼吸時の胸腔内圧と連動して、水封室の水面が上下すること。

2 胸腔ドレーン挿入中は、緊張性気胸のリスクが高い

気胸とは、胸腔内に空気が流入し、圧迫されて肺がしぼんだ状態になることです。**緊張性気胸**とは気胸の一種です。

胸腔ドレーンの抜去や接続外れにより、大気に開放されることで、**胸腔内に空気が流入し、貯留**してしまいます。肺は虚脱するため、呼吸困難の症状が出現します。この結果、**胸腔内圧がしだいに上昇することで気胸が重症化**すると、緊張性気胸となります。

また、胸腔ドレナージ中に胸腔ドレーンの屈曲や閉塞によるドレナージ不良が生じると、**肺から漏れている空気を外へドレナージできなくなります。**それにより、気胸が悪化し、緊張性気胸につながります。

緊張性気胸では、**横隔膜低位**、健側への**縦隔偏位**、静脈還流障害による**心拍出量の低下**などをきたします(**図3**)。

表1のような特徴のある患者さんでは、緊張性気胸の発症リスクが高く、**急激な血圧低下やSpO_2低下**となった場合には、緊張性気胸が疑われます。緊張性気胸は放置すると血圧低下から**ショック**を招き、重篤な場合**心停止**となるため最も緊急度の高い病態であり、まずは徴候を見逃さないことが重要です。

縦隔偏位
本来胸郭の中央部に存在する縦隔が、左右どちらかに移動した状態。

図3 胸腔ドレーン抜去による緊張性気胸

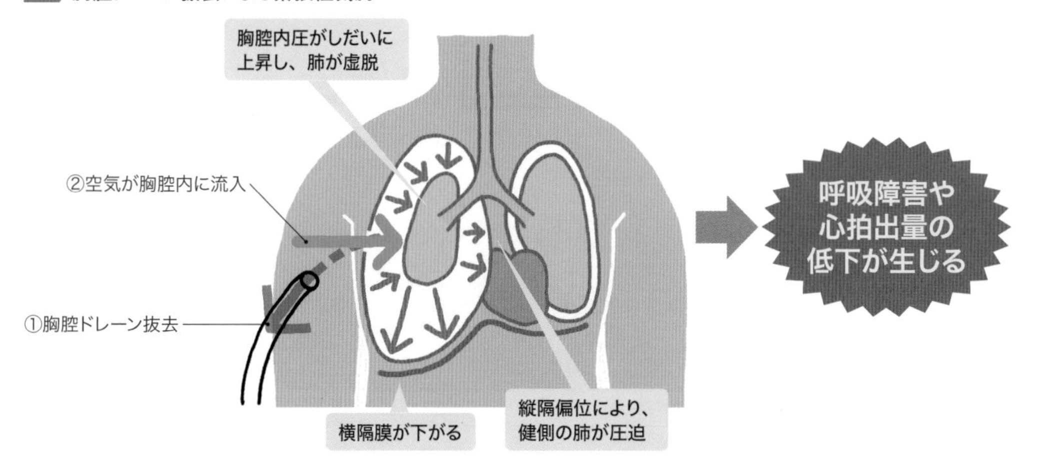

表1 緊張性気胸のリスクの高い患者さんの特徴

- 外傷(特に体幹部)
- 人工呼吸中
- 喘息、慢性閉塞性肺疾患(COPD)
- 胸腔ドレーン挿入中
- 中心静脈穿刺後

急激な血圧低下やSpO_2の低下があると緊張性気胸が疑われる

最も危険な病態・疾患は…
①ドレナージ不良
（胸腔ドレーンの屈曲・閉塞、抜去や接続外れ）

①ドレナージ不良（胸腔ドレーンの屈曲・閉塞、抜去や接続外れ）を疑う

▶なぜ疑う?

この患者さんは呼吸困難を訴えています。呼吸困難をきたす原因の1つとして**ドレナージ不良**が考えられ、主に以下の①、②によって生じます。

①胸腔ドレーンの屈曲・閉塞

胸腔ドレーンは挿入後、抜去しないように体幹部位に固定されます。胸腔ドレーンと皮膚の縫合固定と、胸腔ドレーンのテープ固定を行います（**図4**）。また、**結束バンド**などを用いた外れにくい固定管理も必要です）。

しかし、体幹部分は寝返りや起き上がりなどの動作で大きく動き、**胸腔ドレーンが強く引っ張られたり、動いた後にベッドや身体の下に挟まれたりすることがあります**。そのため、胸腔ドレーンの屈曲によるドレナージ不良に伴う呼吸困難・悪化が考えられます。

また、排出された体液の成分により、胸腔ドレーンの内腔が閉塞することがあります。これは、血液成分が多い場合の**血液凝固塊**や、血漿成分の**フィブリン塊**などが胸腔ドレーンの内腔に滞留することによるものが多いです。

図4 胸腔ドレーンのテープ固定例（ガーゼ保護の場合）

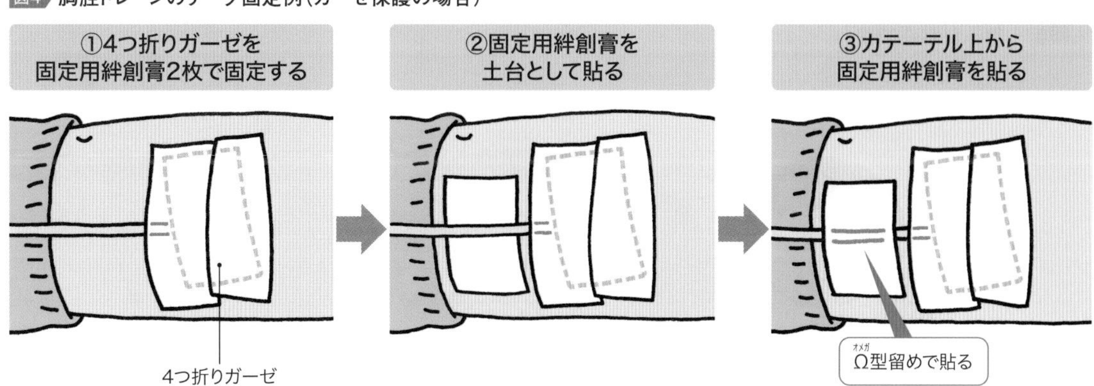

②胸腔ドレーンの抜去・接続外れ

胸腔ドレナージ中は、挿入部の疼痛や、胸腔ドレーン留置に伴う疼痛が生じていることが多いため、患者さんにとって**胸腔ドレナージは体動制限とともに身体的な苦痛が大きい**治療です。身体的な苦痛によりせん妄や認知症症状の悪化をきたし、**誤って抜去**してしまうことも考えられます。

胸腔ドレーンの抜去が起こると、**ドレナージ不良**とともに**空気の逆流による緊張性気胸**(p.241参照)が起こる場合があります。

▶情報収集のポイント

患者さんのベッドサイドでは、「①患者評価」「②胸腔ドレーン挿入部と接続部の確認」「③吸引装置の確認」の3点について確認するとともに、「④カルテからの情報収集」を行います。

①患者評価

●屈曲・閉塞のとき

一般的な胸水貯留によるドレナージ中の胸腔ドレーン屈曲や閉塞の場合、**患者さんの状態変化がすぐに出現することは多くありません。**なぜなら、排液が妨げられることによる胸水再貯留が呼吸状態に影響するまでには、時間がかかるからです。しかし、**外科手術後のドレナージ**の場合は、ドレナージ不良により**再出血した血液が急速に貯留することで呼吸状態が悪化**します。

一方、気胸では、肺から漏れた空気の胸腔内ドレナージが屈曲や閉塞で妨げられることにより、気胸の悪化を招きます。**気胸の悪化により、肺がさらに虚脱し、場合により緊張性気胸**となる病態もあるため、注意が必要です。

患者評価としては、まずはドレナージ不良による呼吸状態の変化がないかを確認します。**これまでなかった症状の出現**や、**呼吸パターンの変化**、**胸郭の動きに左右差がある**、**皮下気腫**などの徴候はドレナージ不良の症状として認めることがあります。

ここ観察!

ドレナージ不良の症状

- □バイタルサイン：頻呼吸
- □SpO_2低下
- □モニター心電図：頻脈傾向
- □呼吸音：患側の呼吸音減弱
- □呼吸パターンの変化
- □胸郭の動きに左右差がある
- □皮下気腫(程度も)
- □呼吸困難の程度
- □努力性呼吸
- □疼痛(程度も)
- □皮膚湿潤や冷感

●胸腔ドレーン抜去・接続外れのとき

緊張性気胸により心臓が圧迫された結果、**循環障害**を生じることがあります。心外閉塞・拘束性ショックの症状である**血圧低下**や**頻脈**、**頸静脈怒張**の身体所見がないかを確認します。

緊張性気胸では、すみやかな緊急脱気処置が必要となるため、早期の発見・報告・対応が重要です。

こんなときはすぐ
ドクターコール

緊張性気胸の所見がある

- □聴診：患側での呼吸音減弱
- □打診：患側での鼓音
- □視診・触診：胸郭の左右差(患側が挙上)

心外閉塞・拘束性ショックの症状がある

- □血圧低下
- □頻脈
- □頸静脈怒張

ショックは、
以下の4つに分類
●血液分布異常性ショック
●循環血液量減少性ショック
●心原性ショック
●心外閉塞・拘束性ショック

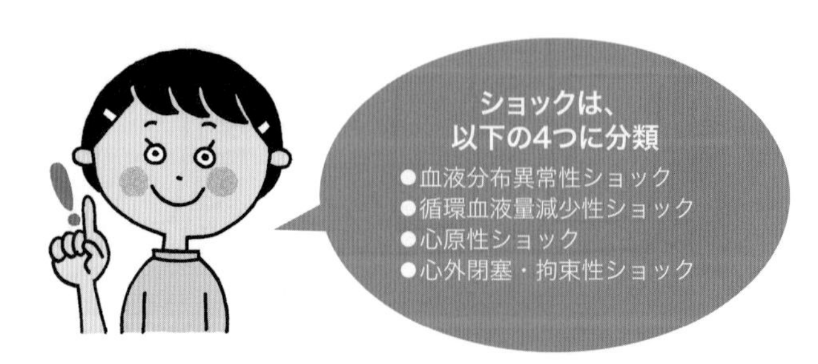

②胸腔ドレーン挿入部から吸引装置の接続部までの確認

胸腔ドレーンのトラブル発見には、挿入部から吸引装置の接続部までをすべて点検する必要があります。

胸腔ドレーンは挿入目的により、最適な位置に胸腔ドレーンの先端が留置されるように挿入されます(図1)。しかし、胸腔ドレーンを縫合固定していても、外力により**少しであっても部分的に抜去されるようなズレが生じることがあり、この場合、適切な吸引がかからず有効なドレナージができなくなる**可能性があります。

③吸引装置の確認

胸腔ドレーンチューブ内の**排液滞留は、吸引圧の低下を招きます。**装置が稼働していても、胸腔内に吸引圧が作用しないことになるため、**チューブに過剰なたるみが生じていないか確認**します(適宜、排液はボトルに誘導し、たるみが生じにくいよう配慮しておく)。

胸腔ドレーンの吸引装置の種類により、吸引圧の駆動源として電源供給を必要とするもの、吸引配管への接続が必要となるものがあります。これらの駆動源が途絶している場合には、吸引装置が稼働しなくなります。**部屋移動や検査搬送、トイレ移動などで一時的に駆動源を切り離した場合、再セッティングされていない可能性もあるため、確認**しましょう。患者自身でセッティングを行う場合もあるため、注意が必要です(一連の操作を指導し、訪室時には適切に管理されているか確認)。

また、吸引圧を蒸留水の注入で調整している装置の場合、時間の経過により、**注入した蒸留水の量が減少し、吸引設定圧のレベルが低下**することもあるため、注意しましょう(勤務帯ごとに点検しておく。また、吸引装置を誤って転倒させてしまった場合にも、水封部分や吸引設定圧の蒸留水レベルの再確認が必要)。

最後に、吸引装置のボトルには、**水封部分が必ず必要**です。水封部分に蒸留水を注入し忘れたままで使用すると、**空気が胸腔内に逆流し、肺が虚脱**してしまい大変危険であるため、**水封部に蒸留水が入っているかの確認**も必ず行うようにしましょう(ボトルの設置・交換時には忘れずに確認)。

④カルテからの情報収集

図5の内容を、患者さんの**カルテから情報収集**しておきましょう。

ここ観察!

胸腔ドレーンの固定状況

- □胸腔ドレーン抜去がないか
- □胸腔ドレーンと皮膚の縫合固定状況
- □マーキング固定位置からのズレの有無
- □胸腔ドレーンのねじれや屈曲の有無、クランプ状況

胸腔ドレーン接続部

外れや緩みがないか

外観上の範囲でのドレーン内腔の閉塞物

血液凝固塊やフィブリン塊がないか

ここ観察!

- 胸腔ドレーン〜吸引装置までのチューブのたるみ(排出された体液の滞留状況)
- 電源供給や吸引配管接続による装置の稼働状況
- 医師の指示通りの吸引設定条件かどうか

おさえておきたい

- 吸引装置について、訪室時にも常に確認
  - ▶チューブに過剰なたるみが生じていないか
  - ▶一時的な駆動電源の切り離し後、再セッティングされているか
  - ▶水封部の蒸留水の量が減少していないか
- ボトルの設置・交換時に注意
  - ▶水封部に蒸留水を注入することを忘れない

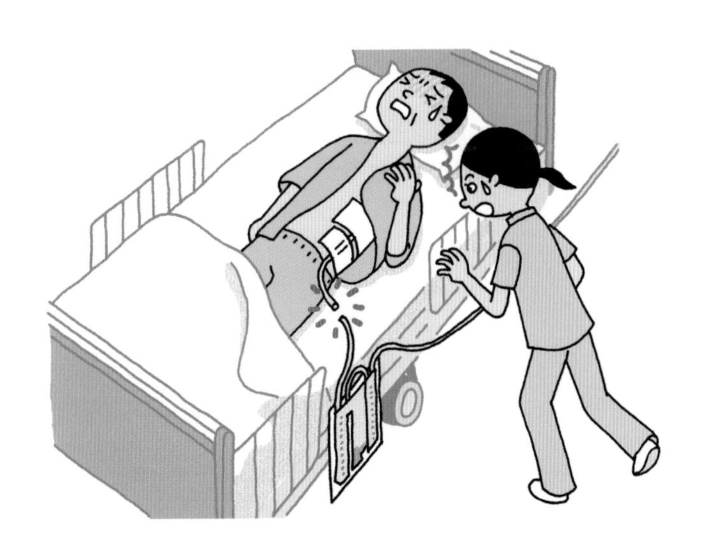

図5 カルテから収集しておくべき情報

胸腔ドレーンの挿入となった適応病態と目的

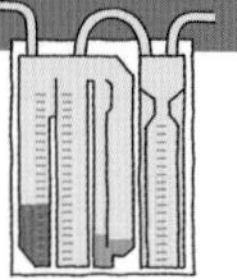

●脱気
●排液
●術後管理　など

現在の治療状況

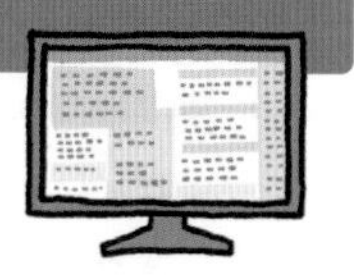

●診療録
●胸部X線所見
●吸引圧設定条件

出血リスク

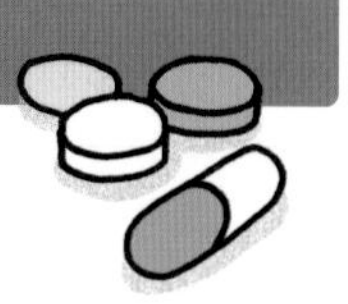

●止血機能（血小板数、抗凝固薬の使用）

ドレナージ状態

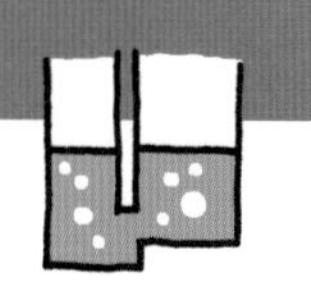

●過去の排液量
●エアリークや呼吸性移動の有無

これまでのバイタルサイン推移、症状の経過

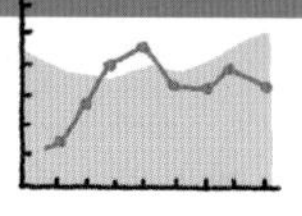

●安定か不安定か
●改善しているのか、悪化しているのか

せん妄リスク、活動範囲

●疼痛管理状況
●ADL状況
●睡眠状況
●見当識障害の有無
●認知症の有無
●治療に対する理解

▶鑑別・初期治療の進み方

前述の項目以外にも、胸腔内で胸腔ドレーンが屈曲・内腔閉塞する場合があり、いずれもドレナージ不良の原因となります。これらは外観上での変化がわかりにくいため、**吸引装置側の確認（胸腔ドレーンバック水封部の呼吸性移動の突然の消失、排液減少）**や、**胸部X線検査**などが必要です。

①胸腔ドレーンの屈曲・閉塞に対する対応

胸腔ドレーンの屈曲によるドレナージ不良は、**すみやかに屈曲を解除**し、胸腔ドレナージが適切に継続できるようにします。

胸腔ドレーンの閉塞が疑われる場合には、**医師へ患者さんの状態とドレーン管理状況を報告**します。閉塞によるドレナージ不良に対しては、医師により**吸引圧の調整**や、位置調整のため**胸腔ドレーンの入れ替え**を行うことがあります。閉塞しやすい状況であれば、必要に応じて**ミルキング**を実施し、閉塞予防に努めます。

> **おさえておきたい**
> ミルキングは、ドレーンの閉塞リスクがある場合のみ実施する（それ以外の場合に行うと、過陰圧となる）

②緊張性気胸に対する対応

緊張性気胸の症状が疑われる場合には、患者観察を継続し、すみやかに医師へ報告しましょう。循環動態の悪化による急変のリスクが高いため、医師の指示を確認しながら**モニター装着・酸素投与**や**輸液路確保・緊急脱気処置**などの準備を行います。

緊張性気胸は緊急度の高い疾患のため、詳細な確定診断のための検査（胸部X線検査など）を続けるのではなく、**臨床診断で緊張性気胸が考えられれば、治療をすみやかに開始**します。胸腔ドレーンを新たに留置する時間的余裕はないため、医師による緊急的な脱気処置を行います。

緊急脱気処置は、胸腔穿刺を患側の第2肋間鎖骨中線上に18G（ゲージ）以上の太い静脈留置針を用いて行います。ただし、**一時的な緊急脱気処置だけでは不十分な脱気となることが多く、引き続き胸腔ドレナージ**を行います。

はっきりと急変とはいえない場合
①再膨張性肺水腫

①再膨張性肺水腫を疑う

▶なぜ疑う?

大量の胸水や気胸で時間が経過している場合には、肺が虚脱している時間も長くなっています。また、肺の虚脱程度が大きい場合もあります。

このような場合の治療で行う胸腔ドレナージでは、**ドレナージ効果が大きいほど、虚脱していた肺が急激に虚脱解除される**ことになります。その結果、肺の血流が急に増えたり、血管透過性が亢進することで肺に障害をきたし、**肺水腫**の状態となることがあります。このような病態を**再膨張性肺水腫**と呼びます。

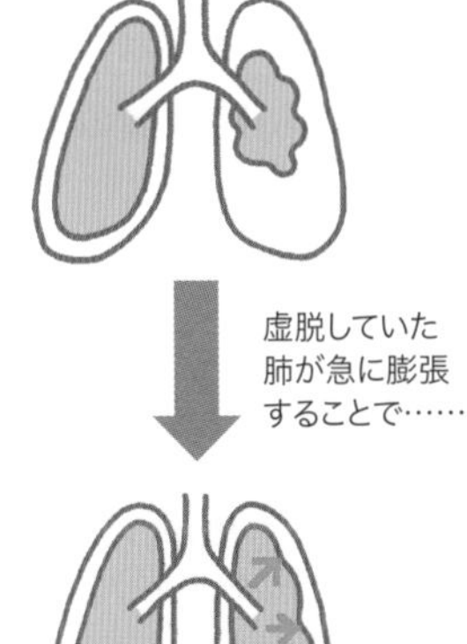

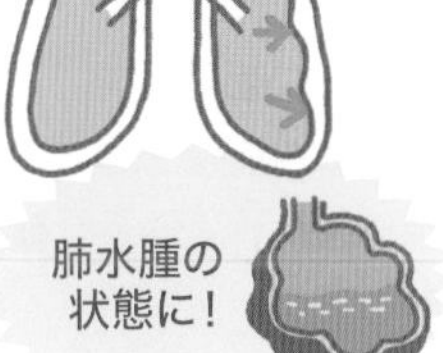

▶情報収集のポイント

①ベッドサイドでの確認

患者さんのベッドサイドでは、「①患者評価」「②胸腔ドレーン挿入部と接続部」「③吸引装置」について確認します。

「①患者評価」では、**図6**の項目について確認します。呼吸障害の進行が考えられるため、**呼吸評価は重点的かつこまめに再評価を行う**必要があります。

また、「②胸腔ドレーン挿入部と接続部」「③吸引装置」でも、安全点検をすみやかに行い、トラブル原因を除外しておきます。また、吸引装置は、**排液量を把握**しておきましょう。

図6 再膨張性肺水腫でみられる変化

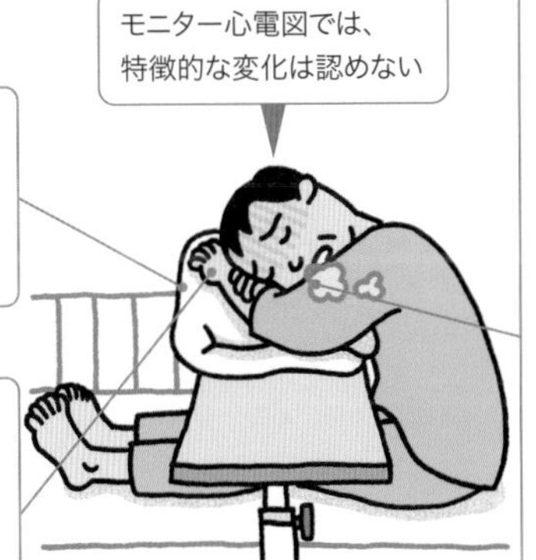

モニター心電図では、
特徴的な変化は認めない

●**姿勢**
▶低酸素血症や肺水腫の悪化により起座呼吸を呈する

●**バイタルサイン**
▶低酸素血症や肺水腫の程度により頻脈となることがある

●**SpO_2低下**

●**呼吸音**
▶喘鳴や低音性断続性ラ音が肺水腫の程度により聴取されることがある

●**呼吸パターン**
▶低酸素血症や肺水腫の程度により、努力性呼吸を認めることがある

●**胸郭の動き**
▶特徴的な変化は認めないことが多い

●**呼吸困難の程度**
▶低酸素血症や肺水腫の悪化により増悪傾向となる

●**湿性咳嗽**

●**痰の性状と量**
▶泡沫状のピンク色痰を認めることがある

② カルテからの情報収集

図5と同様ですが、ドレナージ後の排液総量、肺膨張の程度など、治療後の経過で急激な変化が起こっていないか把握しておきます。

また、肺水腫の徴候（**酸素化の低下、咳嗽や痰の増加、呼吸困難症状**）が出現していないか診療録、経過表、胸部X線所見で確認します。

なお、日勤帯で胸腔ドレナージを実施し、肺の再膨張が得られた夜間帯に少しずつ再膨張性肺水腫の症状が進行してくることが考えられます。このとき、酸素化の低下の原因がわからないまま酸素投与を開始したり、**酸素を増量し続けることで、治療の開始が遅れてしまう**リスクがあります。胸腔ドレナージ時にドレナージの治療効果が大きい場合、医師と事前にリスクを共有しておくと報告しやすくなります。また、再膨張性肺水腫では、人工呼吸管理が必要となることがあります。**肺水腫の徴候を発見したら、医師に報告**しましょう。

こんなときはすぐ
ドクターコール

肺水腫の徴候がみられる

- □酸素化の低下
- □咳嗽
- □痰の増加
- □呼吸困難症状

▶鑑別・初期治療の進み方

① 行われる治療

血管透過性亢進による症状が落ち着くのを待ちます（発症後24〜48時間で落ち着くことが多い）。再膨張性肺水腫は対症療法が行われ、**酸素投与や人工呼吸（陽圧換気）による低酸素血症の改善**を図ります。

また、炎症反応の軽減のため、**ステロイド製剤や利尿薬を投与**することがありますが、現在のところ有効性に関しては強いエビデンスはありません。

② 行いたい看護ケア

肺水腫の症状を継続して観察し、低酸素血症が進行しないように、医師の指示を確認して必要な**酸素療法や人工呼吸管理**を行います。患者さんの呼吸困難の症状に対しては、緩和できるような**体位調整**や、必要な**セルフケア援助**を行います。

また、身体負荷が強くなり低酸素血症を助長することで、酸素の需要と供給のバランスが崩れないように注意します。また、**薬剤投与などの指示はすみやかに実施できるようにします。**

胸腔ドレーン管理では、症状が悪化しないように陰圧をかけることを中断する場合があります。その際にも、ドレーン管理は医師の指示通りに継続します。あわせて、**胸部X線検査や症状、および症状の程度の推移で日々の経過を確認**していきます。

〈参考文献〉
1. 日本救急医学会：医学用語 解説集 緊張性気胸.
http://www.jaam.jp/html/dictionary/dictionary/word/0220.htm(2022.11.9アクセス)
2. 日本救急医学会：医学用語 解説集 再膨張性肺水腫.
http://www.jaam.jp/html/dictionary/dictionary/word/0916.htm(2022.11.9アクセス)

CASE 24

経管栄養投与後に呼吸困難が出現

| 諸岡健一郎 |

1 70歳代男性の患者さん。脳梗塞、低栄養で入院3日目です。家では一人暮らし、嗜好品はタバコ、アルコールであり1日の摂取量は不明です。

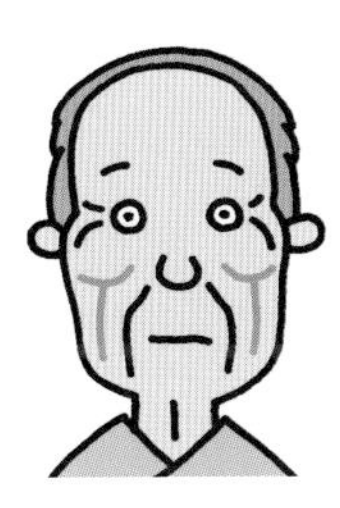

- JCS I-1
- 嚥下障害
- 右片麻痺
- BMI13.7（身長160cm、体重35kg）
- 高血圧の既往
- アレルギー歴なし

2 本日から経管栄養が開始。経鼻栄養チューブを挿入しましたが、胃内容物は吸引できませんでした。

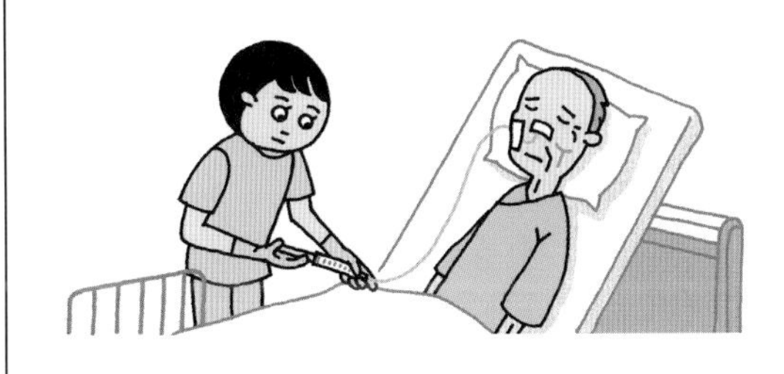

3 医師とともに口腔内にチューブがないことを確認し、聴診により胃泡音も聴かれたため、患者さんをファーラー位にして経管栄養を開始しました。

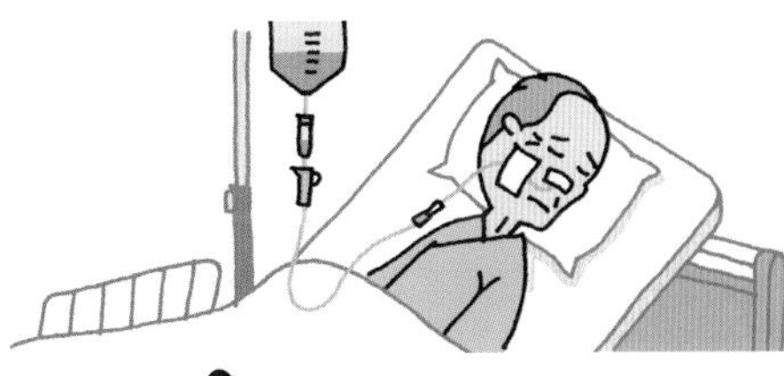

4 呼びかけに対する返事もあり、問題ありませんでしたが、その後、呼吸困難を訴え始めました。このとき予見される“最も危険な状態”は？

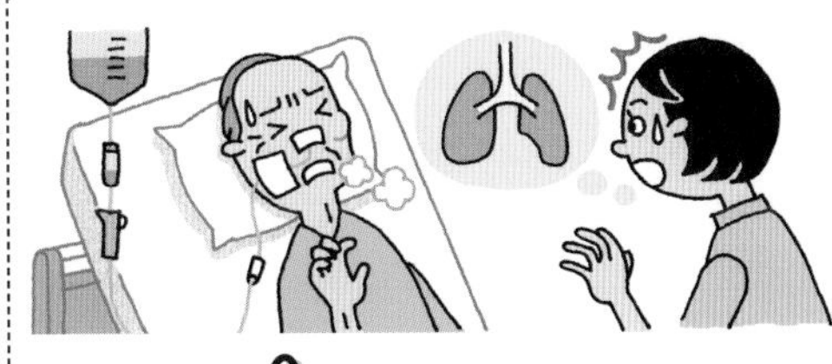

最も危険な病態・疾患

①誤嚥による急性呼吸不全
②アナフィラキシーによる急性呼吸不全
③リフィーディング症候群による急性呼吸不全

はっきりと急変とはいえない場合

①急速投与による迷走神経反射で生じる呼吸困難

このケースについて…

呼吸困難は患者さんの主観的な訴えであるため、呼吸不全の状態にいち早く気づき緊急度・重症度を判断しなければなりません。経管栄養剤の投与後に呼吸不全を呈することがあり、呼吸不全の状態を見逃すと生命の危機に陥る可能性が高いため、特に注意が必要です。

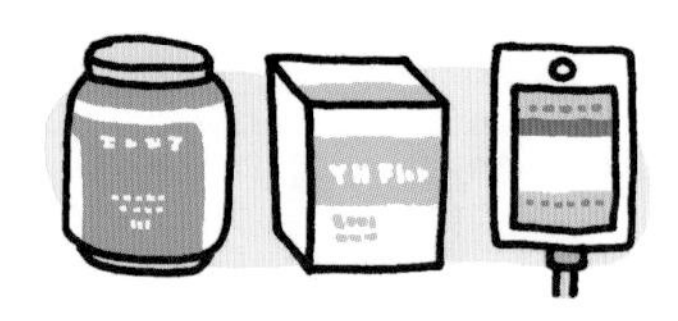

呼吸困難と、経管栄養でおさえておきたいこと

1 PaO_2 60mmHg以下は、呼吸不全

私たちには酸素が絶対に必要であり、外呼吸によって酸素を取り込み、内呼吸によって好気性代謝を維持しています（細胞内に存在するミトコンドリアが細胞の機能に必要なATP〈アデノシン三リン酸〉を産生する）。しかし、**表1**[1]に示したようなさまざまな原因で呼吸不全の状態に陥ると、酸素の供給が途絶えることで嫌気性代謝となり、ATPの産生も低下して細胞の機能が維持できず器質的障害をきたしていきます。

表1 呼吸不全をきたす病態と原因

	換気血流比不均等	拡散障害	シャント（右→左）*	肺胞低換気
病態	●肺胞換気量と肺胞血流比との不均衡	●肺胞壁でのガス交換の低下	●右室を出た静脈血液が酸素化されずに左心系に流入	●肺胞換気量の低下
原因	●気道障害 ●間質障害 ●肺胞障害 ●肺循環障害 など	●肺胞膜の障害 ●肺胞面積の減少 など	●肺動静脈瘻 ●心内シャント ●無気肺 ●肺毛細血管の拡張 など	●呼吸中枢の異常（呼吸抑制、麻酔、麻薬、鎮静剤、脳血管障害） ●気道閉塞 ●神経・筋疾患 ●肺・胸郭・呼吸筋異常 など

Ⅰ型呼吸不全
- $PaO_2 \leqq 60$mmHg
- $PaCO_2 \leqq 45$mmHg

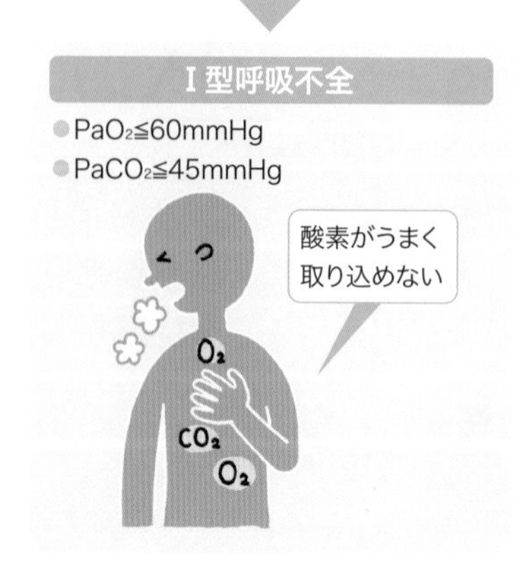

Ⅱ型呼吸不全
- $PaO_2 \leqq 60$mmHg
- $PaCO_2 > 45$mmHg

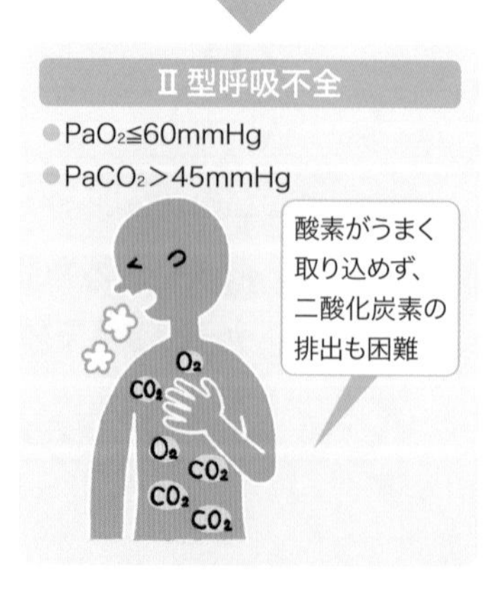

＊ 静脈から動脈への流出。

（文献1を参考に作成）

呼吸不全は、**室内気吸入時に動脈血酸素分圧(PaO_2)が60mmHg以下となる状態**です。発症や経過から急性呼吸不全と慢性呼吸不全に分類されます。**急性に発症した1か月以内の呼吸不全を「急性呼吸不全」**といい、**呼吸不全の状態が1か月以上つづくものが「慢性呼吸不全」**とされています。

分類として、二酸化炭素分圧($PaCO_2$)の増加を伴わない場合(45mmHg以下)を**「Ⅰ型呼吸不全」**と呼び、$PaCO_2$が45mmHgより大きい場合を**「Ⅱ型呼吸不全」**と呼びます。

2 第六感ではなく、五感を用いて迅速評価を行い、一次評価・二次評価につなげる

呼吸困難を起こす要因は、呼吸器系、心・血管系、中枢性、代謝性、心因性などさまざまです。そのため、主訴、現病歴、既往歴、薬歴、アレルギー歴、発症様式、状況などから、「緊急度」「重症度」「有病率」「治療可能性」を踏まえながら“致死的な病態・疾患”“頻度の高い病態・疾患”を臓器別・病態別に考えていきます。

患者さんに異常があるのを発見した際にはまず迅速評価を行い、その後、一次評価を行います。また、二次評価では原因探索を行います(**図1**)。

▶迅速評価

迅速評価(**図1-①**)とは、**患者さんに接した最初の数秒間で患者さんの全体像を視覚・聴覚・触覚の感覚を用いて評価する**ことです。

迅速評価では**呼吸の状態**、**末梢循環の状態**、**外見・意識状態**から生命の危機に陥る徴候がないかを判断します。

迅速評価の結果、反応がない場合にはすぐに応援を要請し、呼吸・循環を評価し必要ならば一次救命処置(BLS)を開始します。危険な徴候はあるけれども呼吸・循環が何とか維持されていれば応援を要請し、**酸素投与**、**吸引**、**救急カート**、**モニターを手配**し、**ただちに一次評価**を行います。

ここ観察!

呼吸の状態

- □発声の有無
- □呼吸回数
- □呼吸運動
- □呼吸パターン
- □呼吸音　など

末梢循環の状態

- □皮膚の蒼白
- □チアノーゼ
- □発汗
- □冷感
- □温感
- □橈骨動脈の触知
- □脈拍数　など

外見・意識状態

- □表情
- □反応
- □姿勢　など

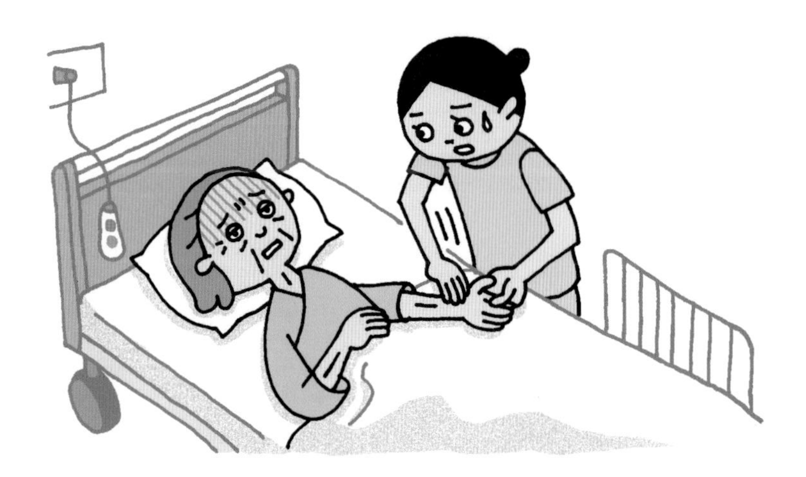

▶一次評価

一次評価(**図1-②**)では、ベッドサイドですぐに使える機器を用いて、**気道(Airway)、呼吸(Breathing)、循環(Circulation)、中枢神経(Disability)、脱衣と外表、体温(Exposure)**の順に評価と全身のすばやい診察を行います。そして、気道閉塞や呼吸不全と考えられるような呼吸回数

おさえておきたい

急変時は以下の「OMI」準備が必須。そのほか、気道確保のために吸引の準備も行う

- Oxygen：酸素
- Monitor：モニター
- Injection：静脈ライン

図1 症例での患者対応のフロー

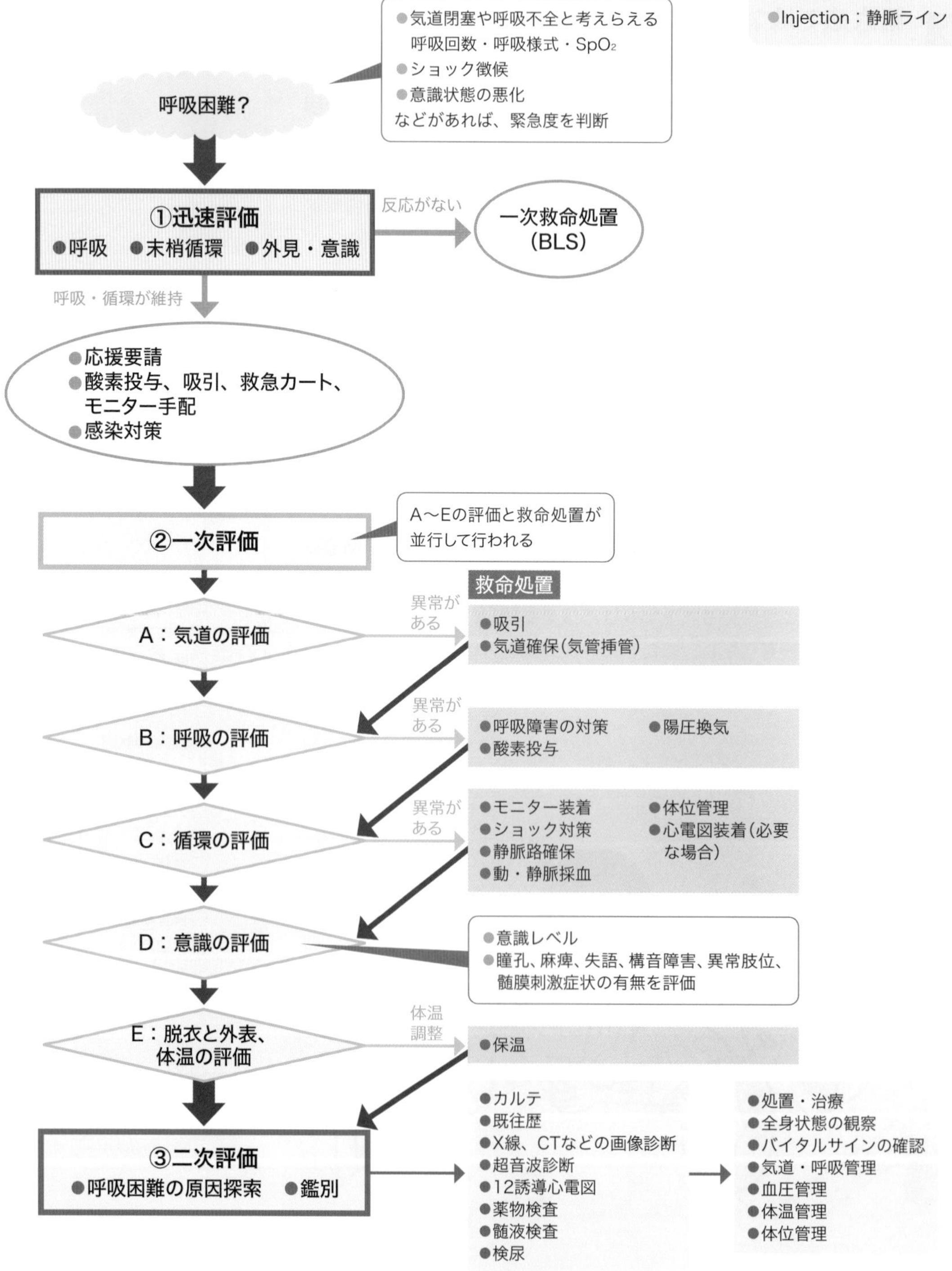

・呼吸様式・SpO_2、ショック徴候、意識状態の悪化などの危険な徴候があれば、緊急度を判断します。

またその過程で異常があれば、ただちに処置を行います。そのため**一次評価では、評価と救命処置が並行して行われます。**

▶二次評価

二次評価(**図1-③**)では、迅速評価と一次評価で得られた情報や経過、現病歴、既往歴、発症様式から緊急度、重症度、有病率、治療可能性を踏まえながら**解剖別・病態別に原因を検索**していきます。また、**画像診断**、**血液検査**などを行い、さらに原因を探っていきます。そして、ABCDEの管理へとつなげていきます。

3 経管栄養チューブの留置位置は、胃内容物の吸引またはX線撮影で確認する

経管栄養チューブの先端が正しく消化管内に留置できたか否かは、聴診法、胃液の吸引、吸引物のpH、X線撮影などの方法で確認します。**聴診法**については、感度45%、特異度85%と報告[2]があり、確認の方法として不確実であるといわれています(聴診で胃泡音が聞かれていても、感度は低くあてにできない)。絶対確実な確認方法はありませんが、**胃内容物を吸引してpHを測定**する方法と**X線撮影による確認**が推奨されています。胃内容物を吸引する方法では、**吸引した内容物のpHが5.5以下の場合には気管への誤挿入はない**と考えられ、栄養剤の注入を開始しますが、**制酸剤を投与されている場合には、胃内容物のpHが6以上になる可能性が高い**ため、注意が必要です。

誤挿入では、気管支が最も多く、そのほかに胸腔、気管でまれに食道や胃の穿孔により縦隔、腹腔、後腹膜への挿入事例も報告[3]されています。

おさえておきたい

経管栄養チューブの留置位置は、胃内容物の吸引またはX線撮影で確認

感度
疾患がある人にその身体所見がみられる比率。感度が高い所見や検査が、陰性である場合には、その疾患や病態を否定することができる。

特異度
疾患のない人が、疾患がないと判断される比率。特異度の高い所見・検査で陽性の結果である場合には、その疾患・病態であると確定することができる。

4 低栄養状態の際の栄養補給により、リフィーディング症候群を生じる恐れがある

低栄養状態の患者さんに急速に栄養補給を行った際に、**リフィーディング症候群**と呼ばれる代謝性合併症が発症します。

リフィーディング症候群を発症すると、体液量異常、糖代謝異常、低リン血症、低カリウム血症、低マグネシウム血症、ビタミン欠乏症状などが起こり、**心不全**、**呼吸不全**、**重篤な不整脈**、**意識障害**、**呼吸筋麻痺**、**けいれん**、**横紋筋融解**、**多臓器不全**など、さまざまな症状をきたす恐れがあります(**図2**)。

リフィーディング症候群を予防するためには、エネルギー量5〜10kcal/kg/日から投与を開始し、ビタミンB_1 100mg×2を1週間投与します。また、血清カリウム、リン、マグネシウムなどの電解質や血糖の評価と補正、心機能・腎機能・肝機能の評価、体液のバランス・呼吸・循環動態のモニタリングを行います[4]。

図2 リフィーディング症候群発症のメカニズム

●低栄養の患者さんに急速に　栄養(糖質、アミノ酸)を投与すると……

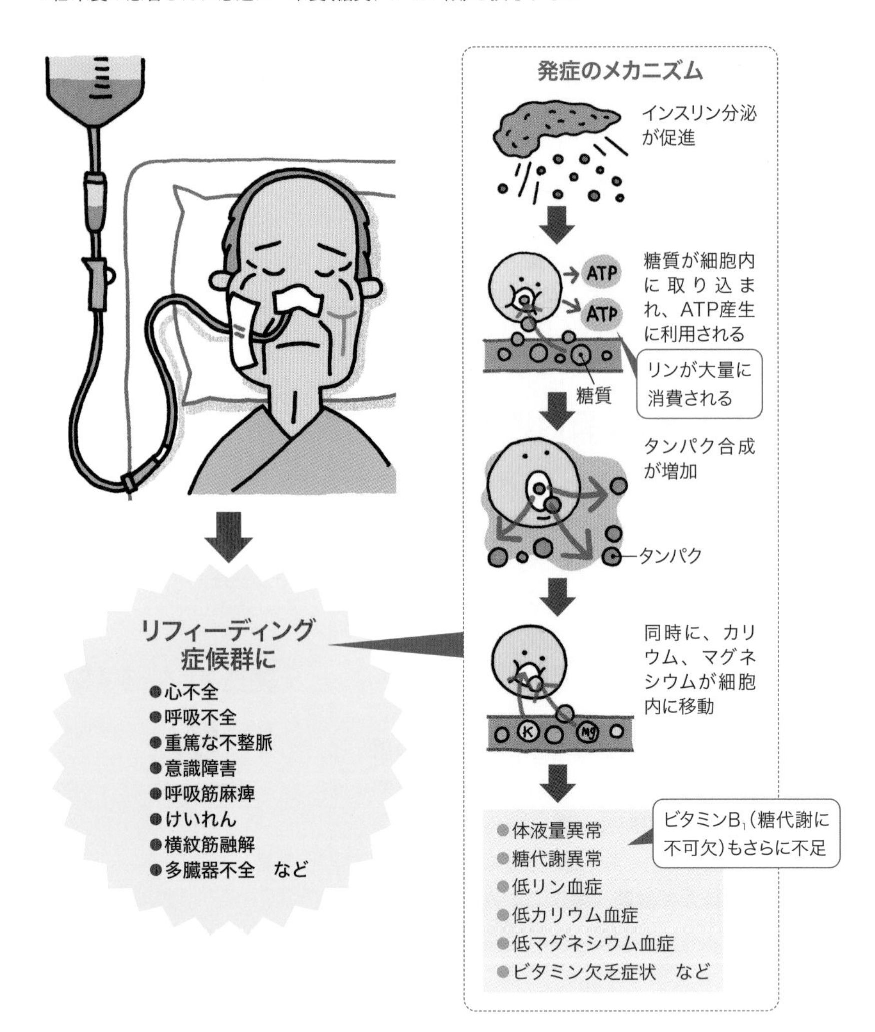

最も危険な病態・疾患は…

①誤嚥による急性呼吸不全
②アナフィラキシーによる急性呼吸不全
③リフィーディング症候群による急性呼吸不全

①誤嚥による急性呼吸不全を疑う

▶なぜ疑う?

この患者さんは、経管栄養剤を投与後に呼吸困難を訴えています。経管栄養剤投与後の合併症で、呼吸困難感を訴える致命的な病態として、まず、**誤嚥による急性呼吸不全**を疑います。

原因としては、**留置した経管栄養チューブが誤って気道に留置**されていることに気づかずに栄養剤を注入したり、また**栄養剤が短時間で注入**されたり、**消化管の蠕動運動の低下によって嘔吐を招き、誤嚥**をきたした可能性が考えられます。

意識障害を伴う患者さんや、**脳卒中などで嚥下反射・咳嗽反射が鈍麻**している患者さんは、経管栄養チューブを気管・気管支に誤挿入していても**咳嗽反射が起こらない**ため危険であり、誤嚥のリスクが高まります。

▶情報収集のポイント

まず、迅速評価を行い、次に一次評価を行います(図1)。

①迅速評価による第一印象をみる

視診、聴診、触診を用い、**呼吸の状態、末梢循環の状態、外見・意識状態**について数秒で迅速評価を行い、第一印象を判断します。迅速評価で異常を認めた場合にはただちにSBARで報告を行い、人・資器材を集めます。

> **こんなときはすぐドクターコール**
> 迅速評価で異常を認める

この患者さんの場合は経管栄養剤の投与後に呼吸困難を訴えましたが、**経管栄養剤を注入中に嘔吐**や**咳嗽**、**副雑音・頻呼吸・努力呼吸**などの呼吸不全を疑う所見が出現した場合や、**経管栄養チューブの抜去**が認められた場合には、ただちに**経管栄養剤の投与を中止**します。

●呼吸状態は、頻呼吸と呼吸補助筋の使用に注意する

急変時の患者さんは、病態にもよりますが低酸素血症の代償、代謝性アシドーシスの代償、発熱などによるCO_2産出量の増大などにより、まずはじめ

> **ここ観察!**
> ●気道が開通しているか
> ●呼吸補助筋の使用
> ●頻呼吸
> ●副雑音
> ●口唇チアノーゼ
> ●橈骨動脈の触知

に**頻呼吸**の症状が現れます。頻呼吸は**表2**[5]に示したように、さまざまな病態や予後予測の指標となります(感度と特異度の検討が必要)。

誤嚥による急性呼吸不全の場合には、肺胞低換気、換気血流比不均衡など、拡散障害などにより低酸素血症をきたし、**呼吸補助筋を使用した努力呼吸**も呈していることがあります。

呼吸補助筋を使用した呼吸は異常があることを示しています。表情はもちろんですが、**頸部の周辺、肋間、剣状突起周辺に陥没がないかを観察**しましょう(**図3**)。大胸筋や胸鎖乳突筋の使用はかなり重度の努力呼吸です。**努力呼吸は重症になるほど下から上に症状が出る**ため(気道閉塞を除く)、大胸筋や胸鎖乳突筋の使用がないからといって努力呼吸がないとは判断せず、**衣類を上げて、心窩部や肋間の観察**を行うことも必要です。

●外見は、チアノーゼに注意

中心性のチアノーゼを忘れずに観察することが重要です。中心性のチアノーゼは動脈血中の酸素が不足している状態です。**口唇チアノーゼ**など、中心性チアノーゼは低酸素血症において感度が79～95%、特異度が72～95%であり[6]、中心性チアノーゼの所見があれば低酸素血症の確率が高まります。

●末梢循環の状態は、患者さんに触れることで確認

動脈触知できる部位で、血圧の値を予測することができます(**図4**)。

②一次評価でのバイタルサイン測定

●A：気道の評価、B：呼吸の評価

患者さんに**声をかけ、発声が可能か評価**します。発声がない場合には気道閉塞を考え、すぐに吸引を行います。

呼吸では低酸素血症のために**頻呼吸**となり、また呼吸補助筋を使用した呼吸様式となります。すぐにSpO_2の測定が必要です。SpO_2が90%以下の場合、PaO_2が60mmHg以下の可能性があります。

ここ観察!
- 発声の可否
- 頻呼吸
- 呼吸補助筋の使用

表2 頻呼吸による病態・予後予測

所見	感度(%)	特異度(%)
呼吸数>20回/分 ●腸管壁気腫患者の術中の腸管虚血あるいは腸閉塞の所見を検出する	27	98
呼吸数>24回/分 ●気管挿管患者の人工呼吸器からの離脱失敗を予測する	94	68
呼吸回数>27回/分 ●入院患者の心肺停止を予測する	54	82
呼吸回数>28回/分 ●咳嗽と発熱がある患者さんの肺炎を検出する	7～36	80～99
呼吸数>30回/分 ●肺炎患者の院内死亡を予測する	41～85	63～87

感度、特異度の高い所見を踏まえて、アセスメント

例えば、呼吸数>24回/分であれば、以下の解釈が可能
●呼吸回数が24回/分より少なければ、気管挿管患者の94%の確率で人工呼吸器の離脱が予測される
●呼吸回数が24回/分より多くても、68%の患者さんで人工呼吸器の離脱が予測される

(文献5より引用、一部改変)

図3 呼吸補助筋の使用を確認する際に見るポイント

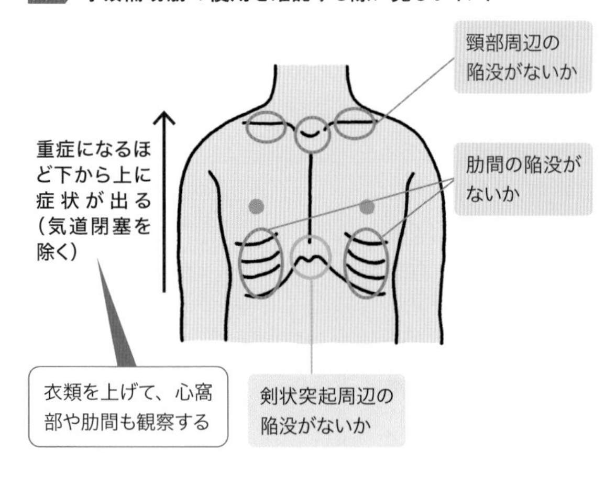

図4 触知動脈ごとの血圧の予測

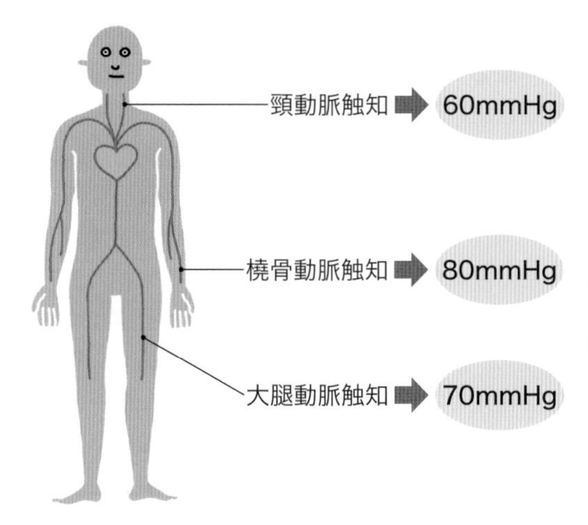

●C：循環の評価

低酸素血症を代償するために**頻脈**になり**血圧の上昇**をきたすと考えられます。また交感神経優位となるため、**より脈拍数が増加し、血圧が上昇**すると予測されます。

ただ、**β遮断薬を服用**している患者さんでは、交感神経が抑制されているため、**脈拍数が増加しづらくなる**ことから注意が必要です。

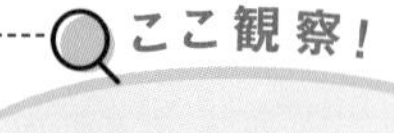

ここ観察！
- 頻脈
- 血圧の上昇

●D：意識の評価

低酸素血症により**不穏、意識状態の低下**をきたす可能性があります。

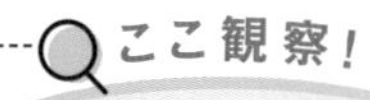

ここ観察！
- 不穏
- 意識状態の低下

●E：体温の評価

感染によって視床下部の体温中枢のセットポイントが上昇し、**発熱**します。しかし、高齢者ではT細胞をはじめとするさまざまな免疫機能の低下から体温中枢のセットポイントが上昇しづらくなり発熱を認めないこともあるため、**発熱していないから感染はないと考えてはいけません。**

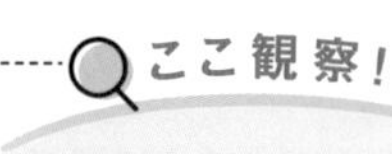

ここ観察！

発熱

また、**高齢者は基礎代謝や自律神経の調節が低下**してきます。基礎代謝が低下してくると熱の産出量は低下し、自律神経の調節が低下してくると、血管を収縮させる反応も鈍くなります。そのため、**熱を放散しやすくなり、低体温に陥りやすくなります。**

▶鑑別・初期治療の進み方

①鑑別・初期治療

発症様式、経過、主訴、緊急度、重症度、事前確率(疾患にかかっている確率)などを踏まえ、誤嚥による急性呼吸不全を鑑別に挙げました。そのため呼吸状態の観察はとても重要です。

まず行うべきことは、一次評価を行いながら**気道(Airway)、呼吸(Breathing)の安定化を図る**ことです。同時に、原因を検索していきます。また、急性呼吸不全を疑っているため、一次評価の時点で**血液ガス分析、ポータブル胸部X線撮影**が必要です。その後、**超音波検査**や**CT撮影**などの画像検査が必要になります。なお、ポータブル胸部X線撮影までに**心臓・肺の超音波検査**がなされる可能性もあります。

②看護ケア

行うべき対応は、図1(p.252)の患者対応フローに準じますが、まずは**経管栄養を中止**し、迅速評価、一次評価で生命を脅かす**生理学的異常を評価**することが重要です。

SBARで応援を要請し、「O・M・I(酸素・モニター・静脈ライン)」(p.252「おさえておきたい」参照)と吸引の準備、ならびにABCDEでアプローチしていくために必要な資器材を準備します。準備を行う際もABCDEの順で行うと、もれなく準備することができます。人工呼吸器等の準備も必要になるかもしれないため、その手配や診療放射線技師への連絡調整も必要です。

また、患者さんは呼吸不全の状態であり、**呼吸ができないという死への不安を抱えている状態**といえます。そのため、患者さんの不安軽減のために**声をかけながら、今から行う処置、検査についても簡単に説明**しながら実施していきます。加えて、**プライバシーへの配慮**も忘れないようにしましょう。

②アナフィラキシーによる急性呼吸不全を疑う

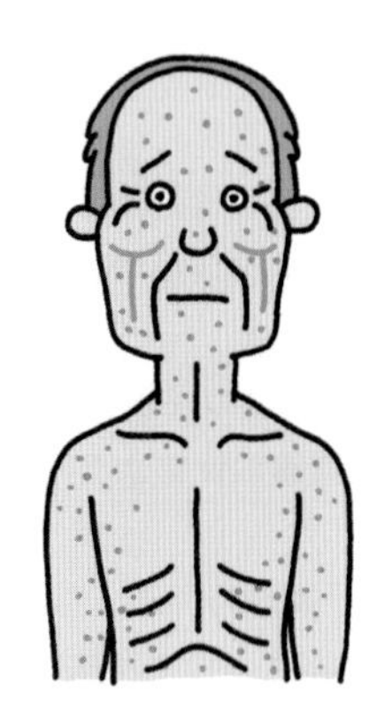

▶なぜ疑う?

アナフィラキシーの誘因の特定は、飲食物、薬剤、運動、急性感染症の罹患、精神的ストレス、アレルゲン物質への曝露など、発症前の経過に関する情報に基づいて行う必要があり、アナフィラキシーを考えなければ疑うこともできません。

そのため、アナフィラキシーの原因について知っておく必要があります。**経管栄養剤全般に対し、アナフィラキシー様症状に関連した副作用症例の報告**[7]もあり、経管栄養剤の添付文書には「使用上の注意」または「重大な副作用」の箇所に「ショック、アナフィラキシー様症状を起こすことがあるため皮膚症状、呼吸器症状、循環器症状等を起こさないか、十分な観察が必要である」旨が記載されているものもあります。

その他、アナフィラキシーを重篤化、増幅させる因子(**表3**)[8-10]がありますが、これは誰もが該当しうる因子ともいえるため、注意が必要です。

▶情報収集のポイント

まずは、**経管栄養剤の投与を中止**します。その後一次評価を行い、ABCDEの順にアプローチしていきます。

また、『アナフィラキシーガイドライン』のアナフィラキシーの診断基準(**表4**)[8-11]を参考に観察を行います。呼吸器症状以外にも、**皮膚・粘膜症状、循環器症状**がないかをすばやく観察する必要があります(**表4-②**)。アナフィラキシーの既往がないかを問診し、なったことがあれば、**アレルギーの原因と考えられる物質(アレルゲン)に曝露していないかを患者さんに確認**します。

ここ観察!

呼吸器症状

- ☐呼吸困難
- ☐気道狭窄
- ☐喘鳴
- ☐低酸素血症

皮膚・粘膜症状

- ☐全身の発疹
- ☐掻痒
- ☐紅潮
- ☐浮腫

循環器症状

- ☐血圧低下
- ☐意識障害

▶鑑別・初期治療の進み方

鑑別・初期治療の進み方については、CASE14(p.140 鑑別・看護ケアと初期治療の進み方)に準じます。

表3 アナフィラキシーを重篤化、増幅させる因子

年齢関連因子※1	●乳幼児(症状を説明できない) ●思春期・青年期(リスクを伴う行動が増加) ●妊娠・出産(薬剤によるリスク〈乳幼児B群レンサ球菌感染症予防のための抗生物質など〉) ●高齢者(薬剤またはハチ毒を誘因とするアナフィラキシーによる致死リスク増大)
合併症※1	●喘息などの呼吸器疾患 ●心血管疾患 ●マスト(肥満)細胞症／クローン性マスト細胞異常 ●アレルギー性鼻炎、湿疹※2 ●精神疾患(うつ病など)
薬剤※1／アルコール／嗜好性薬物の使用	●βアドレナリン遮断薬、ACE阻害薬 ●アルコール ●鎮静剤／睡眠薬／抗うつ剤／嗜好性薬物
アナフィラキシーを増幅させる促進因子	●運動 ●急性感染症(感冒、発熱など) ●精神的ストレス ●非日常的な活動(旅行など) ●月経前状態(女性)

アナフィラキシーの誘因と症状の認識に影響を及ぼす可能性がある

※1 年齢関連因子、合併症、薬剤は、重度または致命的なアナフィラキシーに関与する可能性がある。促進因子は、アナフィラキシーを増幅させる可能性がある。一部のアナフィラキシー発症には、複数の因子および促進因子が関与すると考えられる。
※2 アトピー性疾患は、食物、運動、ラテックスを誘因とするアナフィラキシーの危険因子であるが、昆虫刺咬により発生するアナフィラキシーの危険因子ではない。

(文献8，9より引用、一部改変。日本語は文献10・p.9より引用)

表4 アナフィラキシーの診断基準

●以下の3項目のうちいずれかに該当すればアナフィラキシーと診断する。

①皮膚症状(全身の発疹、掻痒または紅潮)、または粘膜症状(口唇・舌・口蓋垂の腫脹など)のいずれかが存在し、急速に(数分～数時間以内)発現する症状で、かつ下記a、bの少なくとも1つを伴う。

a. 呼吸器症状(呼吸困難、気道狭窄、喘鳴、低酸素血症)
b. 循環器症状(血圧低下、意識障害)

②一般的にアレルゲンとなりうるものへの曝露の後、急速に(数分～数時間以内)発現する以下の症状のうち、2つ以上を伴う。

a. 皮膚・粘膜症状(全身の発疹、掻痒、紅潮、浮腫)
b. 呼吸器症状(呼吸困難、気道狭窄、喘鳴、低酸素血症)
c. 循環器症状(血圧低下、意識障害)
d. 持続する消化器症状(腹部疝痛、嘔吐)

③当該患者におけるアレルゲンへの曝露後の急速な(数分～数時間以内)血圧低下。

収縮期血圧低下の定義：平常時血圧の70％未満または下記

生後1か月～11か月	＜70mmHg
1～10歳	＜70mmHg＋(2×年齢)
11歳～成人	＜90mmHg

(文献8-11を引用、一部改変。日本語は文献8・p.1より引用)

③リフィーディング症候群による急性呼吸不全を疑う

▶なぜ疑う？

リフィーディング症候群のリスクが高い人として、**表5**[12]が挙げられます。

BMIは体重(kg)/身長(m^2)で算出され、標準をBMI＝22kg/m^2として、肥満か痩せかを判定します。この患者さんのBMIは13.7kg/m^2であるため痩せと判定でき、**表5-①**[12]の基準にも合致します。日ごろのアルコールの飲酒量は不明ですが、**慢性的なビタミンの不足から、低栄養状態**の可能性が考えられます。

そのため、リフィーディング症候群を起こしていることを知らずに栄養状態を早く改善しようとして**栄養を投与した結果、リフィーディング症候群に陥る**可能性があります。

▶情報収集のポイント

経管栄養剤の投与を中止し、迅速評価と一次評価で**呼吸不全や心不全の徴候、意識障害、けいれん**などがないかを観察します。異常を認めたらただちにドクターコールしSBARで報告を行い、人・資器材を集めます。このとき、**吸引の準備を忘れない**ことが大切です。

低栄養状態が疑われる場合には、栄養投与開始前に**血清カリウム値、血清リン値、血清マグネシウム値**や**血糖値**などを確認します。

こんなときはすぐドクターコール

血清カリウム値、血清リン値、血清マグネシウム値が低下(基準値は次ページ)

患者さんの栄養状態を評価するには複数の栄養指標・臨床指標を多角的に組み合わせて判断する必要があります。栄養アセスメントに用いられる指標には、**病歴**、**栄養歴**、**理学的所見**、**身体計測値**やトランスサイレチン(プレアルブミン)、レチノール結合タンパク、トランスフェリン、アルブミン、総コレステロール、コリンエステラーゼ、肝機能・腎機能検査などといったさまざまな**臨床検査データ**などがあります。

また、施設で使用されている評価ツールを用いて栄養障害の種類と程度を評価し、栄養療法を実施する必要があります。

表5 リフィーディング症候群のリスクが高い人

①以下の基準を1つ以上満たす
●BMIが16kg/m^2未満
●過去3～6か月間に15%以上の意図しない体重減少がある
●10日間以上の絶食
●再摂取前に低カリウム・リン・マグネシウム血症がある
または
②以下の基準を2つ以上満たす
●BMIが18.5kg/m^2未満
●過去3～6か月間に10%以上の意図しない体重減少がある
●5日間以上の絶食
●アルコール依存、またはインスリン、化学療法、制酸薬、利尿薬の使用がある

(文献12より引用、一部改変)

▶鑑別・初期治療の進み方

①鑑別・初期治療

至急、**血糖測定、血液ガス分析、血清カリウム・リン・マグネシウム値の測定**が必要となります。

また、モニターを装着した際には、さまざまな不整脈はもちろん、QRS波の異常や、T波、U波をはじめQT延長などがないかの観察も重要です。なお、一次評価の時点で、**ポータブル胸部X線撮影、心臓超音波検査、心電図の検査**が行われることもあります。

血清カリウム値が2.5mEq/L以下、あるいは心電図上に明らかな異常が認められる場合には、**経静脈的にカリウムの補正**が必要です。カリウム製剤は投与量、投与方法を誤ると**不整脈**や**心停止**など重大な事象につながるため、注意が必要です(**図5**)。カリウム製剤の誤投与については、厚生労働省をはじめ、さまざまな医療関係団体と共同で注意喚起がなされています。

なお、リン製剤にはカリウムも含まれています。そのため、**低リン血症を点滴で治療する際にも不整脈や心停止に注意**が必要です。

②行いたい看護ケア

誤嚥による急性呼吸不全の対応(p.258)に準じますが、血糖、電解質、酸素化能を評価するために**静脈血液採取**や**動脈血液採取**が行われることがあるため、その準備が必要です。ABCDEの安定化が図られたら、前回の血液データを確認する必要があるため、データがみられるよう準備を行います。

輸液にて**電解質の補正**を行う場合には、投与時・投与中の注意事項を厳守し観察を行います。また必ずモニター心電図を装着し、致死的不整脈に対応できるように**除細動器の準備**をしておきます。

おさえておきたい

- 各電解質の基準値[13]
  - ▶血清カリウム：3.5〜5.0mEq/L
  - ▶血清リン：2.5〜4.5mg/dL
  - ▶血清マグネシウム：1.7〜2.41mg/dL (1.4〜2.0mEq/L)

ここ観察！

- 不整脈
- QRS波の異常
- T波
- U波
- QT延長

おさえておきたい

- 輸液投与中・投与後の注意点[13]
  - ▶致死的不整脈、血圧低下
  - ▶呼吸状態
  - ▶神経・意識(しびれ、振戦、筋硬直、筋肉痛、意識障害、めまい)
  - ▶悪心、嘔吐、腹痛
  - ▶血管痛

図5 カリウム製剤の投与時の注意

- 急速静脈注射は禁止
- 濃度は希釈し40mEq/L以下
- 投与速度は、0.2mEq/kg/時以下
- 投与量は、100mEq/日以下
- 心電図モニタリングを行う
- 静脈炎、血管痛

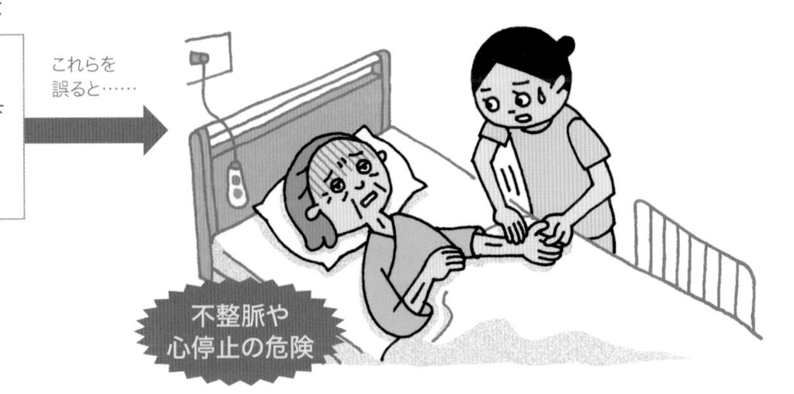

はっきりと急変とはいえない場合
①急速投与による迷走神経反射で生じる呼吸困難

①急速投与による迷走神経反射で生じる呼吸困難を疑う

▶なぜ疑う?

食事に伴い、消化・吸収のために消化器の血流が増加し、血管抵抗の低下を生じ、**全身の血圧低下をきたしやすい**状態となります。そのため、身体は交感神経活動を増加させたり、血中カテコールアミンを増加させて心拍出量を増加させたり、静脈のコンプライアンス(伸展性)を低下させるといった自律神経の代償作用によって、血圧の低下を防いでいると考えられています。

しかし、自律神経の調節が不十分だとその程度によっては**血圧低下**が生じ、**呼吸困難**や、**めまい**、**ふらつき**、**失神**、**転倒**する可能性があります。このような状態は**表6**に示す患者さんに多くみられます。

患者さんは急速に栄養を投与したことによって余計に負荷が生じ、また高**齢で高血圧の既往があるため、代償機能がはたらかず血圧が低下**したことで、自律神経障害による症状を訴えている可能性があります。

こんなときはすぐドクターコール

- 徐脈
- 血圧低下
- 失神

▶情報収集のポイント

交感神経活動の抑制、血中カテコールアミンの低下によって血管拡張と迷走神経緊張による徐脈・低血圧などが生じるため、失神をはじめとしたさまざまな症状をきたしていないか、観察が必要です。

まず、経管栄養剤の投与を中止し、迅速評価を行います。つづいて、一次評価による**気道**、**呼吸**、**循環**、**意識**を評価します。また、随伴症状の有無を観察します。

脱水状態では血圧低下をさらに生じやすくなるため、**脱水の有無**についても観察します。

ここ観察!

随伴症状

- □失神
- □めまい
- □気分不良
- □頭痛
- □頭重感
- □嘔気
- □腹痛
- □眼前暗黒感
- □脱水　など

表6 自律神経の調節が不十分になりやすい患者さん

- 高齢
- 高血圧
- 糖尿病や多系統萎縮症
- パーキンソン病　など

めまい、ふらつき、失神、転倒などが起こりやすい

図6 食後低血圧をきたしやすい患者さんの血圧低下予防策

食後1時間は安静を保つ、運動を避ける

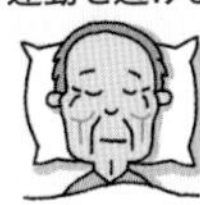

アルコールは控える

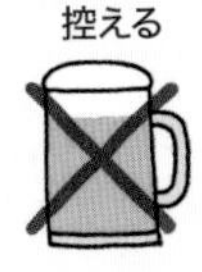

食前に水分を多めに摂取

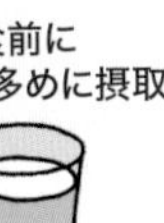

食事量を減らし回数を分ける

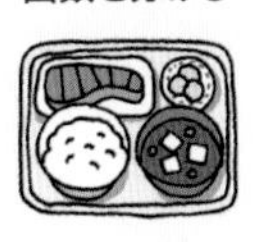

炭水化物だけではなく脂質などで調整する

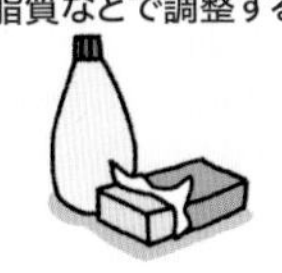

炭水化物は血圧低下作用が大きいため

▶鑑別・初期治療の進み方と看護師が行いたいケア

①鑑別・初期治療

経管栄養剤の投与を中止し、迅速評価、一次評価で患者さんの症状、バイタルサインの変化を観察します。症状が消失し、**バイタルサインに変化を認めなければ、投与速度を落として経管栄養を開始**します。

②看護師が行いたいケア

呼吸苦を訴える患者さんは死への不安を感じていることが考えられるため、不安が軽減するように**十分な声かけとわかりやすい状況説明**が必要です。

また、経過について医師をはじめ他のスタッフと情報を共有し、経管栄養剤の投与方法について検討する必要があります。その後、日常生活動作(activity of daily living：ADL)が拡大した際には、**血圧低下から転倒・転落のリスク**も考えられるため、**図6**の予防策をとるなど、注意が必要です。

〈引用文献〉

1. 橋本修嗣：第6章 救急医療の臨床判断・治療の特性と演習．高村昭輝編著：看護師特定行為研修 共通科目テキストブック 疾病・臨床病態概論．メディカルレビュー社，大阪，2018：201.
2. Kearns PJ, Donna C：A controlled comparison of traditional feeding tube verification methods to a bedside, electromagnetic technique. *JPEN J Parenter Enteral Nutr* 2001；25(4)：210-215.
3. 日本静脈経腸栄養学会編：静脈経腸栄養ガイドライン 第3版．照林社，東京，2013.
4. 中屋豊，阪上浩，原田永勝：リフィーディング症候群．四国医誌 2012；68(1，2)：23-28.
5. McGee S，徳田安春総監訳，志水太郎，平島修，和足孝之監訳：マクギーのフィジカル診断学 原著第4版．診断と治療社，東京，2019：121.
6. 前掲書5：62.
7. 厚生労働省医薬食品局：医薬品・医療機器等安全性情報 No. 254. https://www.mhlw.go.jp/www1/kinkyu/iyaku_j/iyaku_j/anzenseijyouhou/254.pdf(2022.11.9アクセス)
8. Simons FE, Ardusso LR, Bilò MB, et al.：World allergy organization guidelines for the assessment and management of anaphylaxis. *World Allergy Organ J* 2011；4(2)：13-37.
9. Simons FE：Anaphylaxis. *J Allergy Clin Immunol* 2010；125(2 Suppl 2)：S161-S181.
10. 一般社団法人日本アレルギー学会監修，Anaphylaxis対策委員会編：アナフィラキシーガイドライン 2022. https://anaphylaxis-guideline.jp/wp-content/uploads/2022/12/anaphylaxis_guideline2022.pdf(2023.2.7アクセス)
11. Estelle F, Simons R, Ledit R, et al.：アナフィラキシーの評価および管理に関する世界アレルギー機構ガイドライン．アレルギー 2013；62(11)：1464-1500.
12. National Institute for Health and Care Excellence：Nutrition support for adults：oral nutrition support, enteral tube feeding and parenteral nutrition. 1.4 What to give in hospital and the community. https://www.nice.org.uk/guidance/cg32/chapter/1-Guidance#screening-for-malnutrition-and-the-risk-of-malnutrition-in-hospital-and-the-community(2022.11.9アクセス)
13. 杉田学編：輸液療法の進め方ノート 改訂版 体液管理の基本から手技・処方までのポイントがわかる実践マニュアル．羊土社，東京，2009.

〈参考文献〉

1. 日本救急医学会監修：標準救急医学(第5版)．医学書院，東京，2014.
2. 日本静脈経腸栄養学会編：静脈経腸栄養ガイドライン 第3版．照林社，東京，2013.
3. 平山正昭：2．食事性低血圧．第32回日本神経治療学会総会特集2 シンポジウム6／神経内科領域における心循環調節障害の病態と治療．神経治療学 2015；32(3)：338-342.

和文

あ・い

う・え・お

か

き

く・け

こ

さ・し

す・せ・そ

た・ち・つ

て・と

な・に・ね・の

は・ひ

ふ

へ・ほ

ま・み・む・め・も

ゆ・よ

ら・り・る・れ

欧文

A・B

C・D

F・G・H

I・J・L

M・N・O

P・Q・R

S・T

V・W

数字

エキスパートナースコレクション

気づいて動ける急変対応

2023年 4月 2日　第1版第1刷発行
2023年10月10日　第1版第2刷発行

編　集　木澤　晃代
発行者　有賀　洋文
発行所　株式会社　照林社
〒112-0002
東京都文京区小石川2丁目3-23
電話　03-3815-4921（編集）
03-5689-7377（営業）
https://www.shorinsha.co.jp/
印刷所　共同印刷株式会社

検印省略（定価はカバーに表示してあります）
ISBN978-4-7965-2585-5